이야기로 푸는 의학

공감과 소통으로 가는 여정

Maria Giulia Marini 저 | **정영화 · 이경란** 공역

Narrative
Medicine　　Bridging the Gap between Evidence-Based
　　　　　　　Care and Medical Humanities

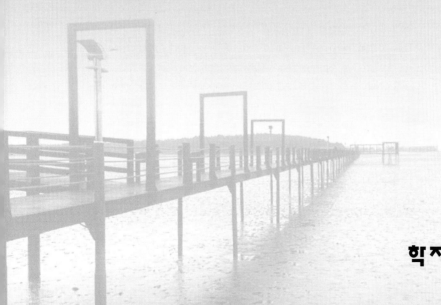

학지사

역자 서문

우리나라 대형병원은 항상 붐빈다. 입구 도로에서부터 주차장을 지나 건물에 이르기까지 여유 있고 녹록한 곳은 한 군데도 없다. 병원건물 안은 외래진료실, 채혈실, 검사실, 주사실, 치료실 그리고 입원실이 빼곡히 들어차 있고, 이곳을 오가는 환자, 보호자 그리고 의료진들의 잰 발걸음에 숨이 막힐 지경이다. 환자들은 저마다 무겁고 심각한 문제들을 안고 불안한 마음으로 병원을 찾는다. 정확한 진단을 위해, 최선의 치료대책을 세우기 위해, 길고 어려운 치료를 계속하기 위해 바쁘게 각자 자기만의 길을 간다. 관계없는 이들에게 말을 건네거나 미소를 띠는 일은 사치이다.

진료실 밖에 열 지어 놓인 의자에 앉아 환자들이 자신의 순서를 기다리고 있다. 전광판에서 차례가 다가옴을 확인하는 순간 입술이 타오르기 시작하고 가슴이 콩닥거린다. 아니 두 다리가 후들거려 일어서기조차 힘들다. 무슨 잘못을 저지른 것도 아닌데 내가 왜 이러는 건가? 여기가 경찰서도 아니고 법원도 아닌데 왜 가슴이 오그라드는 걸까?

드디어 환자와 보호자가 진료실로 들어선다. 예약 시간보다 30분이나 늦은 시각이다. 하지만 예약시간쯤이야 상관없다. 조심스레 문을 밀고 보호자가 앞장서고 환자가 뒤따른다. 책상 위에 놓인 몇 대의 컴퓨터와 그 사이를 어지럽게 가로지르는 색색의 굵은 선들이 환자를 먼저 맞는다. 그 건너에 가운을 입은 의사와 간호사가 보인다. 얼굴이 아니라 가운의 윤곽이 먼저 눈에 들어온다. 의사와 간호사는 벌써 바쁘다. 특히 키보드 위에 있는 손과 모니터를 훑고 있는 눈이 제일 바쁘다. 환자를 맞는 인사는 가볍고 건성이다. 환자를 기다리는 의자도 작고 동그랗다. 어느 유치원에서 본 듯하다.

환자는 의사의 눈을 기다린다. 그런데 의사는 컴퓨터를 가리킨다. 숫자를 불러 주고 사진들을 짚어 간다. 의사가 드디어 환자와 눈을 맞추었다. 이 얼마나 기다리던 순간인가? 의사는 곧바로 진단과 치료계획에 대해 말해 주었다. 웃음기를 뺀 단조로운 말투, 건조하고 차갑기까지 하다. 분명히 모두 다 들었는데, 무슨 병이고 어떻게 하라는 것인지 듣기는 다 들었는데 뭔가 허전하다. 그리고 머리가 하얘진다. 무엇을 물어보아야 할지 어떻게 해야 할지 도통 모르겠다. 일단 진료실에서 나와야 한다고 생각했는데 나가는 길조차 헷갈린다.

환자는 진료실에서 나와 일단 대기실 의자에 다시 몸을 기댄다. 진료실에 들어갔다가 3분 만에 다시 이곳이다. 숨을 돌리고 생각해 본다. 바람같이 지나가 버린 3분을 되새겨 본다. 새벽에 일어나서 서너 시간을 차로 달려와 진료실 앞에서 한 시간을 기다린 끝에 얻은 3분인데…… 그뿐인가? 피 뽑히고 기계에 시달린 일주일 전의 수고는 또 어찌하랴. 숨이 다시 가빠지고 머리도 아파 온다. 지금 내가 화를 내고 있는 것인가? 누구에게? 왜?

병원 곳곳에서 이와 비슷한 풍경들이 목격된다. 외래 진료실뿐만 아니라 검사실, 주사실, 치료실 그리고 입원실에서도 마찬가지이다. 지금의 우리나라 의료시스템 속에서는 역동적으로 돌아가는 대형병원일수록 이런 답답함이 더욱더 커지기 마련이다. 병원의 고객인 환자들은 진료예약의 어려움 그리고 긴 대기시간과 짧은 진료시간부터 불만이다. 의료진의 공감 부족과 건조한 태도도 섭섭하다. 갑자기 찾아온 질병에 대한 무력감으로 만신창이가 된 상태에서 증폭된 불안이 더해져 머릿 속이 텅 비어 버린다. 지옥에 빠져 버린 느낌이다.

무엇이 환자들로 하여금 이토록 무서운 지옥에 빠지게 하였을까? 이처럼 혼란과 두려움 속에 빠져 버린 환자들을 구출할 방법은 없는 것일까? 환자들에게 최소한 평온과 질서를 선물해 줄 수는 없을까? 질병에 대한 진단과 치료가 시작되는 곳, 진료현장에서부터 따뜻한 분위기를 만들 방법은 없을까?

우리나라 대형병원은 매우 바쁘다. 바쁘게 돌아가야만 겨우 적자를 면한다. 환자 한 사람당 3분의 진료시간도 지금의 우리 의료체계에서는 과분한 일일지 모른다. 전국에서 밀려드는 환자들을 소화해야 하고 야박한 의료수가에 맞추어 병원을 운영하려면 잠시도 여유를 가질 수 없다. 병원과 의료진들은 효율을 극대화하기 위해 근거중심의학에만 의존하게 되고, 환자를 전체적으로 이해하려고 노력하기보다 장기나 질병으로 치부할 수밖에 없다. 실수를 줄이면서 진료시간을 최소화해야 하기 때문이다. 의료과실과 그에 따른 비용 손실을 줄이기 위해 방어 진료 또한 피할 수 없다. 환자만을 위해 시간을 할애하기 힘든 구조이다.

긴장과 불안을 안고 병원을 찾은 환자들을 단숨에 평안하게 만드는 일은 애초부터 쉽지 않은 일일지 모른다. 불의에 닥친 고통과 불행에 잔뜩 화가 나서 자신을 고립시킨 세상에 무작정 투정하고 싶은 환자들에게 그저 조용히 따라오라고만 하는 것은 무리일지 모른다. 게다가 애초부터 병원과 의료인들에 대한 신뢰를 가지고 있지 않은 환자들이라면 그들에게 목소리를 낮추고 그저 침착하라고만 요구하는 것은 결코 쉬운 일이 아니다. 마음이 급한 환자들은 병원이나 의료진에게 많은 것을 '요구한다.' 도움을 '청하는 것'이 아니라 '해내라!'고 한다. 의료진들이 합리적인 순서에 의해 도와줄 때까지 기다리기에는 마음이 급하다. 그리고 끝내 헤어날 수 없는 고통과 불안 속에 스스로를 빠뜨린다.

의료인 양성 체계와 의료인들에 대한 교육에도 다시 생각해 보아야 할 문제들이 있다. 의료인들의 일과는 수많은 결정의 연속이다. 의료인들이 내린 결정의 잘잘못에 의해 의료의 질이 결정되고 환자의 치료성과가 좌우된다. 더욱이 의료진들의 결정은 진단과 치료의 과정에서 환자의 몸과 마음에 평안함을 줄 수도 있고 고통을 줄 수도 있다. 이와 같이 중요한 결정은 정확(accurate)해야 하고 적절한 시간(timely)에 내려져야 하며 환자중심적(patient-oriented)이어야 한다. 근거중심의학에 의한 최적의 판단을 제때에 내려야 함은 물론 환자가 치러야 하는 고통과 비용에 비해 기대되는 이익이 좀 더 많은지를 반드시 저울질하여 결정해야 한다. 의료인들이 이런 결정과정을 실수 없이 수행할 수 있도록 교육하기 위해서는 근거중심의학에 대한 체계적인 교육은 물론 환자를 우선적으로 배려하도록 하는 인성교육이 반드시 병행되어야 할 것이다.

이탈리아의 주요 의료인문학자들 중 한 사람인 마리아 줄리아 마리니가 지은 『이야기로 푸는 의학(Narrative Medicine)』은 근거중심 의학으로 채울 수 없는 부분을 이야기의학을 통해 내면에서 우러나는 인간적인 목소리를 진료에 접목함으로써 진료과정을 풍성하게 할 목적으로 쓰였다. 그녀는 이를 위하여 신화는 물론 영화, 영시, 일화 속의 이야기들을 적절히 이용하여 독자들을 설득하고 있다. 더욱이 이 책에 수록된 환자이야기, 돌보미이야기 그리고 의료인들의 이야기는 독자들을 감동시키기에 충분하다. 그중에서도 오랫동안 지속되는 질병과의 싸움 과정을 감동적으로 기술한 환자들의 스토리는 쉽게 얻어 내기 힘든 귀중한 자료일 뿐만 아니라 만성질환을 앓고 있는 환자와 가족들에게 보석 같은 참고자료가 될 것으로 믿어 의심치 않는다.

이 책의 사례들을 번역하면서 그동안 겪어 보지 못했던 귀중한 경험을 할 수 있었다. 먼저, 나의 소중한 환자들과 그들의 가족 그리고 동료 의료진들과 함께 귀한 자료들을 공유할 수 있다는 뿌듯함이 있었다. 동시에 환자들의 무겁고 아픈 질환경험을 읽으면서 가슴이 미어지는 아픔에 몰입되어 앞으로 나아갈 수 없었던 시간이 기억으로 남아 있다. 미숙한 번역으로 인해 이런 감정들이 제대로 전해지지 못하는 일이 없기를 두 손 모아 기원할 뿐이다.

이 책을 통하여 의사, 간호사, 의료종사자들 그리고 의료인이 되고자 하는 사람들에게 이야기의학을 소개함으로써 앞으로 우리나라에서 좀 더 풍성한 의료가 시행될 수 있기를 바란다. 그리고 환자들의 내면 깊은 곳에서 우러나는 목소리가 제대로 반영되어 진료실이 보다 따뜻해지기를 바라는 마음이다. 의료진들은 환자에 대한 공감능력을 넓히고 환자들은 의료진을 신뢰하고 존중할 수 있기를 희망한다. 더불어 편안한 진료환경을 뒷받침할 수 있는 효율적인 의료체계가 조속히 마련되기를 바라는 간절한 마음이다.

임상의사로서 살아온 지난 40년을 되돌아보면, 자랑스러운 일보다 반성해야 할 일들이 더 많은 것 같다. 그러나 십수 년 동안 투병한 끝에 임종의 순간을 맞으며 내게 귓속말로 고맙다고 말해 주었던 환자들을 기억하며 용기를 낸다. 수많은 시행착오를 겪었던 임상의사로서 동료 의료인들에게, 의료인이 되고자 하는 젊은이들에게 그리고 사랑하는 환자들과 그들의 돌보미들에게 진심을 담아 어려운 당부를 드린다. 앞으로 우리의 진료실이 좀 더 따뜻하고 풍성해지기를 기원하면서.

의료진들(임상의사, 간호사, 심리학자, 의료기사, 사회복지사 등)은 사랑하는 환자들을 고통과 혼란의 지옥에서 빠져나오게 할 수 있는 잠재력을 가지고 있다. 이 책에서 소개하는 이야기의학은 의료인들을 보다 심도 있고 사려 깊은 진료의 길로 인도할 것이다. 그리고 이야기의학은 의료인이 되고자 하는 사람들이 의료기술에 더해 사람의 마음과 삶의 질을 관리할 수 있는 능력, 따뜻한 진료에 기여할 수 있는 능력을 배양할 수 있도록 도와줄 것이다. 우리가 가장 신뢰하고 있는 진료의 접근방법이 근거중심의학일지라도, 그 장점을 절대로 버리지 못할지라도, 환자들을 장기가 아니라 인간으로 대하는 방법을 찾을 수 없을까? 컴퓨터 작업이 우리를 그리고 우리의 진료를 얽매고 있을지라도 잠깐만 시간을 내어 환자의 눈을 바라볼 수는 없을까? 환자의 말을 끊지 말고 몇 분 동안만이라도 그냥 들을 수는 없을까? 다리에 힘이 빠져 진찰대에 오르지 못하는 환자의 손을 좀 잡아 줄 수는 없을까? 목이 타서 말을 잇지 못하는 환자가 물 한 모금 마실 시간 동안 기다려 줄 수는 없을까? 불안과 공포 속에 있는 가족들에게 위로의 눈빛을 보내 줄 수는 없을까?

사랑하는 환자들에게도 부탁하고 싶다. 환자들이 혼란과 두려움 속에서도 스스로 평안함을 찾을 수 있는 비결을 알려 주고 싶다. 환자 그리고 가족이 지옥에 빠지느냐 아니냐는 많은 부분 환자 자신의 선택이다. 질병을 얻은 것은 불행한 일이지만 그 이상의 고통을 추가하느냐 여부는 많은 부분 환자 자신에게 달려 있다. 질병은 환자 본인의 잘못 때문에 생긴 것이 아니고 가족의 탓도 아니며 의료진의 잘못은 더더구나 아니다. 본인을 자책하거나 가족에게 혹은 의료진에게 화를 내는 일은 아무 소득이 없을뿐더러 치료에도 나쁜 영향을 미친다는 사실을 환자들은 아마 이미 알고 있을 것이다. 그러니 질병과 싸워 나가야 할 주체가 다름 아닌 환자 본인임을 기억하면서 자신들을 위해 존재하고 자신들의 치료를 담당하고 있는 의료진들에게 신뢰와 존중을 보내자고 환자들에게 말씀드리고 싶다. 의료진들을 위해서가 아니라 원활한 소통 그리고 궁극적으로는 환자 자신의 치료성과를 향상시키기 위하여 드리는 제언이다. 또한 환자들이 자신을 위해 아낌없는 격려와 후원을 보내 주는 가족과 돌보미들에게 감사하는 마음을 잊지 않기를 부탁드린다. 그들은 아무 보상 없이 환자를 위해 귀중한 시간과 열정을 쏟아붓는 이들이기 때문이다.

의료정책 입안자들과 병원 경영자들도 우리나라의 의료체계에 대해 깊이 생각하는 시간을 가졌으면 좋겠다. 그렇게 함으로써 삶의 질을 개선할 수 있는 효율적인 의료체계를 확립하고 이를 구체적으로 실행할 수 있는 방안을 찾을 수 있으리라 믿어 의심치 않는다.

    마지막으로, 사랑하는 환자들과 그들의 가족에게 당부를 드리고 싶다. 이 책의 전반부에 있는 복잡한 이론들은 생략하더라도, 말미에 수록되어 있는 환자, 보호자 그리고 의료진들이 진료현장에서 울부짖는 진솔한 목소리들은 반드시 읽어 주시기를 부탁드린다. 그렇게 다른 환자들의 감동스러운 질환경험 여정을 함께하는 것만으로도 충분히 마음의 평온과 질서를 얻을 수 있을 것이라고 감히 말씀드린다.

    이 책을 번역하는 일은 오랫동안 병원에서만 살아온 임상의의 경험만으로는 혹은 한평생 소설에 빠져 살아온 인문학자의 능력만으로는 해내기 어려운 작업이었다. 멀리서 묵묵히 서로를 응원해 주고 끝내 서로의 재능을 이해하게 된 우리 부부가 능력과 정성을 합하여 어렵게 이 책의 번역을 완성할 수 있었음에 감사드린다.

2020년 9월
서울에서
정영화, 이경란

추천사

이 책은 '이야기의학(narrative medicine)'을 근거중심의학 그리고 임상연구와 연관지어 소개하고 있다. 이야기의학이 임상과학과 인문학/사회학을 잇는 '다리'가 된다고 은유를 이용하여 소개하고 있다. 이야기의학에 대해 설득력 있게 설명하고 있고, 가장 취약한 순간에 놓여 있는 환자들을 '과학적이 아닌' 방법으로 이해하는 데 이야기의학이 중요한 역할을 한다고 주장하고 있다. 저자는 이러한 사실을 신화, 문학, 영화, 개인적 일화, 연구 경험, 다국적 매체 및 신문에서 얻은 통찰력을 모두 이용하여 잘 설명하고 있다. 문학에서 일화를 인용함으로써 풍부한 표현을 가능하게 하였다는 점은 매우 건설적이다. 이 책은 근거중심의학이 좀 더 폭넓게 시행될 수 있도록 하는 개념적 토대로서 이야기의학을 충분한 근거를 들어 소개하고 있다. 요즘에는 다양한 임상의학 분야에서 이야기의학이 이용되고 있다. 환자들에게서 개개인이 속해 있는 전체 시스템과 관련된 내부의 음성을 듣겠다는 생각은 매우 혁신적이다. 이 책은 환자들의 치료 경험에 대한 다양한 이야기를 수록함으로써, 임상의들이 환자를 전체로 간주하는 의미 있고 중요한 치료를 할 수 있도록 북돋는 일이 중요하다고 강조한다. 이 책의 여러 장을 읽다 보면 의사들의 수련방법을 재평가할 필요가 있음을 절감하게 될 것이다. 우리가 의사들을 수련하기 위해 크게 의존해 왔던, 환자에 대한 단편적이고 과학적인 견해가 바로 의사들로부터 공감을 앗아 가고 있음이 분명하다. 이 책을 읽고 난 후 우리는 이 분야에 대한 이전의 견해들이 잘못된 것이었음을 깨달을 수 있을 정도로 이야기의학이 성숙단계에 이르렀다고 낙관적으로 생각하게 될 것이다. 영향지수가 높은 논문들에 인용된 통계와는 별개로, 이제 환자의 관점들이 계속해서 오래도록 우리의 기억 속에 남아 있을 것이다.

파키스탄 카라치에서
파우자 라바니
카사르 칸
리아 시프턴

저자 서문

의료와 '인문학'을 연결하는 다리, 이야기의학

과학에 대해 글을 쓰는 사람들은 종종 과학과 인문학을 어떻게 연결하느냐는 질문을 받곤 한다. 솔직히 그때마다 무슨 말을 해야 할지 모르겠다. 수학이 조각작품이나 오페라보다 양자역학을 잘 이해할 수 있도록 도와주는 것은 사실이다. 하지만 때때로 인문학이 과학의 활기를 북돋고 향상시키기도 한다. 익숙하지만 두려운 계곡으로 나를 인도한 것은 과학이었고 거기서 두뇌가 어떻게 작용하는지에 대해 많은 것을 배웠다. 하지만 내가 계곡에서 빠져나올 수 있도록, 계곡에서 빠져나와야만 얻을 수 있는 관점을 얻을 수 있도록 도와주었던 것은 인문학이었다.

－ 샘 킨, 「손상된 두뇌를 넘어서」, 『뉴욕타임즈』(2014년 5월 4일자)

의사-환자 틈새 연결하기: 이야기의학은 의사소통과 치료 효과를 향상시키는 것을 목표로 한다.

－ 고든(2012), 미국 보건뉴스

인간은 사회적 동물이다. 그래서 태어날 때부터 필연적으로 동료 인간들과 연결되고 결합하고자 하며 사랑과 이해를 구한다. 비유적 개념으로서의 다리(bridge)는 현대화로 인해 그 의미가 변화하였음에도 불구하고 아직까지 널리 사용되고 있는 관용구이고, 중요한 의미를 가지면서 그 영향이 강력한 용어들 중의 하나이다. '다리(bridge)' '다리 놓기(building bridges)' 그리고 '틈새 연결하기(bridging the gap)'는 우리가 오래전부터 물려받은 언어이면서 우리가 매일 사용하고 있는 언어들 중 하나이다. 우리는 어디에나 다리를 놓고 싶어 한다. 문화, 지식영역, 전문분야 등등의 사이에.

다른 방식으로 표현하면 경계를 가진 풍경에는 대부분 건너야 할 강이 있다. 이 흐르는 물줄기가 영토들을 구분한다. 각각의 영토는 서로 나뉘어 있지만 다리가 상호의존성과 상호연결을 만들어 낸다. 그 영토는 우호적일 수도 있고 적대적일 수도 있으며 중립적일 수도 있다.

이 개념은 다양한 상황에 쉽게 적용될 수 있다. 우리는 앞으로 임상과학과 인문학 사이의 관계는 물론 환자와 돌보미 사이의 관계에 적용된 사례들을 만나게 될 것이다. 이런 상황들에도 똑같이 강이 존재한다. 강은 지금 우리의 삶에 영향을 미치고 있거나 아니면 미래 어느 때에 결국은 영향을 미치게 될 질병과 건강 사이의 균형 상태(혹은 불균형 상태)를 나타내는 표현이다.

임상과학은 공학적일 뿐만 아니라 점점 더 기술관료적이 되어 가고 있다. 요즘같이 임상시험, 숫자, 계획, 확률, 신뢰구간을 신뢰하고 주관성, 개인의 지각, 의견 혹은 선호 같은 요소들을 완전히 배제하는 근거중심의학이 포효하는 시대에, 우리는 문화적으로 그리고 정신적으로 잃어버린 인문학 감성을 되찾아야 할 필요성을 절실하게 느낀다.

임상과학과 의료인문학(medical humanities) 사이의 틈새를 연결하는 일은 가능하다.

더 사람-중심적(person-centred) 접근법은 의학을 우리 인간의 내적 욕구에 조금 더 적합하도록 변형시킴으로써 개개인으로서의 사람으로 인정받고 싶어 하는 인간의 본능적 욕구를 충족시켰을 뿐만 아니라, 환자의 치료 효과를 향상시키는 데에도 지대한 영향을 미쳐 왔다. 이는 인문학이 인간으로서 우리가 무엇인지 그리고 진정한 인류의 번영을 위해 무엇이 필요한지를 고려하도록 하기 때문이다. 인간은 복합적이다. 이 때문에 인간이 무엇인가에 대한 연구 역시 마찬가지로 복합적이다. 그러나 고갱이 그의 걸작 〈우리는 어디에서 왔는가? 우리는 누구인가? 우리는 어디로 가는가?〉에서 여성들과 아이들의 매력적인 초상화를 통해 삶의 단계들을 영원히 남긴 것처럼, 삶의 근본적인 문제와 의문점을 다루는 일은 인문학의 책임이자 특권이다.

모든 인간이 공유하는 보편적이고 존재론적인 의문들은 건강상태가 **깨졌을 때** 특히 절박해진다. 건강이 위험에 빠지고 질병이 한 사람의 신체와 정신을 구속할 때, 변화한 환경 속에서 살아가기 위해 새로운 생각의 틀, 인문학의 틀을 찾으려고 노력하는 일은 지극히 정상적이다. 그러나 현재의 의학을 통해서는 이러한 작업을 기대하기가 쉽지 않은 것이 현실이다.

바로 이 지점에 이야기의학이 들어와 충족되지 않는 욕구들의 틈새를 연결하고자 한다. 요즈음의 연구는 발전된 기술과 해결되지 않은 과제들 사이에서 역사적 위기상황을 맞고 있다. 하나의

'삶'뿐만 아니라 다수의 '삶들'에서도, 개인적 경험의 독특함과 공통된 현상의 발생 그리고 서로 다른 환자들을 위한 수학적 모델들 사이에 균형을 추구하게 되면서 이야기근거중심의학(narrative evidence-based medicine)이 태어나게 된다.

이야기의학이 번성하고 널리 받아들여지면서, 단일시각이나 몇몇 사례들로부터 나온 시각들로부터 '개인들의 은하계(galaxies of individuals)' 속에서 보이는 다수의 관점으로 이동하고 있으며, 각각의 관점은 서로 차이를 유지하면서도 만유인력이라는 통합력에 의해 통제되고 있다.

과학적인 접근을 최소화함으로써 번창하고자 했던 이야기의학은 역설적으로 자신의 목적을 이루기 위해 단어, 동의어, 표현 그리고 은유를 분석하는 말뜻 도표화 소프트웨어(semantic mapping software)처럼 현재 사용 가능한 발전된 기술들을 이용한다. 이와 같이 원래 '개인에 중심을 둔' 이야기의학은 이를 통해 손쉬운 일반화에 빠지지 않으면서도 조금 더 보편적인 접근을 할 수 있을 것이다. 이러한 접근은 단순히 환자들의 스토리를 읽고 그 스토리의 유일성을 이해하는 것에서 나아가 '개인들'을 정의하는 공통적 요소와 유사성의 '발생'을 관찰함으로써 가능할 것이다.

이야기의학의 논제들을 고찰하는 과정에서 우리는 신화 이야기를 이용하여 고대의 듣기 기술에서 출발하여 현대의 의료인문학과 이야기의학 시대로 여러분을 안내할 것이다. 인문학 세계에 대한 언급은 현재, 과거 그리고 미래 사이를 왔다 갔다 할 것이다. 아무튼 이 모든 것은 치료의 질을 향상시키기 위한 작업이다.

이 책은 다른 사람들을 돌보고 치료하는 데 관심 있는 모든 이를 위해 계획되었다. 특히 모든 돌봄 제공자, 의사, 간호사, 심리치료사, 카운슬러, 사회복지사, 후원자, 의료관리자, 과학공동체 그리고 사회학자 혹은 전문가들에게 그리고 이들만큼이나 중요한 학생들에게도 이 책을 바친다. 선견지명이 있어 환자들의 실제 욕구를 들어준 결과로 얻을 수 있는 이익을 누릴 자격이 충분히 있는 제약회사, 생명과학회사, 생물의학회사, 식품과 웰빙제품 회사들에게도 고마움을 전한다.

그리고 물론 환자들과 그들의 가족, 돌봄 제공자들과 시민단체들에게 그리고 누구보다도 질환과 웰빙 사이에 다리를 놓는 존재론적 문제에 부딪쳐 왔거나 현재 맞서고 있거나 미래에 맞설 예정인 개인들 모두에게 이 책을 바친다.

독자들에게 이 책은 건강과 질환의 강을 따라 걷는 여정의 시작이 될 것이다. 앞으로 우리가 다리를 건너면서 아래에 흐르는 물길을 바라보게 될 때, 이 책의 여러 장은 각각 다른 관찰 지점에 멈춰서서 강물을 지켜보며 우리의 시각을 조정하도록 우리를 안내할 것이다.

이탈리아 밀라노에서
마리아 줄리아 마리니

차례

1 근거중심의학과 이야기의학: 조화로운 커플   23

2 신화와 의료를 잇는 다리: 듣기의 기술   43

3 구전 전통과 글쓰기를 잇는 다리: 공감의 기술   59

1

근거중심의학과 이야기의학:
조화로운 커플

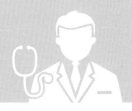

> 오라, 오라, 당신들, 앞으로 나서는 연약한 벌레들!
> 나의 정신은 당신들 누구만큼이나 크고
> 나의 가슴 역시 그만큼 위대하며, 나의 지성은 필시 그보다 더하지.
> 말에는 말로 행동에는 행동으로 대해 주지.
> 그러나 이제 나는 알았네, 우리의 창들이 지푸라기에 불과하다는 것을,
> 우리 힘은 연약하기 그지없고, 우리의 연약함은 비교할 바 없다네,
> 최고로 보이지만 사실 우린 정말로 하찮은 존재인 것을.
> ― 『말괄량이 길들이기』, 윌리엄 셰익스피어

윌리엄 셰익스피어의 작품, 『말괄량이 길들이기(The Taming of the Shrew)』에 등장하는 인물들인 페트루치오(Petrucho)와 카타리나(Catharina) 사이의 전투적이고 정열적인 관계는 아마도 오늘날 근거중심의학 시대에 이야기의학을 묘사하는 가장 적절한 비유인 듯하다. 그렇게 서로 다르고 각자의 개성을 지키는 데 양보가 없는 두

연인, 그 많은 차이에도 불구하고 끝내 조화를 이루어 내는 두 연인의 이야기는 두 사람이 남편과 아내가 될 때 두 사람 모두에게 추진력이 되며 주변에 빛을 발하게 된다. 줄거리가 전개될 때 우리는 충동적이고 반항적인 카타리나와 관습과 프로토콜 너머에서 미친 사람처럼 행동하면서 갈망하는 목표를 정복하려 하지만 그녀에게 결코 잔인하지는 않으면서 대담한 페트루치오 사이에서 일어나는 강렬한 연애사를 보게 된다. 마찬가지로, 근거중심의학(Evidence-Based Medicine: EBM)은 결혼의 사회적 의무(이야기의 시작 부분에서 페트루치오에게 맡겨졌던 가치)와 비견할 수 있는 방법이고, 이야기의학(카타리나)은 생각과 행동의 패러다임이 유별나고 수평적이어서 관습의 바깥을 내다볼 수 있는 방법이다. 이는 필시 두 등장인물의 결혼, 즉 차이를 극복하고 평화를 거쳐 '완벽한 한 쌍'이 되는 이들의 이야기와 유사하다. 처음에는 아주 다른 듯 보였던 두 개의 사고 틀이 일종의 합치를 보이는 과정이다.

근거중심의학: 어디에서 출발하여 어디까지 왔는가?

현대 의학과 임상연구의 초석이 된 근거중심의학(EBM)의 개념은 1970년대 역학자인 데이비드 새켓(David Sackett)이 임상연구 방법론에 처음으로 표준화를 획기적으로 도입함으로써 시작되었다. 그의 연구들은 연구의 많은 결점에 대한 증거를 분명하게 제시하고, 임상연구의 설계, 실행, 무작위 임상시험 보고를 표준화함으로써 과학적 문헌에서 편견을 줄이는 방법들을 소개하였다. 또한 새켓은 의료서비스의 질과 비용 대비 효과 사이의 균형을 명확히 하는 관점에서 질병과 장애들을 원인, 진단, 예후, 임상적 예측, 예방, 치료, 개선에 초점을 맞추어 체계적으로 분석하였다. 맥마스터 대학에서 캐나다 최초로 임상역학과를 설립한 새켓은 1970년대 말에 임상역학의 원칙을 의학과 다른 보건 분야에 적용하자고 적극적으로 주장하였다. 그는 의학이 온정주의적이고 자기의뢰적인 접근법으로부터 더 과학적인 접근법으로 변화할 필요가 있음을 깨달았다. 연구에 대한 이러한 윤리적-과학적 접근—처음에는 '의학 문헌에 대한 비판적 평가'라고 불리던—은 임상의사들이 의학의 과학적 발전과 보조를 맞출 수 있도록 돕기 위해 시도되었다(Sackett & Haynes, 1976). 1996년에 새켓이 정의한 것처럼, EBM은 '개별 환자를 돌보기 위한 결정을 내릴 때 그 시대에 선택할 수 있는 최선의 근거를 양심적으로 그리고 명확하게 사용하는 방법'으로 발전했다.

EBM이 환자를 돌보는 사람의 주관적 '의견'에서 벗어나 연구를 수행할 수 있는 더 믿을 만하고 조직적인 방법으로 전환되면서 학계의 승인이 잇따랐고 마침내 수십 년 만에 과학과 의학의 주된 패러다임으로 인정되었다. 특히 과학 아카데미, 의학, 간호학 및 생의학 교육시스템의 주된 기본 철학이 되었다. 새켓이 정의를 내린 지 20여 년이 지난 후 EBM은 북미와 유럽 전체로 퍼져 나갔고, 세계화 추세에 따라 세계보건기구가 임상과학 발전의 주된 동력으로 인정하기에 이르렀다.

EBM은 그 목적이 순수하게 도덕적이고 과학적이었지만 점차 불가피하게 밀접하게 관련된 다른 분야들인 의료관리, 의료경제학 그리고 법률로까지 퍼져 나갔다. 실제로 EBM에 기초한 권고사항들이 좋은 진료의 기준이 되었고, 후에는 임상의사, 의료관리 그리고 보험산업을 위한 의사결정 수단이 되었으며(Evidence-Based Medicine Working Group, 1992), 종국에는 법정에서 오진에 대한 주장으로부터 임상의사들을 보호하기 위한 수단으로까지 발전하기에 이른다(Goldman & Shih, 2011).

이와 같이, 지난 수십 년 동안 EBM은 의료서비스가 의료사회에서 보여 주었던 온정주의적이고 초인간적/종교적인 접근에서 벗어나 의학의 수준을 높이는 데 중요한 역할을 해 왔다. 역사적인 관점에서 보면, 환자들이 의사들의 힘에 대응하고 균형을 이룰 수 있도록 하는 데 도움이 되었다.

한편, 새켓의 정의—개별 환자들의 돌봄(the care of individual patients)—는 우리로 하여금 환자들을 개인으로 보는 중요한 문제에 관심을 갖게 하였다. 여기서 개별(individual)이라는 용어는 단수를 의미하지만 환자들(patients)은 복수라는 사실에 주목해야 한다. 이런 뉘앙스는 매우 의미 있는 주제이지만 임상시험을 계획하고 시행해 왔던 연구자들이 간과해 온 부분이기도 하다. 연구자들은 보편적인 양상과 결과의 일반화를 선호하여 대상과 환자집단만 배타적으로 다루는 데 익숙하였고 연구 과정에 개인성은 고려하지 않았다.

새켓의 정의로 되돌아가 보면, '개별 환자들'이라는 단어는 개인적인 해결책이 어떻게 대중 전체에도 적용될 수 있을까 하는 철학적 모순에 부딪칠 것이라는 사실을 예고하고 있다. 그는 캐나다 맥마스터 대학교에서 임상역학과 생물통계학적 측면에서 그 자체로도 그리고 자신의 학과 안에서도 이 문제에 대해 경고해 왔다. 그러나 새켓이 주의 깊게 자신의 사고를 형식화하고 과학과 임상적 판단을 조화시키고 싶다고 생각해 왔음에도 불구하고, EBM은 어쩌면 그가 조절할 수 있는 한계를 넘어 환자들의 개별성 문제를 이차적인 배경 역할에 국한시키면서 점점 더 통제할 수 없는 상태로 변화하고 있었다.

오늘날에 이르러 이런 상황이 좀 더 분명해지면서, EBM을 무조건적으로 사용하는 것에 대한 비판적 판단을 요구하는 목소리들이 과학계 내부로부터 높아지기 시작하고 있다. 이러한 목소리들 중 하나로서, 역학자이면서 런던 퀸 메리 대학교 일차진료 및 공공의료센터의 일차의료과 교수이고 연구영향과 과장인 트리샤 그린할(Trisha Greenhalgh)은 이렇게 말한다.

"이제는 근거에 의존하는 의사들이 너무 많이 배출되고 영리한 판매기술로 의사들을 좌지우지하려는 영업사원들이 산업에 배치되는 것을 중단시킬 때가 되었다. …… 연구에서 얻은 환자에 관한 평균적 사실들이 개별 환자의 신체와 질환을 관찰하는 것보다 더 비중 있게 이용되어서는 안 된다. 환자의 개인적 경험들―일반적으로 특이하고, 주관적이고, 표준화하기 어려운―을 수집하고 조정하기 위한 새로운 과정은 시간이 지나면서 각 개별 환자가 각자에 맞는 올바른 치료를 받을 수 있게 하는 방향으로 발전할 것이다.

의학계는 의사결정을 공유하는 과학을 개발해야 한다. 여기에서 역학적 근거가 제공하는 정보에 기반을 두어 환자에게 무엇이 중요하고 이것을 이루기 위해 어떻게 하는 것이 최선인지에 대한 대화가 이루어질 수 있을 것이다. 이렇게 함으로써 우리는 현재의 한계를 뛰어넘는 근거중심의학을 만들고, 환자들의 질환 경험을 설명하고 훌륭한 진료를 성취할 수 있는 전체적 접근법을 개발할 수 있을 것이다."(Greenhalgh, 2014)

2014년에 역학자이며 이야기학자인 그린할은 그녀의 도발적인 논문 「근거중심의학이 깨지는가?(Is Evidence Based Medicine Broken?)」에서 EBM의 유용성과 역할에 대해 간접적으로 의문을 제기하여 사람들을 놀라게 하였다. 그녀는 『영국의학저널(British Medical Journal: BMJ)』을 통해 영국의 임상의사들을 대상으로 조사를 시행함으로써 자신의 주장을 발전시켰다. 이 조사는 독자들에게 근거중심의학이 제대로 작동하지 않는다고 생각하는지 그렇지 않은지에 대해 '예.' 혹은 '아니요.'로만 답해 달라고 아주 직설적으로 물었다. 그 결과는 대략 반반이었다. 51%는 "그렇게 생각한다."고, 49%는 "그렇게 생각하지 않는다."고 답했다. 참여자들은 자신의 답변에 대한 이유로 몇 가지를 들었다. 그 이유들 중 하나로, 연구와 임상시험에서 절대표준을 설정함으로써 과학계에서는 인정하지 않지만 의학적 관습상 유용하다고 입증된 다른 대안들(예컨대, 요가와 같은)을 전혀 고려하고 있지 않다는 점을 들었다. 학계나 민간회사처럼 이해관계가 있는 사람들이 유령질환(여성성욕장애 같은)을 날조하기도 한다고 지적하였다. 실제로는 복잡하고 예측하기 힘든 현실 진료에서 EBM이 부적절한 의사결정 도구로 사용되고 있다는 점도 들고 있다.

숫자들은 차치하고, 앞에 나타난 조사결과는 대다수의 사람들이 EBM을 옹호하는 것은 아닌 듯 보인다는 점과 요즘 사용되는 과학적 방법론의 견실한 논리에 불확실성이 존재한다는 사실을 시사하고 있다.

EBM의 단점 목록에는, 앞의 조사에서 강조했던 문제들 이외에, 중복질환 환자나 연로한 환자 제외 기준도 있다. 이러한 편견들은 EBM 도입 초기인 1995년에 새로운 세기의 과학적 토템이 근거-중심(evidence-based) 의학일 것인지 아니면 근거-편향(evidence-biased) 의학일 것인지에 대해 질문했던 에반스(Evans)의 논문에서 이미 언급된 문제였다(Evans, 1995).

또 다른 문제는, 통계적으로 의미가 있지만 임상적 관점에서 의학적 근거라고 볼 가치가 없을 수도 있는 결과를 도출하는 대단위 표본수이다. "어떤 치료의 효과가 크면 클수록, 필요한 시험의 규모는 작아 진다."(Howick, 2015)

학술지의 게재편향성 역시 또 하나의 문제이다. 학술지에 게재된 대부분의 임상시험 논문은 긍정적인 결과를 포함한 시험에 관한 것들이다. 부정적인 결과를 담고 있는 게재물은 흔하지 않다. 비록 학술지 편집자들이 부정적인 결과를 담은 임상시험 논문들의 제출을 용인하고 환영한다고 하더라도 주로 후원자들의 관점에서 유리한 결과를 가진 임상시험 논문들만 게재에까지 이르른 것으로 보인다(Turner et al., 2008). 예를 들어, 항우울요법에 관한 연구와 관련하여 제출된 74개 연구들 중 38개(51%)가 식품의약국(Food & Drug Administration: FDA)에 의해 긍정적인 것으로 간주되었으며, 이들 38개 중 1개를 제외하고는 모두 과학 저널에 게재되었다. 나머지 36개 연구들(49%)은 FDA에 의해 부정적이거나(24개) 애매한 것으로 판단되었다(12개). 터너(Turner)의 분석에 의하면, 이들 36개 연구들 중 3개가 긍정적이지 않은 결과로 게재되었고, 나머지 33개는 게재되지 않았거나(22개) 긍정적인 결과로(11개), 즉 FDA의 결론과 다른 결과로 게재되었다. 전체적으로, FDA가 긍정적이라고 판단한 연구들이 FDA에 의해 긍정적이지 않다고 판정받은 연구들에 비해 약 12배 정도 게재될 가능성이 높았다(승산비, 11.7; 95% 신뢰구간, 6.2–22.0; P〈0.001〉. 이와 같이, 긍정적이든 부정적이든 모든 결과를 출판하라고 요구하는 국제적 출판윤리에도 불구하고 게재 편향성이 여전히 존재한다는 사실을 이 통계는 가장 믿을 만한 방법으로 확인해 주고 있다.

하지만 앞에서 말했듯이, EBM이 의사결정의 수단으로서 선도적 역할을 하고 있기 때문에 불가피하게 의학 분야 너머까지 지대한 영향을 끼쳐 제약, 의료, 보험 등 수많은 산업 분야에서 강력한 경제적 동력이 되고 있다.

이코노미스트지(The Economist)는 2013년 10월호에 실린 글 「과학은 왜 잘못 가고 있는가(Why science goes wrong?)」에서 과학 출판물의 신빙성에 의문을 제기하고, 어떻게 하면 과학적 지식이 좀 더 적절하고 효과적인 방법으로 생산될 수 있고 공유될 수 있을지에 대해 질문한다.

"'출판하라, 아니면 사라져라.'라는 의무가 학문적 삶을 지배하는 법칙이 되었다. 일자리를 위한 경쟁은 첨예하다. …… 경력을 존중하는 분위기가 결과를 과장하게 하고 유리한 결과만을 보여 주도록 부추긴다. 선도적 위치에 있는 학술지들은 자신의 배타성을 지키기 위해 높은 게재불가 비율을 고집하여 제출된 원고의 90% 이상 게재불가 수준을 유지한다. 가장 획기적인 결과들만 출판될 확률이 높아진다. 연구자 세 사람 중 한 사람이 자신의 결과에서 불편한 자료를 '직감에 근거하여' 배제함으로써 논문에 생기를 불어넣은 동료를 알고 있다는 사실은 놀라운 일이 아니다. 또한 전 세계에서 수많은 연구팀들이 동일한 가설에 대해 연구를 진행하기 때문에 진정한 발견의 달콤한 신호와 통계적 잡음의 괴물 사이에서 혼란을 겪을 가능성이 점점 더 높아질 것이다. 이러한 가짜 상관성은 깜짝 놀랄 만한 논문에 목말라하는 학술지에 종종 보고되고 있다."(The Economist, 2013)

특히 대규모 임상시험을 할 수 없는 경우나 너무 혁신적인 내용이어서 과학계에서 무시당하는 경우, 통계적 잡음이 진정한 발견을 감춰 버리기도 한다. "출판된 연구결과의 반 정도가 재현이 불가능하다는 사실은 생물공학 벤처-자본가들 사이에서 잘 알려진 상식이다. 그 정도만 해도 낙관적인 것일 수 있다. 지난해 바이오테크 회사인 암젠(Amgen; *미국의 다국적 제약회사)의 연구자들은 암에 관한 53개의 획기적인 연구들 중에서 6개만 재현할 수 있었다. 그이전에 제약회사 바이엘(Bayer; *독일의 다국적 제약 및 생명과학 회사)의 한 연구팀은 67개의 중요한 연구 논문들 중에서 4분의 1만 재현할 수 있었다. 어떤 선도적 컴퓨터 과학자는 자신의 분야에서 출간되는 논문들 중 4분의 3이 허풍투성이라며 안타까워했다. 2000년부터 2010년까지 약 80,000명의 환자들이 나중에 과실이나 부적절성 때문에 취소된 연구에 근거한 임상시험에 참여했다." 이코노미스트지는 경력중심주의와 부정행위 가능성에 대해 매우 강력한 입장을 견지하고 이것들을 비판한다. 그러나 이미 그린할이 기술한 것처럼, 환자들에게서 관찰되는 인간의 복합성과 함께 우리가 그 후 알게 된 정보들, 즉 출판물의 숫자, EBM의 편향성, 경력중심주의 그리고 의료시스템과 생명과학으로부터 얻어낸 사실들을 종합적으로 생각해 보면, 실제로 진짜 과학을 센터에서 센터로 논문에서 논문으로 전파하기는 불가능하거나 매우 어렵다는 사실을 알 수 있다. 생각해 볼 수 있는 몇 가지 이유들을 살펴보면, 첫째, 모든 주제는 독특한 조건 안에 국한되어 있다. 그래서 오직 완벽한 물리적 폐쇄 시스템 안에서만 실험이 재현될 수 있을 것이다. 둘째, 과학논문을 구조화하는 방법은 너무 구조화되어 있어서 보이지 않는 지식을 전달할 가능성을 원천적으로 차단하고 있다. 이러한 지식을 은폐해야만 마침내 특정 과학적 시험을 반복할 수 있다. 재현은 절대로 똑같을 수 없다. 1996년에 노벨 문학상 수상자인 비스라바 심보르스카(Wislawa Symborska; *1923~2012. 폴란드 여성시인, 수필가, 번역가)가 그녀의 시 「아무것도 두 번은(Nothing Twice)」(1989)에서 쓰고 있는 것처럼 결코 아무것도 두 번은 일어날 수 없다.

> 결코 아무것도 두 번은 일어날 수 없다네.
> 따라서 미안하지만 사실
> 우리도 여기에 그저 잠깐 들렀다
> 무얼 해 볼 짬도 없이 그냥 떠나게 되는 거라네.
> 비록 세상에 단 한 사람의 바보도 남아 있지 않을지라도,
> 비록 당신이 이 세상에서 가장 멍청한 바보라 해도,
> 여름 그 수업을 반복할 수는 없지.
> 이 과정은 딱 한 번만 제공되기 때문이라네…….

이와 같이, 과학의 세계에서도 똑같은 방식으로 어떤 일이 다시 일어나지는 않기 때문에 정확히 똑같은 방법으로 과학실험을 반복

하기 어렵고 똑같은 결과나 소견을 얻어 내기는 더더욱 어렵다.

과학학술지들은 양적 EBM의 지배적 패러다임을 모델로 삼고 있고, 과학적 출판의 작업틀은 너무 구조화되고 경직되어 있으며 '갑옷에 둘러싸여' 있어서, 이것들은 지식을 전달하기에 매우 부적합해 보인다. 특히 '예.' 혹은 '아니요.'의 이분법적 대답이나 막대그래프 혹은 도표로 쉽게 표현할 수 없는 아직 허약하고 '갓 생겨난' 지식을 전달하기에는 부적합한 것으로 확인된다. 특히 사례연구의 게재는 종종 학술지의 일부 공간에만 한정되곤 했는데, 이러한 공간을 제공하는 학술지도 극히 소수일 뿐만 아니라, 교훈적인 사례들을 소개하고자 하는 좋은 목적에도 불구하고 허용된 언어는 EBM에서 사용되는 '전형적인' 것들뿐이다.

이야기의학 연구자로서 우리는 EBM의 기준에서 벗어난 어떤 곁가지도 거절하고 물리쳐 버리는 정통파 동료심사자들을 끊임없이 만났다. 지금까지 나는 어떤 논제의 결과를 발표할까 망설이다가 그냥 거두어 버렸던 적이 여러 번 있다. 2014년에 우리는 변화하는 의료체계 속에서 이탈리아 통증치료사들의 가치를 강조하는 이야기의학 논문(Marini et al., 2014)을 유럽의 주요 동료심사 학술지들 중 한 곳에 투고하였다. 놀랍게도 우리는 편집위원장으로부터 직접 다음과 같이 주장하는 빠른 회신을 받았다. "우리는 이 논문을 심사위원에게 보내지 않을 것입니다. 우리는 정량적 결과만을 게재하기 때문입니다." 여기서 이들의 토템은 숫자와 확률이다. 어떤 이야기도 배경에 대한 어떤 설명도 허용되거나 인정되지 않았다. 실망을 감출 수 없었던 것이 사실이지만 가장 화가 났던 것은 우리 논문을 겨우 수박 겉핥기식으로만 다루었다는 점이었다. 좋은 소

식은, 우리가 이 논문을 다른 개방적 학술지에 게재할 수 있었다는
사실이다. 과학연구의 결과를 발표하는 과학논문을 검토하는 대
부분의 심사자가 취하는 행동을 통해 EBM은 최신 과학의 낙원으
로 가는 열쇠를 쥐고 있다. 이것이 지금까지 우리가 지켜 온 전통이
다. 하지만 그것은 권력의 남용일 수 있으며, 따라서 반드시 변화해
야만 한다. 임상시험에서 얻은 숫자에만 의존하지 말고, 실제 현실
에서 얻을 수 있는 숫자도 함께 고려해야 한다. 여기에 더해서, 의
료진, 환자 그리고 돌보미들 세계의 복합성과 주관성을 보여 주는
이야기에도 관심을 가져야 할 것이다.

트리샤 그린할은 다음과 같이 말한다.

"정말로 노라 아줌마만이 자신의 체강병(celiac disease; *밀, 보리 및
호밀에 포함되어 있는 글루텐의 섭취에 의해 소장이 손상되는 심한 자가면역 질
병)이 어떻게 나타나는지에 대해 알려 줄 수 있다. 그녀는 파란 알
약들을 먹지 않겠다고 한다. 수년 전 그녀가 x약을 먹었을 때 자신
이 다른 여자가 된 것처럼 느꼈다고 주장한다(비록 1,000명의 다른
환자들이 x약을 먹고 평균적으로 아무런 부작용을 겪지 못했다는 것이 사
실이라 할지라도 말이다). 노라 아줌마에게는 아마도 컴퓨터가 정해
준 치료 권고가 아무 소용이 없었을 것이다."

이러한 점들이 EBM의 영광이면서 동시에 고통이고, 장점인 동
시에 단점이다. 그러나 이 책은 주로 이야기의학에 관한 것이다.
이제 그 마술과 같은 세계로 함께 들어가 보자.

왜 이야기의학이 필요한가?

이야기의학은 가장 직접적으로 밀접하게 관련된 사람들—그래서 대부분은 환자 자신들이지만 사랑하는 사람들과 돌보미들도 포함된다—이 기록한 증상과 지각에 대한 스토리들을 다룬다. 이러한 스토리들은 느낌, 감정 그리고 사고방식[폭넓은 세계 지각을 뜻하는 말인 '사고방식(Weltanschauung)'은 세계를 뜻하는 'Welt'와 견해를 뜻하는 'Anschauung'의 합성어이다.]을 기록할 수 있는 공간을 만들어 내고 또 그러한 공간을 제공한다.

그린할의 말처럼, 이야기중심의학은 다음과 같이 정의될 수 있다.

"이야기의학은 의료진과 환자 사이에서 일어나는 무엇이다. 질병이 발생하기 이전에 일어난 일들에 대한 정보를 모으는 일부터 어떻게 질병이 나타났는지에 대해, 신체적, 심리적, 사회적 그리고 존재론적 양상들까지 모두 수집한다."(Greenhalgh, 1999) 존재론적이라는 말은 세계에 대한 관점, 즉 그/그녀의 전형적인 소우주를 말한다.

최근 들어 전 세계의 여러 센터에서 이야기의학을 가르치고 있고 임상에도 적용하고 있다. 특히 주목할 만한 두 개의 센터는 런던의 왕립대학교 의료인문학센터와 뉴욕 컬럼비아 대학교 의과대학 이야기의학 프로그램이다.

런던 왕립대학교의 브라이언 후르비츠(Brian Hurwitz)와 트리샤 그린할(1999)은 자신들의 논문「왜 이야기를 연구하는가(Why Study Narrative?)」에서 건강관리 업무를 다루면서 처음으로 이 분야의 장점들을 주장하였다. 이야기는 환자의 상태에 대한 의미, 배경 그리고 관점을 알려 준다. 이야기는 어떻게, 왜 그리고 어떤 과정으로 아프게 되었는지를 표현한다. 간단히 말해, 다른 어떤 방법으로도 파악할 수 없는 것들을 이해하게 해 준다.

- 진단을 위한 면담에서, 이야기들은
  - 환자들이 질환을 겪는 현상이다.
  - 임상의사와 환자 간에 감정의 공유를 권장하고 상호이해를 증진시킨다.
  - 의미를 부여할 수 있게 한다.
  - 유용한 분석적 단서와 범주들을 제공한다.
- 치료과정에서, 이야기들은
  - 전체적 접근법을 권장한다.
  - 자체적으로 치료적이거나 완화적이다.
  - 추가적인 치료 옵션을 시사하거나 촉구한다.
- 환자와 의료진에 대한 교육에 있어서, 이야기들은
  - 종종 기억할 만하고
  - 경험에 근거하고 있으며
  - 성찰을 촉진한다.
- 연구에서, 이야기들은
  - 환자중심 과제를 선택하는 데 도움이 되고
  - 통상의 지혜에 도전할 수 있게 하며
  - 새로운 가설을 만들게 할 수도 있다.

뉴욕에 있는 컬럼비아 대학교의 리타 샤론(Rita Charon)은 최초로
이야기의학을 이론적으로 정의하였고 이를 건강관리 업무에 적용
하였다. 1987년에 샤론은 그해의 뛰어난 여의사에게 주는 컬럼비
아 대학교 버지니아 니랜드 프란츠(Virginia Kneeland Frantz) 상을 처
음으로 수상한 의사였다. 그녀는 1996년에 그해의 뛰어난 여의사
상을 받았고, 1997년에는 일반내과학회에서 전국 의학교육 혁신상
을 수상하였다. 2011년에는 의학여성사재단으로부터 알마 데아 모
란(Alma Dea Moran) 르네상스 여의사상을 수상하였다.

그녀의 해석에 따르면 이야기의학은 "질환의 스토리들을 파악하
고 해석하며 그것을 통해 이야기의 능력을 동원하여 환자를 진료
하는 의학이다."

"환자가 의사를 만나면서 대화가 진행되고 여기서 스토리—어
떤 일들 혹은 일련의 사건들—가 환자의 서술행위에 의해 말해지
고 이것이 말과 행동, 신체적 소견과 침묵 등으로 표현된 복합적인
질환 이야기가 된다. 이 이야기는 질환에 대한 객관적 정보뿐만 아
니라 질환에 동반된 공포, 희망 그리고 영향까지 알려 준다(Genette,
1980). …… 의사는 환자의 말을 귀 기울여 들으면서 스토리의 서
술적 실마리를 쫓아가 말하는 사람의 상황(생물학적, 가족 내, 문화
적, 존재론적 상황)을 상상하고, 사용된 말과 서술된 사건의 다양하
고 가끔은 상반되기도 한 의미들을 파악하며, 여러 경로를 통해 환
자의 이야기 세계 안으로 들어가 감동을 받기도 한다(Groopman,
1998). 문학 작품을 읽는 행위와 다르지 않게, 진단적 청취에서는
의미를 알아내기 위해 청취자의 내적 자원들—기억, 연상, 호기심,
창의력, 해석력, 지금 말하는 사람과 다른 사람들에 의해 서술된 다

른 이야기들과의 연관성에 대한 암시—이 총동원된다. 그런 후에
야 비로소 의사가 환자의 이야기에 내포된 질문들을 들을 수 있고,
비록 충분치 않더라도 이에 대한 대답을 하기 위해 노력할 수 있게
된다. "내게 무엇이 잘못되었나요?" "왜 내게 이런 일이 일어났나
요?" 그리고 "앞으로 내가 어떻게 될까요?"(Charon, 1993)

　질환 스토리를 듣고 나서 환자들의 이야기에 담긴 질문에 명쾌
한 정답이 없는 경우가 흔하다는 사실을 깨닫게 되면, 불공평한 상
실과 불의에 닥친 비극을 참아내고 목격자의 자세를 취하는 용기
와 너그러움이 필요하다는 사실을 알게 된다(Weine, 1996). 이렇
게 목격자의 역할을 수행하다 보면 의사는 임상적 이야기 업무라
고 할 수 있는 것들을 좀 더 잘 할 수 있게 된다. 임상적 이야기 업
무란 치료를 위한 협력관계를 구축하고 감별진단을 진행하면서
(Feinstein, 1967) 신체적 소견과 검사결과를 정확하게 해석하고 환
자의 경험에 공감하여 이를 전달하며 이 모든 일의 결과로 환자가
효과적인 치료를 받도록 하는 일련의 과정을 말한다."(Spiro et al.,
1993)

　이런 주장들을 들으면 의료를 변화시키고 풍요롭게 만들어 온
그들의 노고에 감사하게 된다.

　한 발자국 더 나가면, 이야기의학이 이미 이야기를 통해 생각하
고 행동할 준비가 되어있는 모든 의료진(간호사, 사회복지사, 심리학
자)에게 속한 것일 수 있다고 생각하고 싶다. 이 관점을 넓혀 보면,
이야기의학은 의료체계에서의 의사결정자, 활동적인 시민단체, 환
자단체 그리고 환자돌보미까지도 포함할 수 있을 것이다(Marini &
Arreghini, 2012).

이야기의학은 민주적이다(Marini, 2013). 이야기의학은 환자와 의료진을 연결하고, 근거중심의학과 이야기중심의학을 연결시키며, 임상과학과 인문과학을 연결시킨다. 이야기의학은 다양한 사람이 참여하도록 함으로써, 이야기의학(narrative medicine), 즉 이야기중심의학(narrative-based medicine)에서 이야기의료(narrative health care), 즉 이야기중심의료(narrative based health care)로까지 발전할 수 있을 것이다.

『말괄량이 길들이기』에서 페트루치오가 처음 몇 장에서 그렇게 보였듯이 EBM은 사회적으로 완벽해 보일 수 있다. 그러나 그는 아직도 자신이 사랑하는 카타리나인 이야기의학, 아름답지만 정신없고 두렵기까지 한 여인을 정복하기 위해 더욱 성장해야 한다. 그들이 조화로운 결혼에 골인하기 위해서는 훌륭하고 유용한 규칙을 받아들이기 시작해야 한다. 페트루치오—우리의 EBM—는 카타리나의 기묘하고 '정상적인 규칙에서 벗어난 개인'이 하는 듯한 행동을 받아들이고, 카타리나—우리의 이야기중심의학(NBM)—는 '제도 바깥에 있다는 자부심'에서 벗어나야만 한다. 그러나 이제 나는 알았네, 우리의 창들이 지푸라기에 불과하다는 것을. 여기서 창들이란 두 개의 대립하는 이데올로기를 말하며, 이것들은 한낱 지푸라기에 불과할 수도 있다. EBM과 이야기의학이 어떤 위계도 없는 한 쌍이 되면, 그것은 논리와 직관 그리고 감정과 느낌을 조합한 결과로 탄생한 정복자와 같은 존재가 될 것이다.

✓ 참고문헌

Charon R (1993) Medical interpretation: implications of literary theory of narrative for clinical work. J Narrat Life Hist 3:79–97

Evans JG (1995) Evidence-based and evidence-biased medicine. Age Ageing 24(6):461–463

Evidence-Based Medicine Working Group (1992) Evidence-based medicine. A new approach to teaching the practice of medicine. JAMA 268(17):2420–2425

Feinstein A (1967) Clinical judgment. Williams & Wilkins, Baltimore, MD

Genette G (1980) Narrative discourse: an essay in method. Cornell University Press, Ithaca, NY, Lewin J, trans

Goldman J, Shih TL (2011) The limitations of evidence-based medicine—applying populationbased recommendations to individual patients. J Ethics 13(1):26–30

Greenhalgh T (1999) Narrative based medicine in an evidence based world. BMJ 318(7179):323–325

Greenhalgh T (2014) Is evidence-based medicine broken? Project Syndicate: the world's opinionpage 2014. http://www.project-syndicate.org/commentary/is-evidence-based-medicine-broken-by-trish-greenhalgh-2014-10. Accessed 28 Apr 2015

Groopman J (1998) The measure of our days: a spiritual exploration of illness. Penguin, New York, NY

Howick J (2015) A new generation of bias in EBM. http://www.cebm.net/a-new-generation-ofbias-in-ebm/. Accessed 28 Apr 2015

Marini MG, Arreghini L (2012) Medicina Narrativa per una Sanita` Sostenibile. Edizioni Lupetti, Milano

Marini MG (2013) Medicina-narrativa: quando la terapia passa attraverso il racconto. http://magazine.paginemediche.it/it/567/interviste/medicina-generale/detail_203794_medicina-narrativa-quandola-terapia-passa-attraverso-il-racconto.aspx?c1=50 [News interview]

Marini M, Reale L, Cappuccio A et al (2014) Narrative medicine to highlight values of Italian pain therapists in a changing healthcare system. Pain Manag 4(5):351–362 (Review)

Turner E, Matthews A, Linardatos E et al (2008) Selective publication of antidepressant trials and its influence on apparent efficacy. N Engl J Med 358:252–260

Editorial Board of the Economist, How science goes wrong: Scientific research has changed the world. Now it needs to change itself. The Economist 2013. October 19 (News article)

Sackett DL, Haynes RB (eds) (1976) Compliance with therapeutic regimens. Johns Hopkins University Press, Baltimore, MD

Spiro HM, Curnen MGM, Peschel E (1993) Empathy and the practice of medicine: beyond pills and the scalpel. Yale University Press, New Haven, CT

Symborska W (1989) The Joy of writing

Weine SM (1996) The witnessing imagination: social trauma, creative artists, and witnessing professionals. Lit Med 15:167–182

2

신화와 의료를 잇는 다리:
듣기의 기술

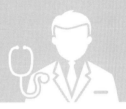

"포세이돈은 우리가 모든 사람을 행복하게 운반해 주기 때문에 우리에게 분노했지요."

"아시다시피 피에이션 사람들 중에는 수로안내인이 없고 배에는 방향키도 없습니다. 하지만 배는 스스로 사람들의 생각과 의도를 파악하고, 모든 나라의 도시와 비옥한 땅을 알고 있으며, 구름같은 안개에 휩싸인 바다의 깊은 심연을 아주 빠르게 건너가지요. 피에이션 사람들은 노를 저을 생각을 하지 않지만, 돛대와 노 그리고 균형을 잘 잡고 나아가는 배에 대해서는 늘 생각하지요."

– 호메로스

호메로스(Homeros)의 〈오디세이아(Odysseia)〉는 영원한 실존적 문제를 환기시키는 서사시이다. 여행하는 오디세우스(Odysseus)는 우리가 잘 알고 있는 두려움 없는 모험가, 전쟁에서 승리하는 영웅 그 이상의 존재이다. 전체가 운율로 되어 있고 24장으로 구성된 이

시에서 단어 하나하나는 이야기 줄거리를 넘어서는 특별한 의미를 가지고 있다. 이야기의학의 세계로 들어가기 전에, 인간이 저술한 뛰어난 걸작들 중 하나인 이 작품과의 유사성을 통해 스토리들이, 이 경우에는 신화들이 어떻게 다른 수준에서 해석되고 분석될 수 있는지 이해해 보려 한다. 우선 주어진 사건들의 플롯이라는 '우발성(contingent)' 수준에서, 두 번째는 등장인물들의 '습관'을 보여 주는 '도덕(moral)' 수준에서, 세 번째는 우리 영웅의 정체성을 드러내는 숨겨진 '핵심(core)' 수준에서 분석할 수 있다.

이야기의학(narrative medicine)에 승선하기 전에 유사성을 통해 배우기 위해 잠시 시간을 내어 이 시를 살펴보자. 특히 우리 영웅을 고향 이타카로 데려갈 진짜 여행을 살펴보자. 이 위험한 여행은 오디세우스의 용기와 확신을 접어두고 자신의 가장 내면에 있는 힘과 인간됨에 의존하라고 격려한다. 문자 그대로 환상적인 그의 여행은 점차 복잡해지는데 그 여행의 절정은 그가 자신에게로 가는 길 그리고 집으로 가는 길을 발견하는 데 도움이 될 내적 위기에 나타난다.

오디세우스의 스토리는 환상적이다. 하지만 인간이 얼마나 약한지 그리고 얼마나 재주있는 존재인지를 보여 준다. 정말로 많은 문헌이, 신화가 인간의 실존적 문제에 의문을 제기하고 답을 구하는 지식의 원천으로 중요하다고 말하고 있다. 신화의 가치에 대한 가장 매혹적인 정의들 중 하나는, 이데올로기는 결국 인간의 허약함(fragility)으로 끝나지만 신화는 인간의 허약함에서 출발해서 허약함과 반대인 견실한(antifragility) 상태로 우리를 이끌어 간다는 주장이다. 허약한 사람들은 통제, 프로토콜 혹은 알려진 사건들을 사랑하고, 견실한 사람들은 미지의 것, 임의적인 것 혹은 모호함에 이끌린다. 사실들을 다루는 역사와 달리 신화는 모호하다. 우리 시대의 급진적이고 역설적인 철학자 탈렙(Thaleb)이 주장하듯, 우리는 합리적 사고의 힘을 억누르는 신화를 통해 억셈과 회복력을 넘어 그 이상의 상태인 견실한 상태가 된다(Thaleb, 2013). 바로 이러한 이유로 우리는 이야기의학 영역에 들어가기 위해 정말로 견실한 영웅인 오디세우스를 이용해 보고자 한다.

이타카에 도착하기 직전 오디세우스는 난파되어 파괴된 뗏목에 홀로 남아 저류에 휩쓸리면서 피에이션 사람들(the Phaeacians)이 사는 스케리아(Scheria)섬 해안에 도착한다. 이 사람들과의 이 마지막 만남이 오디세우스의 삶을 바꾸어 놓는다. 이 일화는 가장 강렬한 내적 성찰을 나타내며 오디세우스의 삶에 일어났던 과거의 모든 사건을 자세히 살펴보고 깊이 성찰하라고 요구한다. 주인공으로 하여금 자신의 이야기를 성찰하도록 요구한 피에이션 사람들의 개입 덕분에 이 철저한 탐색이 시작된다. 피에이션 사람들은 평화롭고 온건한 사람들이다. 정신적 기술이 아주 탁월해서 정신력만으로 배에 명령을 내릴 수 있다. 그들은 알시노우스(Alcinuous)왕과 현명하고 친절한 아레테 왕비(Queen Arete; 그리스어로 미덕)에 의해 다스려지고 있다. 그들은 인류의 사공들이다. 오디세우스가 그들 앞에 모습을 드러냈을 때 그는 '아무것도 아닌 사람(nobody)'이다[오디세우스(Odysseus)라는 이름의 어근은 'oudos'인데 그 의미는 'nobody'이다]. 그는 이타카의 왕국을 상실했고, 아내, 아들, 친구들 그리고 배도 잃었다.

알시노우스는 오디세우스를 지지하면서 피에이션 사람들이 그를 고향 이타카로 데려다 줄 것이라고 약속했다. 고향으로 가는 일은 예상보다 쉬워 보였다. 사람들과 아레테 왕비는 친절했고 배들은 이미 준비되어 있었다. 하지만 이성적으로 자신의 의도를 공언했던 오디세우스 자신은 전혀 고향에 갈 준비가 되어있지 않았다.

알시노우스 궁전에서 한 음유시인이 일리엄(Ilium; *고대 트로이의 라틴어 이름)에서 있었던 일에 대해 노래를 불렀다. "오디세우스는 머리를 감싸고 울음을 터뜨렸다. 다른 사람들은 보지 못하였지만 눈물이 흘러내렸다." 알시노우스는 이야기를 멈추게 하여 오디세우스가 고통을 받지 않도록 했다. 하지만 다음 날 그 음유시인은 다시 노래를 계속했다. "그 도시를 파괴한 아카이아인(Achaeans)의 아들들이 말에서 밖으로 기어 나와 숨어 있던 곳을 떠났으며 …… 오디세우스는 죽어 가고 있었다. …… 마치 자신의 도시와 그 도시 사람들 앞에서 쓰러진 사랑하는 남편을 껴안고 우는 신부처럼 ……" 오디세우스의 눈물이 눈썹을 적시며 쏟아져 내렸고 연민을 불러일으켰다. 알시노우스만 그것을 보았다. 탁월한 관찰자였기 때문이다. 그는 음유시인에게 노래를 멈추라 하고 오디세우스에게 회복할 시간을 준 후 마침내 물었다. "나에게 말해 보시오. 당신은 왜 노래를 들으며 우는 것이오? …… 혹여 죽은 사람들 중에 당신의 친척이 있소?" 바로 이 지점에서 오디세우스는 항복한다. 완전히 무너진다. 바로 이 지점이 진짜 이야기, 진정한 이야기가 실토해지는 지점이다. 더 이상 반뿐의 진실로 구성된 이야기가 아니라 사실들에 대한 진짜 이야기가 드러나는 지점이다. 끔찍한 경험과 범죄들을 애도하고 나서야 오디세우스는 가면을 벗고 자신의 진짜 정체를 드러낸다.

피에이션 사람들은 도덕적 판단을 하지 않는다. 비난도 칭찬도 하지 않고 그저 듣기만 하며 그곳에 있다. 그들은 기꺼이 듣고 있다. 마음과 감정을 다해 왕과 왕비 그리고 그들의 아들들과 현명한 사람들의 위원회 열두 위원이 무조건적이고 완전하게 듣기만 한다. 마치 정신분석가가 하는 듣기와 유사한 청취이다. 오디세우스 왕은 이야기를 할 뿐 용서를 구하지 않는다. 이야기를 하는 그 시간 내내, 객관적으로는 고향으로 가는 것이 지연되는 그 기간 내내, 그는 눈물을 흘리고 마음이 움직였다. 그러고 나서야 비로소 자신의 삶에 닥친 위기를 대면한다. 성찰하는 시간을 통해서, 이 행동이 멈추어진 곳에서 내면을 성찰하는 능력을 통해서, 그의 정체성이 다시 빛을 본다. 집중하여 귀를 기울이는 이 청자들과 더불어 말이다. 그는 치유되고 발전하며 그 자신이 되어 진정한 긴 여행의 끝인 귀가(nostos), 즉 이타카로의 귀가뿐만이 아니라 자기 자신에게로 돌아갈 준비가 된다. 한 영웅에 대한 이 이야기는 삶의 시련에 대한 이야기이고, 이야기를 듣는 기술이 가진 치유력에 대한 이야기이다.

듣기, 특히 마음이 약한 환자들의 이야기를 듣는 일 혹은 힘든 진단의 충격에서 방금 회복한 사람들로부터 듣기는 진정성이 있어야 하고 깊이가 있어야 한다. 오디세우스는 초조하게 고향으로 돌아갈 해결책을 얻고자 했다(상태를 호전시킬 약 처방을 받아 병이 생기기 이전의 삶으로 돌아가고자 하는 환자처럼). 하지만 그 처방을 위한 타이밍이 적절하지 않았다. 그의 삶에서 그 순간의 그에게는 적절하지 않았다. 사건을 촉발한 것은 이야기꾼이었다. 그는 과거에 대한 이야기를 시작했는데 그 당시 그런 일은 너무 흔해서 거의 보편적인 일이었다. 오디세우스는 그의 이야기를 통해 자신의 질병(권력과 호기심에 대한 싫증?)을 알아차리게 된다. 피에이션 사람들은 올바른 질문을 하는 사람들이다. 죄의식이 담긴 그의 느낌, 슬픔, 소망 그리고 희망을 감싸 안아 주는 사람들이다. 호기심을 위한 시간은 끝났다. 강력한 성격을 보여 주기 위한 시간은 가 버렸다. 이야기를 하면서 오디세우스는 자신의 미덕과 악덕을 알아차리게 되고, 어떤 의미에서 고향에 가야 할 필요가 있는지 깨닫게 된다. 너무 많은 고통과 감당하기 힘든 고난은 다른 사람들과 공유되어야 한다.

고통을 공유하려면 사람들 사이의 만남이 피상적인 환대를 넘어 상호이해의 틀 안에 놓여있어야 한다. 신뢰가 구축되어 가면을 벗고 진실을 드러낼 수 있는 관계를 이루어야 한다. 이런 관계 속에서 우리는 다른 사람의 스토리를 통해 우리 자신의 배를 타고 자신에게로 가는 항해의 길을 다시 발견할 수 있을 것이다. 특히 질병을 앓고 있는 시기에 이 과정은 정말로 중요하다. 환자가 질병을 인지했을 때에는 충격으로 인해 다소 수줍어지고 자신이 느끼는 것을 표현하고 싶어 하지 않는다. 피에이션 사람들은 아주 훌륭한 치료자들이다. 아픈 사람을 건강한 사람들과 연결하는 다리를 세울 수 있는 사람들이다. 피에이션 사람들의 섬이 갖는 의미는 그것이 인간의 사건들에 대한 이야기의 공명판이라는 데서 찾을 수 있을 것이다.

||||||||||||||||||

이야기의 목적

제1장에서는 아픈 사람들에게 평안과 자각을 가져다주는 도구로서 이야기가 가지는 가치를 강조했었다. 컬럼비아 대학교에서는 의료인문학(medical humanities)을 가르칠 때 신화, 비유 그리고 문학을 규칙적으로 사용한다. 이런 방식은 이제 일반화되어서 이야기의학 교육의 도구로 널리 사용되고 있다.

의료인문학과 더불어 이야기의학은 주로 20세기와 21세기에 환자와 힘없는 사람들 그리고 자신의 병을 어떻게 이겨 냈는지 말하고 주장할 권리가 없었던 사람들이 자신들의 목소리를 낼 수 있는 도구로 발전하였다. 이야기를 의학에 적용한 대표적인 책은 캘거리(Calgary) 대학교의 사회학자이면서 암을 직접 경험했던 아서 프랭크(Artur Frank)의 『몸의 증언: 상처 입은 스토리텔러를 통해 생각하는 질병의 윤리학(The Wounded Storyteller: Body, Illness, and Ethics)』이다(Frank, 1995). 프랭크는 질환 이야기를 회복(restitution), 혼돈(chaos), 추구(quest)라는 세 개의 주요 범주로 구분할 수 있다고 말한다. "**회복** 스토리들은 질환을 일시적인 것으로 만들어서 반드시 죽어야 하는 필멸성과 거리를 두고자 한다. 혼돈 스토리들은 질환과 그에 따라오는 재난이라는 저류 속으로 빨려 들어간다. 추구 스토리들은 고통과 정면으로 대면한다. 질환을 받아들이고 그것을 이용하고자 한다. 이 경우, 질환은 여정을 추구로 바꾸는 기회가 된다." 프랭크는 회복 범주의 질병 이야기들이 허구이며 진실에서 멀어질 가능성을 안고 있다고 말한다. "회복 이야기들은 스토리를 만들어 낼 수 있는가? 아니다. 회복 스토리들은 자아의 투쟁이 아닌 다른 사람들의 전문지식을, 치료에 영향을 주는 그들의 능숙함과 돌봄을 증언한다. 회복 스토리들은 자아에 의해 말해지는 그들을 드러낼 뿐 자아에 대해 말하지는 않는다."라고 프랭크는 말한다. 회복 스토리에서 아픈 사람들은 자신들이 겪은 병원 방문, 검사실 테스트, 먹은 약, 수술 그리고 마침내 '더 나은 상태가 되는 단계'를 아주 자세하게 기술한다. 프랭크에 의하면, 회복 스토리를 서술하는 환자들은 자신의 내적 감정 영역을 열지 않는다. 그들은 '생물학적 구조나 기능의 변화'라고 표현되는 질병의 의미에 매우 가깝게 서 있는데 이는 아서 클라인먼(Arthur Kleinman)이 발전시킨 의미이다(Kleinman et al., 1978). **질병**(disease)은 신체의 기능 부전과 연결된 객관적 조건이라고 간주되며, 신체는 생각하고 느끼고 살아있는 유기체라기보다 기계에 더 가까운 것으로 간주된다. 의료인류학 분야에서 정의되는 것처럼 '생의학(biomedicine)'은 생물학을 임상에 적용하는 것에 기반을 둔 '서양' 의학을 의미한다. 따라서 의사들은 환자의 전체적 삶이 아닌 임상 징후 및 증상에 관심을 집중하는 귀납적 접근을 할 수밖에 없게 된다.

질병 모델을 회복 스토리에 맞추려 하면, 진짜 자아는 호모 테크놀로지쿠스(homo technologicus, 기술적 인간; Longo, 2001) 뒤에 숨겨지거나, 더 심하게는 사라져버리기도 한다. 인간과 기계 사이의 하이브리드로 묘사되는 호모 테크놀로지쿠스는 감정도 없고 해석도 허용하지 않는다. 단지 "단백질 약을 드시오. 그리고 헬멧을 쓰시오."(Bowie, 1966)라고 말할 뿐이다. 돌봄의 프로토콜에 순응한 결과로 얻은 회복이 치유이고 나아진 것이다. 오디세우스로 되돌아가 보면, 연대기적 관점에서 그가 스케리아에 도착해서 곧바로 이타카—건강한 상태—로 되돌아갈 배를 요구하는 그때가 바로 출발 단계이다. 만약 왕이 그의 요구를 즉각 들어주었다면 이 이야기는 회복 스토리가 되었을 것이다. 오디세우스의 내적 자아에 전혀 변형을 일으킬 수 없어서 끝내 추구 스토리가 되지 못하였을 것이다.

한 단계 더 나아가, 프랭크는 환자들에 의한 **혼돈** 이야기(chaos narrative) 범주를 살펴본다. 이 스토리들은 무질서하게 얽히고설켜 있다. 사실들에 어떤 질서도 부여되어 있지 않다. 프랭크가 주장하듯, 그것들은 이야기가 아니라고 할 수 있다. "만약 이야기(narrative)가 시간을 경과하며 서로 연결되어있는 사건들의 연속을 의미하는 것이라면, 혼돈 스토리들은 이야기가 아니다. 내가 혼돈 이야기라고 말할 때, 그 말은 시간적 순서가 없는 안티-이야기, 자기 자신에 대해 말하기는 하지만 자신에 대한 충분한 성찰이 없는 그런 안티-이야기이다. 비록 내가 혼돈 스토리에 대해 계속 쓰기는 하지만, 그런 스토리들은 서술될 수 없고 단지 체험할 수 있을 뿐이다." 이것은 혼돈 스토리에 대한 가혹한 판단이며, 질병과 건강 사이에, 서로 다른 의식의 차원들 사이에 왕래가 가능하다는 것을 부정하는 주장이다. 하지만 **질환** 패러다임에서 생각해 보면, 이 단계는 질병으로부터 즉 신체 기계에서 정신과 감정의 영역으로 나아가는 진화적 단계이다(Kleinman et al., 1978)—비록 자각에 도달하는 상태 혹은 더 서사적 방식으로 말해서 계몽된 상태에 있지는 않다 하더라도 말이다.

프랭크는 서사시(epic)가 중요하다고 말한다. 실제로 환자의 이야기들을 분류하는 세 번째 스타일을 **추구**(quest), 즉 성장 이야기로 본다. 이러한 성장 이야기는 '아픈 사람이 고통을 정면으로 대면할 때' 일어난다. "그들은 질환을 받아들이고 그것을 이용하려고 한다. 이때 질환은 여행이 추구로 변하는 계기가 된다." 다시 우리의 오디세우스, 우리의 영웅에게로 돌아가 보자. 우리는 그가 눈물과 기억으로 고통받고, 자신의 우여곡절에 질서를 부여하고, 자신을 다시 진정한 자아로 인도할 플롯을 구성하는 것을 본다. 추구(quest, la recherche)란 질환과 함께 산다는 것이 무엇이며 질환으로부터 무엇을 배울 수 있는가를 이해하고자 하는 영혼과 정신의 지속적인 움직임이다.

ISTUD 재단은 2012년에 다발성경화증(multiple sclerosis: MS) 환자들을 중심으로 이야기를 범주화하는 연구를 수행했다(Marini et al. 2015). 이 프로젝트는 환자 이야기들을 수집하고 환자들이 자신의 병에 부여한 이름의 의미를 분석하여, 아무런 진전을 찾을 수 없는 '혼돈상태'인 '고착된 스토리들'과 이야기 안에 진전이 포함된 '움직이는 상태', 즉 '진전하는' 스토리들로 범주화했다.

연구결과에 의하면, '여전히 혼돈상태에 있는' 고착된 스토리들에서는 질병에 대해 알게 된 순간부터 내적인 추구가 일어나는 일이 드물고, 주로 혼돈 상황에 지배를 받고 있었다. 수집된 121개의 스토리들 중에서 다발성경화증을 '괴물'로 정의한 경우가 40%, '불편한 짝'은 20%, '싸워야 할 적'은 12%, '넘어야 할 장애물'은 7% 그리고 '판결'은 7%였다. 단지 6%의 환자들만이 이 병을 '친구'로 간주했다. 이 병에 주어진 이름들이 상기시키는 감정은 두려움, 분노, 격분 그리고 슬픔이었다.

반면, 진단을 들은 후 처음 겪게 되는 우울한 상태로부터 빠르게 변화한 스토리들은 더 가볍고 평범한 선택을 하는 특징을 보인다. 사례의 42%

에서 다발성경화증은 '친구'가 되었고, 이야기들의 9%에서는 '새로운 관점'이 되었으며, 6%에서는 '해 볼 만한 일'이 되었다. 하지만 자신들의 '허약하지 않은 견실함'을 보여 주면서 병에 반응했던 환자들의 경우에도, 여전히 12%의 이야기에서 다발성경화증은 '싸워야 할 적'으로 간주되었고, 10%에서는 '불편한 짝'이었다. 그리고 사례들의 2%에서는 질병이 '괴물'로 정의되었다.

이러한 용어들을 통해 허약한 행동과 허약하지 않은 행동 패턴을 구분할 수 있다. 만약에 어떤 질병을 가진 사람에게 자연이 아무 영향을 미치지 않고 탈렙의 패러다임만 강력히 영향을 미친다면, 그래서 우리 자신들이 불확실성에 대면하여 허약하지 않을 수 있다면, 우리에게 닥친 삶에 대응하는 우리의 방식도 달라질 수 있을 것이다. 비록 그것들이 생존과 관련된 일이라 할지라도.

이제 우리는 다발성경화증을 가진 사람들의 이야기와 이름들을 잘 알고 있다. 그래서 누구에게 이익이 돌아가는가?(Cui prodest?-Seneca) 그 자료들이 과연 누구에게 도움이 될 수 있을까? 아마도 환자 공동체에 도움이 될 것이다. 환자의 관점에서 행동하고 예상하고 반응할 수 있을 것이기 때문이다. 또한, 돌봄 제공자, 의사, 간호사처럼 환자의 감정을 이끌어 내어 말로 표현하게 하려고 노력하는 사람들에게 도움이 될 수 있을 것이다. 이런 경우, 감정 지능에 의해 슬픔은 완화되고 두려움은 진정되며 분노는 가라앉을 수 있을 것이기 때문이다.

|||||||||||||

이야기 없음: 또 다른 삶의 방식?

오디세우스의 진화 패턴을 보여 주는 원형적 스토리가 그러하듯, 추구 이야기들이 그러하듯, 질환을 대면할 때 우리 모두에게 반드시 치유가 필요한 것인가? "전형적으로 인간은 자신의 삶을 하나의 이야기로, 즉 어떤 종류의 스토리로 이해하거나 그렇게 살아간다."(Brody, 1987)고 말하는 심리학 서사성 이론(psychology narrativity thesis)에 따라 혹은 "자신의 삶을 이야기로 경험하거나 인식하는 것은 좋은 일이다. 풍요로운 이야기는 잘 살아 낸 삶의 핵심이고 진정한 사람됨의 핵심이다."라고 말하는 윤리적 서사성 이론(ethical narrativity thesis)에 따라 우리 모두에게 이야기 혹은 스토리가 필요한 것인가?

동시대 철학자이면서 범심론—의식, 마음 혹은 영혼은 모든 사람의 보편적 특징이라는 견해—의 추종자인 스트로슨(Strawson)(2004)은 「서사성에 대한 반대(Against Narrativity)」에서 다음과 같이 말한다. "인간이 자신의 시간 안에 존재함을 경험하는 방법이 단 하나밖에 없는 것은 아니다. 비-서사적인 사람들이 있고, 비-서사적으로 살아가는 좋은 방식들도 있다. 나는 서사성 이론이 인간의 자기 이해를 방해한다고 생각한다. 중요한 사고의 통로를 닫고, 윤리적 가능성을 이해할 수 없게 하고, 그 모델에 맞지 않는 사람들을 불필요하게 그리고 부당하게 괴롭히며, 심리치료적 맥락에서 파괴적일 가능성이 있다고 생각한다."

스트로슨은 두 유형의 성격이 존재한다고 말한다. 하나는 다이

어크로닉(diachronic, 통시적) 유형으로[이 용어는 그리스어인 dial(통과하다, through)와 cronos(시간, time)에서 온 용어이다.] 직선적으로 시간을 통과해 나아가는 개념에 따라 자신들의 과거 자아와 미래 자아를 연결된 것으로 인식하는 사람이다. 다른 하나는 삽화적(episodic) 유형으로 그 순간의 자아를 과거에서 미래로 연결된 사슬의 일부로 인식하지 않는 경향이 있는 사람이다. 통시적인 사람은 서사성에 개방적인 사고방식을 가지고 있는 반면, 삽화적인 사람은 그렇지 않다. 통시적이고 서사적인 관점을 가진 사람들은 대단히 잘못된 자신감을 가지고 자신들의 경험을 일반화한다. 자신에게 존재론적으로 근본적이고 의미있는 일들은 다른 모든 사람에게도 똑같이 의미가 있을 것이라고 생각한다.

"…… 그리고 나는 나의 삶을 결코 형태를 가진 이야기로 인식하지 않는다. 아니 형태가 없는 이야기로 생각한다. 형태가 전혀 없는 이야기 말이다. 나의 과거에 대해서도 대단한 혹은 특별한 관심이 없다. 나의 미래에 대해서도 많은 관심을 가지고 있지 않다."고 스트로슨은 반복적으로 그의 도전적인 에세이 「서사성에 대한 반대」에서 말한다. 삽화적인 사람들은 좀 더 쉽게 '카르페 디엠(carpe diem)', 즉 '오늘을 즐겨라(호레이스).'라는 개념을 받아들이는 경향이 있다. 어떤 인과관계를 찾으려 하지 않으며, 혼돈 철학을 유지하고 있고, 미래를 예측하기 위해 과거의 사건에서 결론을 이끌어 내려고 시도하지 않는다.

여기에서 제기되는 질문은 다음과 같다. "질병은 통시적 차원에서 우리가 돌아갈 수 없는 건강한 과거나 더 걱정스럽게 느껴지는 미래에 대해 안타까워하도록 강요하는가?"(Woods, 2011). 심각한 질병을 진단하고 알려 주는 일은 사실에 기반을 둔 사건이다. 그것은 환자들을 과거의 삶으로부터 단절되게 할 수도 있고, 사람들을 '삽화적인 삶의 스타일'에서 '통시적인' 존재가 되도록 밀어붙여 더 이상은 존재하지 않는 황금시대에 대한 향수에 젖게 할 수도 있다. 이러한 상황들은 환자들이 남긴 자유로운 이야기에서 발견할 수 있다. 하지만 균형이 깨진 건강 상태와 대면하기 시작한 환자들을 관찰했을 때 나는 환자들에게서 시간 순서에서 단절된 마음의 불꽃들을 관찰할 수 있었다. 미래에 대해 지나치게 걱정하지 않고, 스스로에게 "왜 이런 일이 나에게 일어났지?"라는 치명적인 질문을 하지 않으면서 말이다. 직선적이지 않은 이야기는 허약함과 대립되는 건실한 상태로 만들어 주는 도구이다. 질병은 발생한다. 그것은 삶의 일부이며 성장하고 나이들고 죽는 것 같이 상실하는 사건들과 연결되어 있다. 따라서 관련된 모든 사실에 대해 서술해 보는 것은 개인들을 돕는 합리적 구조이다. 그리고 이는 윤리를 위한 통로이면서 동시에 사는 동안 계속해서 제기되는 답이 없는 질문에 반응하는 자연스러운 방법이기도 하다. 이야기는 특히 우리가 허약한 상태로 진입할 때 도움이 된다. 그리고 우리는 오디세우스처럼 피에이션 사람들의 섬에서 통시적이 되면서 내적 자원을 발견할 수 있다. 하지만 일단 이타카로 돌아와 구혼자들을 죽였던 오디세우스도 자신의 수호여신인 아테나의 말에 귀를 기울이며 싸움을 멈추는 그런 순간이 온다. 그리고 삽화적으로, **그는 행복을 느꼈다.**

✓ 참고문헌

Bowie D (1966) Space Oddity (Song)

Brody H (1987) Stories of sickness. Yale University Press, New Haven, CT

Homer. Odyssey, most likely end of VIII century BC

Frank A (1995) The wounded story teller: body, illness and ethics, 2nd edn. University of Chicago, Chicago, IL

Horace. Odes: Book 1(11) in 23 BC

Kleinman A, Eisenberg L, Good B (1978) Culture, illness, and care: clinical lessons from anthropologic and cross-cultural research. Ann Intern Med 88(2):251-258

Longo G (2001) Homo Technologicus. Meltemi Editore

Marini MG et al (2015) Storie Luminose di Sclerosi Multipla, RCS

Seneca LA. Medea, I century BC

Strawson G (2004) Against narrativity. Ratio 17:428-452

Thaleb N (2013) Antifragile, things that gain from disorder. Penguin Books, London

Woods A (2011) The limits of narrative: provocations for the medical humanities. Med Humanit 37:73-78

3

구전 전통과 글쓰기를 잇는 다리: 공감의 기술

그 재킷에는 노르웨이 전설에서 영감을 받은 화려한 그림들이 그려져 있었지만 보통 사람의 눈에는 보이지 않았다. 갈색과 보라색의 부드러운 색조로 이루어져 있었고, 색깔들이 많이 섞여 있지는 않았다. …… 브릿(Britt)은 단순히 발광체에 반응하는 대신, 그것들을 완벽하게 보았다. "나의 예술은 특별하고 비밀스럽습니다."라고 그는 말했다. "그 색깔을 보려면 완전히 색맹이어야 하지요."

– 삭스(1997)

병원, 검사실 그리고 병동은 환자들의 행동에 초첨을 맞춰 그것을 억제하도록 만들어져 있다. 모든 행동을 완전히 지워버리는 것은 아닐지라도 말이다.……뉴욕의 거리보다 이 목적에 더 적합한 곳은 없을 것이다. 사람들이 많이 다니는 대도시의 이름 모를 거리는 기이하고 충동적인 장애를 가진 사람이 말도 안 되는 자유로움을 혹은 자신에게 노예처럼 예속된 상태를 충분히 보여 주기에 가장 적당한 장소이다."

– 삭스(1985)

올리버 삭스(Oliver Sacks)같이 선구적이고 미래를 보는 재능을 가진 사람이 없었다면 이야기의학은 오늘날 우리가 알고 있는 그러한 모습이 될 수 없었을 것이다. 덕이 많고 업적이 뛰어난 그는 그의 철학적 교훈이나 인간사에 대한 깊은 존경과 호기심보다 오히려 〈깨어남(Awakenings)〉이라는 영화를 성공시킨 이야기로 더 잘 알려져 있는 듯하다. 그는 유명론자(唯名論者)들이 이 영역에 이름을 붙이기 전에 이미 이야기의학을 만들었다. 사실 유명론자들은 과학의 논리적 진화에 따라 모든 것에 이름을 붙이고 사고와 연구의 흐름을 범주화하는 데 타고난 욕망을 가진 사람들이다. 이들은 아리스토텔레스에서 린네(Linnaeus)에 이르기까지 그리고 다시 우리 시대에 이르기까지 새로운 전문영역들과 세부전문영역들을 지속적으로 창조해 냈다. 실제로 나는 학생들이나 동료연구자들이 이야기의학의 사례와 자료에 대해 문의해 올 때마다 올리버 삭스의 수많은 글을 소개하곤 했다.

삭스는 우리 시대의 저자들 중 의학 분야에서 가장 많은 글을 쓴 학자라는 점 외에도, 생물학자, 임상의사, 인류학자, 신경학자 그리고 어느 정도는 심리학자이기도 하다.

정신적 질병의 섬들을 설명할 때 그는 마치 다윈처럼 면밀하게 묘사하여 생물학자로서의 면모를 드러낸다. 증상과 징후의 소우주를 묘사할 때는 마치 화학자처럼 보인다.

그리고 새로운 치료법을 발견하는 그의 스토리들을 읽으면 환자의 몸을 치료하는 임상의사로서의 그를 발견하게 된다〈깨어남〉의 유명한 엘-도파(L-Dopa) 사례에는 기면성뇌염(嗜眠性腦炎)에 영향을 받은 환자 이야기가 나오는데 이들을 위한 치료법을 발견했다고 생각했다가 치료가 실패하여 실망한다].

인류학자로서 그는 의료상담이 이루어지는 건조한 배경 바깥에서 환자들이 어떻게 돌아다니는지 이해하기 위해 개인정보 보호규정을 무시하고 뉴욕의 이름 모를 거리에서 몰래 환자 뒤를 따라 다닌다.

신경학자로서 그는 인간을 구분하는 신경세포성 정신장애를 연구한다. 그리고 임상지표들의 경계를 넘어 '미세우주인 조직'과 함께 환자 전체를 구성하는 '환자의 거대 우주'에 관해 연구한다.

작가로서 그는 자신이 독특하게 보유한 종합하는 능력을 이용하여 풍부한 세부 묘사를 통해 임상사례들을 보고하고자 노력한다. "만약 어떤 사람에 대해 알고 싶으면, 우리는 그 사람의 스토리—그의 진짜 스토리, 가장 깊은 내면의 스토리가 무엇인지를 묻는다. 한 사람 한 사람에게 그것은 하나의 전기, 독특한 스토리이기 때문이다. 우리는 각자 자신만의 이야기를 가진다. 그것은 우리의 지각, 감정, 생각, 행동 그리고 그에 못지않게 우리의 담론, 우리가 말로 하는 이야기를 통해 지속적으로 무의식적으로 우리 자신에 의해 우리 자신을 통해 그리고 우리 자신 안에서 구성된다. 생물학적으로나 생리학적으로 우리는 서로 크게 다르지 않다. 그러나, 역사적으로 이야기를 이룸으로써 우리 각자는 고유한 존재가 된다."(Sacks, 1985)

그는 따뜻한 마음을 지닌 '치유하는 과학자'이면서 동시에 '시스템-중심적' 생각도 가지고 있다. 그는 인문학에서 과학과 의학에 이르기까지 모든 학문 분야가 서로 연결될 수 있는 풍부한 역량을 가지고 있다고 믿었고 그런 생각을 갈레노(Galeno) 이론에 도입한다. 즉, 각각의 요소들이 밀접하게 놓여 있으면 화학적 반응이 일어나 그 요소들이 변형되고 종국에는 함께 결합한다는 이론이다. 이로써 그는 서로 다른 전문영역들이 지속적으로 분리되어 번성한다고 생각하는 의학전공분야들에 대한 환원주의적인 문화에 도전한 셈이다.

하지만 그가 어떤 역할을 하든 삭스를 가장 두드러지게 만드는 것은 질병과 병실 그 너머를 보는 능력, 병으로 고통받는 사람들의 주관적 현실을 포착하는 그의 특별한 능력이다. 그는 완전색맹(achromatopsia; 이 병에 걸린 사람은 평생 흰색과 검은색만 본다.)에 걸린 환자들의 시각적 경험을 묘사하는데, 여러 색실을 그림에 짜 넣는 테피스테리처럼 끝없이 흰색과 회색들 그리고 여러 색조의 검은색들로 채색되어 있는 경험이다. 자폐증 환자의 경우, 그는 환자들을 '섬'처럼 주변 사람에게 무감각하다고, 지배적인 사회문화라는 본토에서 분리되어 있다고 묘사함으로써 그들의 실존적 딜레마를 포착한다. "자폐증 환자의 타고난 자율성이 손상되지 않고 사용될 수 있는 곳이 있을까?"(Sacks, 1985)

삭스는 영적 의미를 강조하기 때문에 환자를 바라보면서 인간에게 영적 요소가 필요하다고 생각한다. "머리를 쓰는 어려운 문제나 게임 혹은 수학 문제처럼 순수하게 정신적 자극을 사용해야 하는 경우, 지미(Jimmie)는 짧은 시간 동안 무엇인가에 사로잡힌다. 문제가 해결되면 그는 다시 무의 심연으로, 망각의 상태로 깊이 빠져들어 간다. 하지만 영적인 느낌이나 감정적 느낌을 받았을 때는, 자연이나 예술을 바라보거나 음악을 듣거나 예배에서 찬양을 드릴 때 같은 경우에는, 그의 주의력, 그의 '기분', 그의 안정감은 상당 시간 지속되었고 진료실에서는 좀처럼 아니 한 번도 보지 못한 평화로움과 깊은 생각이 그의 내면에 존재했다.'(Sacks, 1989) 다른 말로 우리는 그를 다른 사람의 필요에 주의를 기울이는 사람, 주변에서 일어나는 일을 명민하게 관찰하는 사람, 단순히 환원주의적 의사가 아니라 치유하는 과학자라고 말 할 수 있다.

삭스가 주장하듯이, "질병이란 애당초 상실이나 과잉이기만 한 것이 아니다. 개인이나 신체는 언제나 정체성을 재정립하거나 대체하기 위해, 보상하거나 보존하기 위해 반응한다. 이 과정에 이용되는 방법들이 기묘할 수는 있지만."(Sacks, 1985) 이는 그 자체의 질서를 발견하는 무질서이다. 삭스의 글을 읽으면서 우리는 신경학적인 것뿐만 아니라 '정상'으로 정의된 것을 넘어서는 행동과 존재를 규정하는 경계, 아직까지 분명하게 정의되지 않은 경계까지 존중하는 태도를 삼투현상처럼 받아들이게 된다. 정상적으로 행동한다는 것은 왼손에 포크를 들고 오른손에 나이프를 드는 것과 같다. 이 환자들이 이 사실을 알아내기 위해 따라야 하는 마음의 지도들은—이들은 오른쪽에서 나이프를 보지 못하고 왼쪽에서 포크를 보지 못하기 때문에—힘겨운 미로가 된다. 이 상황에서 돌보미들의 도움을 받은 환자들이 종종 그 일을 성공적으로 수행하는데, 이 경우 그들은 피곤하지만 행복한 상태가 될 수 있다.

삭스는 질병을 관찰하고 보고하는 데 있어서 새로운 방법을 우리에게 소개한다. 그것은 현재 이루어지고 있는 전통적인 방법들과 매우 다른 방식이다. 「아내를 모자로 착각한 남자(The man who mistook his wife for a hat)」에서 그는 이렇게 말한다. "'결함학(defectology)'에 지나친 관심을 주었던 것과 다르게, 필요하지만 간과되어 온 과학인 '이야기학(narratology)'에는 너무 관심을 주지 않았었다. …… 추상적 사고가 아무 것도 제공할 수 없을 때, 세계에 대한 인식—상징과 스토리라는 가상의 형태 안에 존재하는 구체적 현실—을 주는 것이 바로 이러한 이야기적 혹은 상징적 힘이다."

이야기하기라는 과학은 허구가 아니다. 듣는 이들을 웃게 하고 울게 하는 것이 반드시 드라마나 희극일 필요는 없다. 이야기는 환자들과 주변 사람들의 마음과 영혼 그리고 신체의 면면에 대한 보고서이며 기록이다. 그것은 만질 수 없는 것이 아니라 만질 수 있는 것에 대한 학문이다. 아직까지 이론들이 부족한 실정이지만, 사실들과 감정들 그리고 생각들을 적고 기록하는 학문 분야는 많이 존재한다. 다시 말하면, 삭스는 청색 시대와 핑크 시대의 피카소이다. 특히 장인들이 부족한 요즘 같은 시기에 나는 그를 그렇게 생각하고 싶다.

삭스의 환자 이야기들이 어떻게 그의 사적 이야기들과 교차하곤 하는지 살펴보는 것도 흥미롭다. 말하는 사람이 일인칭 단수 화자에서 일인칭 복수 화자로 전환되곤 하는데, 이는 집단 작업을 인정하면서 그리고 환자들의 노력과 좌절에 참여하면서 그렇게 된다. '나'의 위치에서 '우리'에 대한 진술로 움직여 간다는 것은 돌보는 사람들이 하나의 팀으로 함께 생각하고 일하고 느낀다는 것을 나타낸다.

결론적으로 말하면, 그의 저작에 등장하는 가장 위대한 가르침은, 많은 사람이 단지 연민과 당황스러움만을 보이는 '타자(the Other)' 안에 자원들이 존재할 수 있다는 특별한 믿음이다. 그는 타자를, 그 **다른** 존재를, 동료로 본다. 그것은 **공감**에 기반한 관계이다.

IIIIIIIIIIII
공감, 인문학의 기반

그런데 **공감**(empathy)이란 무엇인가? 오늘날 이 단어는 일상어로 많이 사용되고 있지만 이 용어를 둘러싼 전반적인 혼란이 있는 듯하다. '공감이 무엇인가?'라고 질문을 하면, '다른 사람의 입장이 되어 보는 것, 누군가의 슬픔을 공유하는 것, 슬픔의 순간에 있는 다른 사람이 기운 내도록 응원해 주는 것, 행복의 시기에 함께 축하해 주는 것' 등 정말로 다양한 답을 듣게 된다.

어원학적 관점에서 보면 '공감'이라는 단어는 비교적 새로운 용어이다. 이 용어는 19세기 영국의 심리학자 에드워드 티치너 (Edward Titchener)에 의해 영어에 들어오게 된다. 그는 구체적으로 존재하는 의식의 측면에 초점을 맞추는 실험 심리학자였다. 무의식적 본능같이 더 추상적인 것에는 거의 관심이 없었다. 하지만 인간관계의 조화로움에 대해 아주 많은 관심을 가지고 있었다. 그래서 당시에 사용되던 독일어인 'Einfühlung(feeling into)'을 번역하면서 오래된 그리스어인 'Pathos(feeling)'를 사용해 'en pathos', 즉 'in-passion'으로 번역하는 것이 더 적절하다고 느꼈고, 그래서 'empathy'가 되었다.

개념적 관점에서 보면, 공감이라는 용어는 (i) 인지적 공감, 다른 사람의 관점을 이해하는 것 그리고 (ii) 정서적 공감, 다른 사람의 감정을 이해하는 것 이렇게 크게 두 가지로 구분된다.

그 자체로 공감은 돌봄을 인간적으로 만드는 길에서 가장 핵심적인 문제이다. 하지만 우리가 처해 있는 오늘날의 사회적 상황에서는 공감보다 오히려 공감의 결여를 더 자주 말한다.

이야기의학을 적극적으로 지지하는 사람들은 오늘날 이루어지고 있는 임상과 모든 의학 분야가 감정을 배제한 채 환자의 돌봄에 접근한다고 맹렬히 비난하곤 한다. 이러한 비난은 2013년에 런던에서 열린 세계대회인 '의료의 서사적 미래(A Narrative Future for Health Care)'에서 강력하게 행해졌다. 도발적인 발표자들 중 한 명인 미국인 정신과 의사 스티븐 슐로츠만(Steven Schlozman)은 젊은 의사들을 죽은 채 살아가는 존재인 좀비, 굶주린 채 느릿느릿 움직이고 공감을 개발하는 데 필요한 거울 뉴런이 없는 좀비에 비유했다. 의대 학생들은 3학년부터 공감이 결여된 상태로 변하기 시작할 뿐만 아니라 '거리를 둔' 의학적 응시에 좀 더 익숙해지기 시작하는 듯하다. 그것은 푸코(Foucault)가 그의 유명한 에세이인 「임상의학의 탄생(Naissance de la Clinique)」(Foucault, 1963)에서 설명한 그 응시, 돌보미들이 환자에게 정서적으로 접근하지 못하게 하고 거리두기와 **거리를 둔 돌봄**을 선호하게 하는 바로 그 '의학적 응시(regard medical)'이다.

사실 학생들은 현재 인정되는 의료분야의 교수법과 윤리를 바탕으로 **의료의 대상인** 신체와 신체 부분들에 철저히 초점을 맞추고 더 이성적이 되도록 교육받는다.

또 하나의 아마도 더 도발적인 주장이 고문과 건강염려증에 대해 인상 깊은 강연을 한 캐서린 벨링(Catherine Belling)에 의해 발표되었다(Bowman, 2013). 그녀는 건강염려증을 일종의 자기-고문의 형식과 비교하면서, "의학이 고문만큼이나 공격적인 것이 될 수 있다."고 말했다. 의학과 고문은 대립되는 개념이지만 두 가지 유사성을 가지고 있다. 첫째, 둘 다 신체에 행위를 가한다. 둘째, 둘 다 조사를 통해 진실을 발견하고자 한다. 의학과 고문의 비교는 매우 도발적인 이미지여서 듣는 사람들로부터 충분한 인정을 받지는 못 하였지만 폭발적인 반응을 불러일으킬 수 있었다.

세계적으로 임상 환경에 공감이 부족하다는 사실에 대해 경종이 울리고 있고, 좋은 돌보미가 되기 전에 먼저 잘 듣고 잘 관찰하는 사람이 되어야 한다는 사실이 강조되고 있다. 피에이션 사람들이 오디세우스와 난파된 다른 사람들에게 그러했듯이 그리고 삭스가 다양한 재주를 가지고 있던 그의 환자들에게 그러했듯이 말이다.

의과대학 3학년의 악마

이 제목은 헤비메탈 음악 타이틀처럼 보이지만 실제로는 2009년 『아카데믹 메디슨(Academic Medicine)』학술지에 발표된 어떤 논문의 제목이다. 미래에 의사가 될 사람들에게 나타나는 공감의 결여에 초점을 맞추고 있는 이 연구는 공감의 결여가 의과대학의 3학년부터 분명하게 시작하여 지속된다고 말한다(Bowman, 2013). 저자들은 공감에 대해 훌륭한 정의를 제공하고 있다(Hojat et al., 2009). "공감과 관련된 개념적 모호성을 명확하게 하기 위해, 관련 문헌에 대한 광범위한 검토를 바탕으로, 우리는 공감을 다음과 같이 정의한다. 의학 교육과 환자 치료의 맥락에서 공감이란 환자들의 경험, 걱정 그리고 관점들을 이해하는 것과 관련된 주로 (정서적 혹은 감정적 속성에 대립되는) 인지적 속성이며, 인지적 속성은 이러한 이해를 소통할 수 있는 능력과 결합되어 있다. 아픔과 고통을 예방하고 완화시켜 환자를 돕고자 하는 의도는 환자를 돌보는 상황에서 보면 공감의 부가적 요소이다." 공감(empathy)을 이렇게 정의하게 되면, 공감은 연민(sympathy)과 같은 것이 아니다. 전자는 인간 본성에 대한 매우 진전된 이해이지만, 후자는 대뇌변연계(*인체의 기본적인 감정·욕구 등을 관장하는 신경계)에 의해 촉발된 더 원시적인 느낌이기 때문이다. 이 연구에서 저자들은 연민은 비생산적이지만 공감은 치료의 질을 높인다고 주장한다. 나아가 사회적이고 윤리적인 행위들을 탐구하면서 저자들은 다음과 같이 설명한다. "의과대학에서 학생들의 사회화와 전문적 역할에 대한 적응의 일환으로 냉소주의가 확대되고 이상주의가 위축되는 경향은 오랫동안 인정되어 온 사실이다. 이렇게 악화되는 추세는 의대생들이 임상훈련을 받는 동안 일어나는 윤리의식 상실에서도 관찰된다. …… 이러한 변모는 '사회화한 기억상실증'의 한 형태로서, 그 안에서 일부 의대생들은 소크라테스 선서(Socratic Oath; *의사들이 지켜야 할 일들에 대해 히포크라테스 서약을 하듯이, 교육자들이 지켜야 할 사항들을 모아서 서약하는 것을 말함. 서구지식의 아버지인 소크라테스의 이름을 따서 그 이름을 지음)를 하면서 받아들이지 않겠다고 스스로 맹세했던 그 비공감적 특성을 부지불식간에 획득한다. 의학 교육에서 공감은 멸종 위기에 처한 생명체처럼 점차 사라져 가고 있다."

악마와의 싸움

저자들은 이러한 경향에 저항하기 위해 학업 환경에서 쉽게 구현할 수 있는 흥미로운 10가지 항목의 체크리스트를 제안한다.

"이 귀중한 인간의 특성이 사라지는 것을 막기 위해 학부, 대학원 그리고 그 이후의 의학 교육에서 특정 목적을 가진 교육 프로그램을 개발하여 의학 교육을 심도 있게 변화시켜야 한다. 공감을 유지하고 향상하기 위해 의과대학에서 시행할 수 있는 여러 접근법이 있다. 예를 들어, 의학 교육에서 공감을 향상하기 위해 다음과 같은 열 가지 접근법을 제안한다. 즉, 대인관계 기술 향상하기, 환자와의 만남을 녹화한 오디오나 비디오 분석하기, 귀감이 되는 역할모델에 노출하기, 역할 연기하기, 환자 따라해 보기, 입원 경험해 보기, 문학과 예술 공부, 이야기기술 향상하기, 연극공연 관람 그리고 발린트(Balint) 방식의 소집단 토론에 참여하기 등이다. 또한 역할모델, 환자 그리고 치료가 행해지는 환경의 중요성에 주의를 기울이는 것도 중요하다. 의학 교육을 하는 우리들 대부분은 공감을 옹호한다. 하지만 공감을 받아들여 그것과 더불어 살지 않고, 그것을 향상하기 위해 특정 목표를 가진 프로그램을 실행하지 않고 단순히 옹호만 하는 것은 사랑스러운 노래를 단지 자신의 마음속으로만 불러서 다른 사람이 그것을 즐길 수 없는 것과 마찬가지이다. 의학 교육에 실질적 변화를 가져오려면 단순히 좋은 아이디어를 옹호하기만 하는 것이 아니라 목표를 가진 프로그램을 실제로 구현해야 한다."(Hojat et al., 2009)

실제로 그 이후 몇몇 대학교는 다수의 교육 프로그램을 실험하고 검증했으며, 이러한 프로그램들은 이제 의과대학과 간호대학에서 핵심 교육과정의 일부가 되었다. 이 가운데 언급할 만한 가치가 있는 프로젝트들 중 하나가 캘리포니아 어바인 대학교 가정의학과에서 조안나 사피로(Johanna Shapiro)가 수행한 프로젝트이다. 의과대학 학생들이 임상 시기에 자신들의 대학병원에서 느끼고 구체적으로 표현하는 좌절과 냉소주의에 대해 잘 알고 있던 그녀는 특히 치료기관에서 요구하는 기술 지식을 강화하기 위해 '진료의 예술(The Art of Doctoring)'이라는 과정을 설계했다(Shapiro et al., 2006).

이 과정의 목표는 학생들이 자기성찰 기술을 발달시키고, 환자 치료에 도움이 되지 않는 개인적 태도와 행동을 파악하여 수정하는 능력을 증진시키며, 환자들에 대한 이타주의, 공감 그리고 연민을 증진시키고, 환자치료, 의료서비스 및 개인 복지에 대한 헌신을 유지하도록 돕는 것이다. 여기에 다섯 가지 기술을 제시하였는데, 그것은 역할모델과 동료로부터 배우기, 의대생이나 의사들이 저술한 저서를 현장에서 읽기, 자기관찰과 타인관찰, 자기성찰 기법 그리고 사례기반 문제해결 등이다. 학생들은 도전적인 상황에 대처하는 알고리즘 사용법도 배웠다. 수업토론을 통해 학생들에게 반복적으로 일어나는 세 가지 주요 문제들을 찾아냈다. 그것은 이상주의의 상실, 순응하지 않는 환자들 그리고 무관심하고 거칠거나 불쾌한 주치의와 레지던트들이었다. 질적 평가와 양적 평가에서 학생들은 이 과정에 전반적으로 호의적인 반응을 보였다. 출석의 어려움과 다양한 수준의 학생 참여가 극복해야 할 어려운 문제들로 나타났다.

관련된 또 다른 문제는, 의대생들이 사용하는 교육자료와 교과
서, 과학학술지 그리고 과학계에서 사용되는 소통형식을 통해 정
보가 제공되는 방식이다.

이러한 자료들의 내용은 '환자들'과 그들의 삶에 대해 거의 알려
주지 않는다. 대신 신체의 부분들, 장기들, 진단변수 혹은 숫자와
영상소견에서 수치와 통계에 이르기까지 모두 단편적인 것만 알려
준다. 임상사례에 대한 서술에서는 환자를 철저히 임상대상으로만
생각하고 이에 초점을 맞춘다. '사례'를 사회적 환경에서 실제 삶을
살고 있는 사람, 생각과 두려움과 기대가 있는 사람으로 묘사할 여
지는 거의 없다. 만약 교과서와 과학 출판물에서 의학사례들을 좀
더 전체적인 방식으로 서술한다면, 이미 인간인 환자를 좀 더 인간
적으로 만들면서 서술하기만 하면, 공감 능력은 손쉽게 키워질 수
있을 것이다. 의료 제공자들이 환자들의 이야기에 가까워지면 그
들의 마음이 움직일 수 있을 것이기 때문이다.

인지적 공감 기술은 지적 이타주의를 기반으로 치료에 새로운
빛을 가져다 줄 것이다. 지적 이타주의를 통해 프로토콜, 절차, 알
고리즘이 이야기, 연대기 그리고 스토리로 변화할 수 있다. 환자와
의사들이 계속해서 상호주관적으로 소통함으로써 그렇게 될 수 있
을 것이다. 정서적 공감도 매우 중요하다. 적절하게 적용하면, 환
자와 돌보미가 슬픔과 쓰라린 마음을 같이 나눌 수 있게 되기 때문
이다. 다만, 비록 돌보미라 해도 그/그녀가 감정에 압도될 위험은
있다. 2001년에 리타 샤론은 우리에게 "이야기적 고려는 인간의 지
식과 활동의 상호주관적 영역, 즉 두 사람의 관계에 존재하는 삶의
측면들을 알 수 있게 한다."(Charon, 2001)고 알려 주었다. 그녀는 매

우 현명한 생각을 가지고 있었다. '질병의 객관성(Objectivity of the Disease)'에서 '질환의 주관성(Subjectivity of the Illness)'으로 관점을 바꾸고, 역동적으로 발전하는 환자와 돌보미 사이를 상호주관적인 관계로 발전시켰다. 상호주관성은 공감의 딸이고 이야기의학의 기초이다.

올리버 삭스:
2015년 8월 31일 월요일에 사망한 거장에 대한 감사

'감사(gratitude)'는 올리버 삭스가 같은 해 8월 14일에 보낸 뉴스레터의 제목입니다. 그가 암과 '함께'(암에 '저항해서'가 아니라) 투쟁하는 동안 그를 지지해 주었던 모든 편지, 스토리 그리고 기억에 대해 독자들에게 감사를 보냈습니다. 그는 우리에게, 우리의 교육적 직함과 무관하게, 개인과 사회가 웰빙 상태에 도달하도록 돕는 열정으로 육체와 정신의 다양성을 포괄하는 매일매일의 헌신으로 그리고 정치적 유용성 때문에 수 세기 동안 분리되어 있던 학문분야들과 지식과 예술을 연결하고자 하는 욕망으로 하나가 된 모든 사람에게 인사하고자 했습니다.

감사합니다. 닥터 삭스. 환자들의 '텍스트'뿐만 아니라 그들의 배경과 그들이 사는 환경도 함께 연구함으로써, 사회 속에서 그들의 이야기가 변형되지 않고 널리 퍼지도록 하여 모든 사람이 질병의 문화와 접촉하게 하고—모든 환자 안에 숨어 있는 특별한 자원을 늘 존중하게 해 주신 것에 감사드립니다.

감사합니다. 닥터 삭스. 치료와 출판 프로토콜이 너무 엄격한 임상적, 과학적 견해에 어느 정도 '길항제(antagonist)'로서의 역할을 해 주셔서, '기묘한 상황'에 대해 선입견 없이 이야기해 주셔서 감사합니다. 당신은 환상을 광기의 형태로 간주하지 않고 존중하며 연구하였습니다. 당신은 말을 할 수 없는 환자들이 노래는 할 수 있고 파킨슨병을 앓는 사람들에게 리듬이 운동의 안정성을 되돌려 준다는 것을 관찰한 후 음악을 치료 도구에 넣었습니다.

당신의 삶 자체가 최후의 순간까지 놀라움의 연속이었습니다. 우리를 떠나는 바로 그 마지막 순간까지 당신은 연구하고 가르치고 읽고 쓰고 생각을 나누고, 늘 호기심을 유지하였습니다.

☑ **참고문헌**

Bowman D, Greenhalgh, Tomlinson J. A narrative future for healthcare: conference report. http://centreformedicalhumanities.org/a-narrative-future-for-healthcare-conference-report-bydeborah-bowman-trisha-greenhalgh-and-jonathon-tomlinson/

Charon R (2001) Narrative medicine: a model for empathy, reflection, profession, and trust. AMA 286(15):1897–1902

Foucault M (1963) Naissance de la Clinique. Edition Quadrige, Grands Texts, Presse Universitaire de France

Hojat M, Vergare M, Maxwell K et al (2009) The devil is in the third year: a longitudinal study of erosion of empathy in medical school. Acad Med 84:1182–1191

Sacks O (1997) The Island of the Colorblind. Vintage Books, New York, NY

Sacks O (1985) The man who mistook his wife for a hat. Summit Books, New York, NY

Shapiro J, Rucker L, Robitshek J (2006) Teaching the art of doctoring: an innovative medical student elective. Med Teach 28(1):30–35

4

바벨탑: 의사, 환자,
돌봄 제공자들의 언어

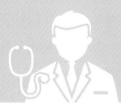

온 세상에 하나의 언어가 있었다. 그들은 동쪽으로부터 여행을 하면서 시나
(Shinar)에서 평원을 발견했다. 그들은 거기에서 살기로 했다. 그리고 서로에
게 말하기를, 가서 벽돌을 만들자. 그것들을 완전하게 구워 내자. 그래서 그들
은 돌 대신 벽돌을 가지게 되었다. 그러고 나서 그들은 말했다. 가서 도시와 탑
을 세우자. 그 꼭대기가 하늘에 다다를 수 있게 하자. 하나의 이름으로 뭉쳐서
온 세상의 표면에 이리저리 흩어지지 않도록 하자. 주님께서 내려와 사람의 자
녀들이 지은 도시와 탑을 보셨다. 그리고 말씀하셨다. 보라, 이 종족은 하나이
며 그들 모두가 하나의 언어를 가지고 있구나. 이제 그들이 이렇게 시작하는구
나. 이제 그들은 자신들이 하려고 생각하는 어떤 일도 주저하지 않겠구나. 가
라, 내려가서 그들의 언어를 혼란스럽게 하라. 그들이 서로의 언어를 이해하
지 못하게 하라. 이렇게 주님께서는 그때부터 그들을 온 세상의 표면에 흩어 놓
으셨다. 그들은 도시 건설을 계속할 수 없었다. 그래서 그 도시의 이름이 바벨
이다. 왜냐하면 주님께서 거기에서 온 세상의 언어를 혼란스럽게 만들었기 때
문이다. 그리고 그때부터 주님께서 온 세상의 표면에 그들을 흩어 놓았기 때문
이다.

– 창세기 11, 1-9

의사-환자 관계를 개선하려는 모든 시도, 의사-환자 간 소통의 틈새에 다리를 놓으려는 모든 시도는 반드시 구어와 문어 사이의 오래된 장벽과 이와 관련된 무의식적 영향들을 고려해야 한다. 우리의 언어가 우리 인성의 거울이라고 믿는 프랑스 정신분석가 자크 라캉(Jacques Lacan)은 언어가 특정한 행위를 나타내는 징후라고, 우리의 말이 우리 의식뿐 아니라 무의식도 여는 문이라고 생각한다.

이야기의학의 임무는 환자들의 내적 경험에 목소리와 존엄성을 부여하는 것이다. 이러한 이야기의학의 맥락에서, 환자들이 사용한 언어 스타일에 대한 분석이 환자의 사적인 스토리들의 해석에 폭넓게 사용된다.

환자 이야기는 환자가 질병에 어떻게 대처하는지를 표현한다. 환자 이야기들에는 각 환자의 개인적 배경에 속하는 많은 관용구, 표현 그리고 상징들을 통해 표현된 감정, 사적 일화, 각종 생각, 두려움, 희망과 환상으로 가득하다. 많은 사례에서 이러한 요소들은 사실이라고 받아들이기 어려울 정도로 너무 독특해서 진실의 핵심을 거짓된 현실 인식에 담아 제시하는 '팩션(factions)'(팩션 질병 이야기)으로 범주화되기도 한다(Shapiro, 2011).

이러한 스토리들을 읽을 때 의심이 일어날 수 있다. 하지만 우리가 기억해야 하는 것은 이러한 이야기들을 쓰고 모으는 행위 뒤에 있는 목적 그 자체이다. 자신들의 경험을 써 달라고 부탁받은 환자들은 흔히 그들 주변을 맴도는 만성 질환의 유령 혹은 심지어 죽음의 유령 때문에 고통받곤 한다. 이러한 상황이 불가피하게 현실을 해석하고 설명하는 방식에 영향을 준다. 사건들은 환자에게 다른 관점에서 삶을 바라보라고, 현실에 반응하기 위해 내부에서 자원을 동원하라고 강요한다. 이러한 이유로 이야기의학은 여러 해 동안 발전을 거듭하면서 환자의 목소리를 보호하고 합법화하기 위해서 환자의 질병 스토리―그 스토리가 무엇을 말하든―를 존중한다는 에티켓을 전 세계적으로 인정되는 규칙으로 수립해 왔다.

이야기의학에서 환자의 스토리에 대한 일반적인 접근은, 질병이 전개되는 과정에 대한 기술을 통해 (환자들 사이에서의 혹은 같은 환자의 경우 시간에 따른) 다른 특징들을 찾을 뿐만 아니라 (같은 질병을 가진 환자 집단에서 혹은 동일한 환자의 여러 글에서) 통일된 특징들을 찾아보기 위해 스토리의 내용을 살피는 것이다(Bury, 2001). 예를 들어, 연령대에 따라 몇 개의 경향을 찾아낼 수 있다. 더 젊은 사람들은 매우 반어적이고 유머가 있는 스타일을 사용하는 반면 만성 질환을 가진 성인들은 다른 방식의 기록에 더 익숙하다. 그리고 암으로 고생하는 노인들은 두드러지게 신체를 벗어난 영적인 언어로 자신들을 표현한다.

2014년, ISTUD 재단(Fondazione ISTUD)은 다발성경화증(Multiple sclerosis; *뇌와 척수에 있는 신경을 싸고 있는 미엘린이 손상을 받아 다양한 신경증상을 일으키는 질병. 특히 시력저하, 근력저하, 감각이상 등의 증상을 일으키며, 완치를 위한 치료는 없고 증상을 완화시키거나 예방하는 보조요법을 사용함) 환자들을 대상으로 이탈리아에서 이야기의학 연구를 수행하도록 요청받았다. 스토리들은 이탈리아 북부, 중부, 남부에서 웹상으로 사전 동의서에 서명을 받은 후 수집되었다.

수집된 이야기들은 건강 상태가 깨지기 시작한 순간부터 현재까지 환자들이 겪은 경험에 대한 것인데, 이 이야기들은 감정 흐름의 표현과 질풍노

도라는 낭만적 스타일로 공식화되었다. 그래서 나는 이 수집된 이야기들에 "사랑은 모든 것을 이긴다."라는 제목을 붙이자고 제안했다. 환자들은 그 제목이 아름답고 적절하다고 생각했지만, 프로젝트에 참여한 대부분의 의사들은 적합하지 않다고 생각하고 이를 거부했다.

하지만 121개의 이야기를 모두 읽고 났을 때 놀라운 진실의 핵으로 등장한 것은 사랑이었다. 일단 다발성경화증이라는 진단을 듣게 되었을 때 나타나는 주된 장면을 살펴보면, 환자의 가족이나 환자가 구축할 가족이 환자의 질병에 지속적인 사랑을 보내 줄 피난처라는 그림이 나타난다. 실제로, 놀랄 만한 것은 아니지만, "당신은 무엇을 포기해야 했습니까?" 그리고 "당신은 무엇을 되찾았습니까?"라는 열린 물음에 많은 사람들이 스포츠와 신체의 능력은 포기했지만 사랑, 배우자, 아내와 자녀 …… 견고한 가족 그리고 사랑의 울타리를 되찾았다고 대답한다. 또한 사고방식의 변화를 확인할 수 있는 가장 확실한 사실로서 다른 사람들을 더 잘 이해하는 기술을 획득했다고 말한다. 이것은 공감의 확장이지만 결코 교훈적인 매뉴얼로 학습될 수 있는 것이 아니다. 공감, 그것은 오직 직접 경험을 통해서만 획득할 수 있는 것이다.

수집된 스토리들에 대해 내가 제안한 낭만적인 제목인 "사랑은 모든 것을 이긴다."는 이런 상태에 있는 대부분의 환자가 사용한 스타일을 반영하고 있다고 나는 믿었다. 하지만 학계의 몇몇 학자들은 이 제목이 너무 선정적이라고 생각했다. 우리는 의사들과 나 자신 모두를 만족시키는 제목으로 타협을 했다. 그 제목은 '다발성경화증과 더불어 사는 사람들의 깨달음의 스토리들'이었다. 위원회의 의사들은 이 제목을 받아들였지만, 최소한 종이에서라도 기쁘게 이 활기찬 사랑의 감정을 불러 냈던 환자들은 이 제목에 충분히 만족하지 못했다.

대조적인 소통 스타일들

그런데 의사들은 왜 그 제목에 그렇게 심하게 반대를 했을까? 의사들의 관점에서 보면 환자들의 이야기 스타일은 너무 강조점이 강하고 낭만화되어 있어서 의사들에게 익숙한 과학적 언어와 스타일 기준과는 너무 다르다고 느낀다. 현재 과학 공동체의 표준적 기준이 권하는 과학적 논문의 글쓰기는 전 세계 동료 임상의사와 과학계가 보고되는 실험을 재현할 수 있고 똑같은 결과를 얻을 수 있도록 하는 명확한 글쓰기이다. 이 말은, 증거에 의해 뒷받침될 수 없는 주관성의 모든 요소(다르게 말하면 **편견**)은 버려져야 하며, 감정들, 내적 영역들, 탈신체화(disembodiment), 즉 영적 충동 그리고 특히 유머는 표현되지 않아야 한다는 의미이다. 숫자, 방법, 사실, 그림 그리고 참조들만 아주 건조하고 간결한 텍스트로 표현하며, 이러한 텍스트는 과거에 교회와 정치 권력자들이 사용하던 라틴어와 유사한 영어를 소통언어로 사용한다. 의사소통의 장애물은, 바벨탑 은유에서처럼, '질환 스토리들을 존중하기' 어렵게 만든다 (Charon, 2006).

환자들이 쓴 질환 이야기들은 불가피하게 의사들에게 친숙한 과학적 소통 스타일이나 도구들과 차이가 있다. 그럼에도 불구하고, 환자들의 질환 이야기들은 질병에 직접 관련된 사람들의 관점에서 질병의 역학을 살펴 볼 수 있는 아주 특별한 기회를 제공한다.

마이크 베리(Mike Bury, 2001)는 환자와 생물의학 이야기들 사이의 관계를 분석하는 흥미로운 연구를 시행하였다. 이야기들은 우발적(contingent), 도덕적(moral) 그리고 핵심적(core) 범주로 분류되었다. 질병에 대해 아주 단순하게 서술하며 교훈적으로 가르치는 스타일을 따르는 '우발적' 이야기, 의사들과의 관계에 대해 선과 악을 이야기하면서 군사적/영웅적 스타일을 받아들이는 '도덕적' 이야기 그리고 낭만적이고 초월적인 스타일로 쓰여 있으면서 환자들의 깊은 내적 가치를 건드리고 드러내는 '핵심적' 이야기로 분류되었다.

의학 이야기 스타일들은 마이크 베리가 군사적/영웅적, 비극적, 초월적, 낭만적, 반어적/희극적 그리고 교훈적이라고 본 특정한 스타일들과 맞아떨어지는 것같이 보인다. 그러나 특정 환자 이야기들을 살펴보면, 우리는 비극적 스타일의 불꽃과 함께 그 표면 아래 군사적/영웅적 스타일로 작성된 층이 숨겨져 있는 것을 발견하기도 한다. 따라서 A집단 환자들에게 사용되는 치료와 B집단 환자들을 치료하는 데 적용하는 소위 절대 표준이라고 불리는 치료법 사이에는 항상 노골적인 전쟁이 존재한다. 이와 같이 패러다임은 전쟁터의 갈등으로 표현된다. 수잔 손타그(Susan Sontag)는 「은유로서의 질환(Illness as Metaphor)」이라는 논문에서, 의학적 보고에서 AIDS와 암에 대해 십자군 언어가 사용된다는 증거를 분명하게 보여 주었다(Sontag, 1978). 이제 이와 같은 군사적 비유들을 근거중심의학(Evidence-Based Medicine: EBM)에 적용해 보자.

EBM 소통 스타일에도 이러한 상황은 반영되어 있다. 환자들은 소집된 '병사'들로 상상된다. 그들은 군대에 속해 있고 무기를 가지고 있다. 무엇에 대항하는 싸움인가? 가장 상위의 목적은 질병과 싸우는 것이지만, 각각의 시련에 대해 당면한 목적은 반대 집단을 패배시키는 것이다.

군인 집단을 정의하면서 항상 사용하는 단어인 '코호트(cohort, 집단)'라는 용어를 역학 연구에서 사용하는 것은 어떠한가? 그리고 표본조사에 사용되는 '탈락자(drop-outs)'는 어떠한가? 경쟁에서 실패한 사례를 나타내는 용어이면서 매우 군사적인 언어이다. 생존자 혹은 사망 사례와 관련해 사용될 때에는 약간 영웅적인 언어의 어감도 있다. 감정을 배제한 채 표현을 하면 시저의 말처럼 간결하다. 왔노라, 보았노라, 이겼노라(Veni, Vidi, Vici. –Jullius Ceasar).

간단히 말하면, EBM은 교훈적인 언어로 표면층을 구성하며 그 표면은 더 깊은 핵심 차원의 화폭을 덮고 있다. 이 표면의 영웅적 플롯과 전투에는 낭만이나 영적 차원을 고려할 여지가 전혀 없다. 건강의 회복이나 안정된 생활양식의 회복은 일련의 계속되는 전투이며, 최후의 전쟁에서 이기기 위한 진단적 방어와 치료무기들이 주연이다(Frank, 1995).

이것이 아마도 의사들의 의식구조를 반영하는 의사들의 언어(푸코의 의학적 응시에 가까운, 매우 논리적이고 날카로운)와 환자들의 감정, 희망, 사랑, 애착 그리고 두려움으로 구성된 마음구조를 반영하는 환자들의 언어를 서로 조율하는 것이 그렇게 어려운 이유들 중 하나일 것이다. 다른 설명은 아마 사회학적이고 역사적인 측면에서 찾을 수 있을 텐데, 특히 전쟁들을 거치면서 수 세기 동안 발전한 의과대학들과 보건의료 시스템들이 내부에 아주 엄격한 위계적 규범을 가지고 있기 때문일 것이다.

그렇다면 우리는 어떻게 이 바벨탑을 결합할 수 있을 것인가? 잘못 이해되고 거부되는 환자의 언어와 의사의 언어 스타일을 어떻게 결합할 수 있을 것인가? 바벨탑을 세우기 이전에 환자들과 의사들의 공통언어가 있었던 적이 있었을까? 더 나은 소통을 했던 황금시대가 과연 있었을까? 창세기에는 사람들이 돌 대신 벽돌을 사용했다고 적혀 있는데, 이는 기술이 확장하면서 그 대가로 영혼의 언어, 감정의 언어가 축소되는 대가를 치루고 있음을 말해 준다. 하지만 이제 기술은 사실로 존재한다. 우리 시대에 기술을 부인할 수는 없다. 특히 의료에서는 그러하다. 바벨탑은 타고난 감정적 언어와 기술적 언어 사이에 지속되는 어려운 관계가 영원히 존재함을 상기시킨다. 기술적 언어가 복잡성을 초래하고 과학자들 사이의 사회적 관계를 모호하게 만들고 있기 때문이다. 바벨 원형에는 영웅적 긴장이 있다. 현재 상황에 도전하는 영웅적 긴장이, 인간들 사이의 조율을 허용하는 더 넓고 더 포괄적인 공통언어를 손쉽게 가질 수 없도록 만드는 영웅적 긴장이 있다. 인간의 문화와 무역과 공예품들이 인간을 변화시키고 있기 때문에, 신께서 오셔서 언어들을 혼란스럽게 만드셨다. 인간이 더 전문화되면 될수록 서로 다른 공동체들이 서로를 이해할 가능성이 더 적어진다(Dante Alighieri).

우리는 의사와 환자 사이에 존재하는 이 스타일의 바벨을, 이 도시를, **소리들이 혼란스럽게 뒤섞여 있는 상태**를 받아들여야 하는 것인가? 더 나은 의미론적 조율은 바랄 수 없는 것인가? 환자들의 이야기와 의사들의 동료평가 출판물을 넘나들고 연결하는 그런 선을 기대할 수는 없는 것인가?

다발성경화증을 가진 121명의 환자들로부터 수집된 "사랑은 모든 것을 이긴다(Omnia Amor Vincit)." 이야기들 중에는 몇몇 달콤한 사랑 이야기들이 있다. 과장처럼 들릴 수도 있지만 달콤한 꿀이 아주 많이 담겨 있는 스토리들이 있다. 의사들은 이러한 언어 앞에서 조심스럽게 행동한다. 다음 날 갑자기 환자들이 무너질 수도 있고 우울 상태에 빠질 수도 있기 때문이다. 이런 상태에서는 어떤 사랑도 그들의 질병을 치료할 수 없다. 바로 이것이 자신들이 두려워하는 것이라고 의사들은 말하곤 한다. 하지만 그것은 의사들의 두려움이다. 환자들의 두려움은 아니다. 처음에는 이러한 낭만적 스토리를 충동적으로 거부했던 의사들이 어느 날엔가 이러한 언어가 가진 유용성을 발견하고 자신들의 군사적이고 영웅적인 스타일을 개방하여 덜 기술적이고 더 감정적인 언어를 받아들이는 그런 일이 일어날 수도 있을 것이다.

이상적인 세계라면, 동료심사 저널―훈련된 전문가들만을 위한 수수께끼 같은 군사암호(특수용어) 같은 언어가 사용되는―에서도 다른 표현 스타일을 위한 여지가, 만성 질환과 더불어 사는 삶의 핵심인 내적 영역을 설명하고 기술할 더 소박한 언어를 위한 여지가 있어야 한다. 이러한 언어는 질병을 더 완전하게 묘사할 뿐 아니라, 궁극적으로는 환자에게도 이로울 것이다. 환자들이 일상의 삶에서 겪는 질병의 경험에 대한 개인적인 설명을 그리고 때로는 영적 믿음으로 때로는 반어적으로 질병에 대처하는 환자들의 아주 개인적인 방식을 빈약하게 만들지 않으면서 환자 교육을 촉진하고 환자들 모임에 참석하게 하고 환자의 역량을 강화함으로써 그렇게 할 수 있을 것이다.

우리는 균형을 찾을 수 있다. 서로 다른 스타일들 사이에 극복할 수 없는 벽은 없다. 왜 어떤 특정한 실천 공동체와 존재 공동체에서 특정한 언어 스타일이 더 자주 사용되는지 숙고하고 이해한다면 이 벽을 넘을 수 있다. 바벨탑은 언어를 통해 상호작용하는 인간의 가능성과 복합성을 표현하는 가장 아름다운 은유들 중 하나이다.

이야기의학의 장르들

지금까지 의학적 상황에서 만날 수 있는 글쓰기 스타일에 대해 검토하였으니, 이제 의료인문학에 존재하는 이야기의학의 원천들을 살펴보자. 지금까지 여러 저자들이 이야기의학에서 네 가지 주요 장르들을 확인해 주었다. 즉, 환자 스토리, 의사 스토리, 의사-환자 대면 이야기 그리고 거대 스토리 즉 메타이야기가 그것들이다(Kalitzkus & Matthiessen, 2009).

환자 스토리: 고전적인 질환 이야기

의료인류학자인 베라 칼리츠쿠스(Vera Kalitzkus)는 다음과 같이 주장한다. "환자 스토리는 환자의 고통을 이해할 수 있도록 도와주고 그 고통이 내면에서 어떻게 느껴지는지 공감하게 한다. 환자 스토리는 질환 경험의 개인적이고 사회적인 상황을 알려 줄 뿐 아니라 대처/극복 전략을 엿보게 한다." 환자들의 스토리는 제시된 틀이 전혀 없이 아주 자유롭게 이야기하는 '완전히 자유로운 이야기'에서부터 일정 시간을 정해서 기록하는 '환자 일기(patient diaries)'에 이르기까지 매우 다양하다.

전통적으로 당뇨환자의 경우, 정해진 일정에 따라 질병을 모니

터하기 위해 임상정보(활력징후, 혈당치, 체중, 식단, 당화혈색소)를 수집할 목적으로 환자 일기를 기록하게 했다. 그러나 이제는 환자들의 참여를 향상시키기 위한 노력의 일환으로, 환자들의 이야기를 수집하는 데 효과적인 방법으로 이용되고 있다(Miselli, 2013).

환자 이야기는 시간의 흐름에 따라 선형으로 즉 순차적으로 전개하는 플롯에 따라 서술될 수 있다. 즉, 기억이라는 과거영역과 지금 여기의 사실과 인식이라는 현재영역 그리고 기대와 희망, 두려움과 같은 미래영역이라는 주어진 틀에 따라 서술될 수 있다. 후르비즈와 그린할은 이야기 플롯의 모범적인 사례 하나를 제시하였는데(1999), 이들은 질환을 세 개의 주요 단계로 나누었다. 즉, 몸이 아프기 시작하여 진단을 받는 '병들기 시작하는' 단계에서 시작하여, 다양한 치료를 받고 있는 '병들어 있는 단계'를 거쳐, 끝내는 '악화'되거나 '호전'되는 단계에 이른다. 이 마지막 단계에서는 객관적인 치유[프랭크(Franck)에 따르면 회복 단계]를 선언하기도 하고 질환의 중증도와 무관하게 주관적인 극복 능력을 말하기도 한다.

골수섬유증을 앓고 있는 49세 여자 환자의 이야기를 통해 선형(linear)으로 진행되는 줄거리 일례를 소개한다.

"난 너무 지나치지 않도록 주의합니다."

"명치 아래 한 가운데에서 심한 통증을 느끼기 전까지 나는 직장에서나 가정에서나 정상적으로 지냈고 딸아이도 잘 키웠어요. 통증을 느꼈을 때 배가 많이 불러 와서 처음에 난 위염으로 생각했어요. 그런데 일주일이 지나도록 나아지지 않았고 통증도 예전에 느껴 보지 못한 정도로 아주 심했고 지속적이었어요.

그래서 무슨 일인지 알아보기 위해 친구인 외과의사에게 도움을 청했어요. 혈액검사와 CT스캔(Computerized Tomography; *전산화 단층촬영)을 했어요. 그랬더니 혈소판 수치가 높게 나왔어요. 의사들은 감염 때문이라고 생각했어요.

CT에서 비장이 커져 있는 것이 발견되었어요. 그때 의사들은 나를 일단 집으로 돌려보냈는데, 며칠이 지나도 통증과 고통이 계속되니까 대조 CT(contrast CT; *조영제를 투여하여 좀 더 세밀하게 촬영하는 CT 검사)를 다시 찍었어요. 그들은 두 번째 CT에서 정맥혈전을 발견하고 내과 클리닉의 X에게 나를 보냈어요. 거기에서 난 일주일 동안 입원하면서 위내시경검사와 골수조직검사를 받고 또······.

그런 다음에 의사들은 나를 귀가시켰고, 이후에 혈액학 전문의에게 나를 의뢰했어요.

골수섬유증을 앓고 있다는 말을 들었을 때 일단 무엇이 문제인지 알았다는 생각에 일종의 안도감이 들었어요. 그렇지만 곧바로 고통이, 나에게 어떤 일이 생길 것인지 그것이 내 삶에 어떤 결과를 일으킬 것인지에 대해 불안이 밀려왔어요. 인터넷에서 정보를 찾아보았는데 '최대한 18개월 살 수 있다.' '무기력해진다.' 등 우울한 것들뿐이었어요.

딸이 생각났어요. 그 애가 자라는 것을 볼 수 없다는 것을, 아이를 위해 같이 있을 수 없다는 것을 생각했어요. 더 이상 함께 있을 수 없는 것이 두려웠고, 내가 원하는 것을 모두 할 수 없는 것인가 생각하니 두려웠어요.

한 달 동안 집에만 있었어요. 그토록 하고 싶던 딸과의 미국 여행도 취소해야만 했어요. 전체적으로 난파선처럼 느껴졌어요.

직장에 나가면 부정적인 생각들을 좀 떨쳐 낼 수 있었어요. 일이 마음을 바쁘게 했으니까요.

내 몸이 내 마음대로 잘 조절되지는 않았지만, 나 자신에게 삶의 무언가를 바꾸라고 얘기하면서 실제로 매우 강해졌고 병을 잘 극복해 나가고 있다고 느꼈어요.

병을 진단받았던 센터에서 식견이 있고 기술이 좋은 의료진으로부터 사려 깊은 도움을 받고 있다고 생각하고 있었지만, 가능한 한 많은 정보를 얻고 싶어서 다른 센터에도 갔었어요.

집에 있을 때는 종종 슬퍼지고 좌절감이 들기도 했지만 무언가 유용한 일을 하고 있다는 생각이 들기도 했고 바쁘게 무언가를 계속 했어요.

가끔은 내가 하고 싶은 일들을 하지 못할까 두렵기도 했지만 한편으로는 병과 증상들을 이겨 낼 수 있다는 희망도 가지고 있었어요.

나와 가까운 사람들은 나를 걱정해서 국제적 연구에 참여시켜 도와주려고 했어요.

비장이 커져서 가끔씩 불편하기는 했어요.

지금 나는 비교적 정상인 것 같아요. 거의 모든 일을 해낼 수 있다는 생각이 들어요. 너무 지나치지 않도록 몸에 조금 신경을 쓰면서 살기는 하지만요. 그리고 나는 내 몸을 존중해요. 그 모든 것에도 불구하고 나를 살아 있게 하고 나에게 힘을 주니까요. 이제 이 병은 내 삶의 일부가 되었어요. 왜 나에게 이런 일이 일어났는지 아직도 잘 모르지만, 난 지금 이렇게 살아있고 끝내는 치료법을 찾아내서 좋아질 수 있을 거라고 믿어요. 난 결코 포기하지 않을 거예요.

지금도 연구가 진행되고 있다는 사실이 기뻐요. 지금까지 전혀 진전이 없지만, 좀 더 개선된 새로운 치료법을 시도해 볼 마음이 있어요. 내가 좀 늙었다고 느끼지만, 그건 아마 이 병과는 상관없는 일일 거예요.

불편함 없이 정상생활을 유지하기 위해서는 치료를 잘 받는 일이 매우 중요하다고 생각해요.

집에서 편안히 지내고 있고 가정생활을 즐겨요. 절망이나 우울한 생각에 너무 빠지지 않으려고 주의하고 있어요. 사랑하는 사람들과의 관계도 좋아요.

직장에서는 부정적인 생각에서 벗어나 무언가 다른 일에 집중할 수 있어요. 이것은 나 자신을 위한 치료예요. 일하지 않는 나 자신은 상상할 수 없어요.

앞날에 대해 생각할 때는 긍정적이기 위해 전심을 다해요. 나밖에 없는 내 딸을 위해 함께 있었으면 좋겠어요. 여행하면서 새로운 것을 보고 또 배우고 싶어요. 치료법이 개발되는 것도 보고 싶어요.

시간을 내어 제 이야기를 들어 주셔서 고맙습니다. 제게 보내 주신 열정과 배려에 감사드립니다."

당신의 경험을 우리들에게 얘기할 수 있는 것에 대해 어떤 느낌이었나요?

"마음속에 뒤섞여 있던 수많은 아주 개인적인 생각들을 종이에 적어내는 일은 좀 특별한 경험이었습니다."

환자가 처음 증상을 느꼈던 시간 이후 시간의 흐름에 따라 과거, 현재 그리고 미래의 경과를 서술할 수 있도록 주어진 이야기 틀 덕분에 우리는 이 여자 환자가 골수증식 질환을 겪으며 걸어온 여정을 쫓아갈 수 있었다. 비록 이야기는 길지 않지만, 환자가 자신의 환경을 어떻게 극복하고 공포를 이겨내는지 알려 주고 있으며, 현재 그녀가 유지하는 긍정적인 태도에 대해서도 말해 주고 있다.

의사 스토리

베라 칼리츠쿠스의 말처럼 의사들의 스토리는, 환자 이야기들이 그러하듯, 의학의 인간화에 기여할 수 있다. 결국 의료를 공급하는 것은 인간이기 때문이다. 특별한 장르로서 환자인 의사들에 관한 스토리들이 있다. 의사가 자신의 취약함에 대해 성찰하는 일은 흔하지 않을뿐더러 세상에 잘 알려져 있지도 않다. 그러나 이런 이야기들은 의사들의 질환 경험이 어떻게 그들 자신의 직업적 역할에 대한 이해와 환자와의 관계를 변화시키는지 보여 준다. 다스굽타(DasGupta)와 샤론(Charon)은 의대생들에게 자신들이 경험했던 신체적 취약상태나 고통에 대해 써보게 함으로써 이러한 성찰을 촉진하려 했다. 즉, 자신의 경험에 대해 성찰하는 입장을 취하도록 유도했다. 이런 방식의 성찰은 의사들이 환자의 상황을 이해하고 공감하는 능력을 배양하는 데 도움을 준다. 다스굽타와 샤론은 다음과 같은 결론을 내린다. "(의사들의) 개인적인 질환 이야기는 자신의 개인적 경험과 환자 경험의 유사성을 인정하고 묘사하고 통합하게 함으로써, 독자-저자가 더 완전하게 환자의 세계로 몰입하게 만든

다."(DasGupta & Charon, 2004)

그러한 사례로 두드러기를 앓았던 48세 의사의 질환 이야기를 다음에 소개한다.

"예약을 잡는 일은 쉬웠습니다."

"어느 겨울 저녁이었습니다. 난 직업의학 특별과정을 위해 고향을 떠나 타지에 홀로 있었습니다. 10년도 더 된 일이지만 아직도 마치 어제 일처럼 그 순간이 생생하게 기억납니다. 늘 시청하던 시리즈를 방영하던 텔레비전 앞의 의자며 갑자기 몹시 가려웠던 발이 기억납니다. 슬리퍼를 신고 있었는데 마치 발바닥 아래에 동전들이 있는 신을 신고 걷는 것처럼 …… 몹시 불편했습니다. 그런데 잠을 자고 났더니 다음 날 아침엔 모든 증상이 감쪽같이 사라졌습니다. 병원에 출근하여 일상적인 일과를 시작했습니다. 병실 회진도 하면서……. 이렇게 한 달 정도가 흘러갔습니다. 크리스마스 파티에 갔는데, 크리스마스 트리 아래에 마땅한 선물이 없었습니다. 그때 거울에 비친 나 자신을 보고 곧바로 놀라 자빠졌습니다. 초등학교 다닐 때 칠판 앞에서 답을 몰라 머리를 쥐어짜던 공포의 문제가 지리였는데, 그 지도가 바로 나, 거울에 비친 나였습니다. [……] 대장장이 집에 식칼이 논다더니, 나 자신에게 말했습니다. "코티손(cortisone; *부신 피질 호르몬; 면역 억제나 알레르기 치료에 사용함)을 조금 먹으면 다 나을 거야." 병원에 돌아가서 동료 의사들과 의논을 했습니다. 누군가는 '글쎄' 하듯 어깨를 으쓱거렸고, 누군가는 이해할 수 없다는 표정을 지었고, 누군가는 내가 "좀 …… 스트레스로 지쳐서"라고 말하기도 했습니다. 수일 내로 놀랄 만한 일이, 정말로 즐겁지 않은 일이 새롭게 생겼습니다. 양손을 사용하자 손이 몹시 가렵기 시작했고, 붉어지면서 부어올랐습니다. 얼마 후에는, 손이 아니라 마치 장갑을 낀 것처럼 변했습니다. 어렸을 때 끼고 눈뭉치를 던지던 그 장갑처럼 빨간색으로 변했습니다. 그때 내 손은 속에서부터 화끈거리며 부어올랐고 몹시 가려웠습니다.

그래서 나는 동료의사에게 달려갔습니다. 그는 지금까지 많은 사람이 그랬던 것처럼 가볍게 여기는 제스처나 표정으로 짜증과 따분함을 표시하여 내가 다른 사람을 찾아가게 하지 않고, 처음으로 진지하게 나에게 무슨 일이 일어났는지 살펴 주었습니다. 나도 생각했습니다. "내게도 일어날 수 있어. 무슨 일이 일어났는지 살펴보자." 응급실에 가는 일이 내게는 어렵지 않았습니다. 세 개 층만 내려가면 바로 도달할 수 있는 거리였습니다. 하지만 두드러기 때문에 그곳을 찾을 필요까지는 없어 보였습니다. 동료들의 귀한 시간을 뺏는 것 같았습니다. 심장발작, 사고, 감염증, 이런 것들에 비하면 두드러기는 아무것도 아니었습니다. 그래서 가정의가 권해준대로 류머티즘(Rheumatism; *관절, 근육 및 면역질환을 다루는 의학 분야) 전문의를 먼저 찾아갔습니다. 그는 수염이 난 매우 멋진 분이었습니다. "검사 두 가지를 더 해 보고 무슨 결과가 나오는지 봅시다."라고 했습니다.

그 사이 집에서의 상태는 좋지 않았습니다. 증상들이 계속되었습니다. 아무 일이 없었던 날은 단 하루도 없었습니다. 때로는 화가 나서, 혼자 어떤 일을 할 수 없다고 투덜대며 식구들을 들볶기도 했습니다. 직장에서 이런 일은 없었습니다. 아니 무시하고 일을 했습니다. 의사란 직업이 감사했습니다. 손을 많이 쓰지 않아도 되었으니까요. 만약에 내가 배관공이었다면 일을 그만두어야 했을 겁니다.

내가 두드러기 환자라는 말을 들었을 땐 정말 아무 생각도 들지 않았고 어찌할 바를 몰랐습니다. 아, 물론 끝내는 그 말이 어렵사리 기억의 서랍을 다시 열게 하긴 했습니다. 아마 그때 내 모습은 무섭게 보였을 겁니다. 병에 대해 조언을 구하러 처음 찾아간 사람은 직업의학과 동료였습니다. 그는 나의 은사님들 중 한 분이기도 했습니다. 그에게 내 증상을 말씀드렸더니 어깨를 으쓱하셨습니다. 뭔가를 기대하는 눈초리로 그를 바라보고 있으려니, 내게 영어로 된 논문 하나를 건네주었습니다. 서툰 영어 실력으로 그것을 번역했습니다. 「두드러기 그 위대한 신비(Hives, the great mystery)」, 그리고 그때부터 나의 카니발이 시작되었습니다. 다른 전문가들을 만나고, 다른 대학병원을 찾아가…… 나에게 예약을 잡는 일은 쉬웠습니다. 요술 같은 단어인 '동료'라고만 말하면 봄철에 꽃이 활짝 피듯 문이 활짝 열렸습니다.

그 다음에는 다이어트! 무자비한, 불가능한, 절대로 따를 수 없는 다이어트. 그때를 되돌아보면, 항우울제가 포함되었는지 물어보았던 것만 기억합니다. 그리고는 새로운 검사들. "아시다시피 거기에 해당된다고는 생각하지 않지만, 두 가지 암표지자들도 검사해야 했습니다……. 아시겠지만 부신생물증후군(paraneoplastic syndromes; *종양이 있을 때 종양세포 혹은 면역반응 등에 의해 분비되는 중개물질에 의해 신체에 나타나는 다양한 증상과 징후)의 가능성." 오케이, 내 경우가 거기에 해당될 것이라고 믿지는 않았지만, 또 모르는 일이니까요. 다행히도 검사결과들은 모두 음성으로 나왔습니다!

그 당시 나는 미친 듯이 일하는 것에서 위안을 찾았습니다. 왕진, 왕진 그리고 더 많은 왕진. 매일 지친 몸을 이끌고 밤늦게 집으로 돌아왔고 정말로 탈진해 쓰러질 지경이었던 때도 있었습니다. 그것이 내 문제에 대해 생각하지 않도록 하는 유일한 수단이었습니다. 그리고는 항히스타민제(Antihistamine; *알레르기 질환에 사용하여 증상을 완화시키는 약물)를 먹고 잤습니다. 스트레스가 심해지면 반점이 극성을 부리는 것 같았습니다. 어찌되었든지 나는 그럭저럭 살아갈 수 있었습니다. 항히스타민제가 잘 들었고, 마지막으로 MRI(Magnetic Resonance Image; *자석의 원리를 이용하여 신체의 단면을 촬영하는 영상기법으로 자기공명영상이라고 함) 결과는 정상이었습니다(그때 방사선실이 얼마나 아름다웠었는지!). 하지만 내가 좋아하는 수작업들은 할 수 없었습니다.

다른 사람들 앞에서 난처할 때가 많았습니다. 의사들도 여름에는 소매가 짧은 셔츠를 입습니다. 그런데 종종 바로 팔에 징후들이 나타납니다. 마음이 불편했습니다. 환자들이 이런 나를 보고 어떻게 생각할까 걱정이 되었습니다. 어떤 사람은 내가 전염병에 걸렸다고 생각했을 겁니다.

요즘은 나의 두드러기와 좀 더 평화롭게 지내고 있습니다. 함께 지낸 시간이 10년을 넘었습니다. 통계적으로 보면, 절반 정도의 사례에서는 두드러기가 이미 사라졌어야 합니다. 내 경우는 나머지 절반에 해당하는 것이 분명합니다. 지난 10년 동안 참 많은 것이 바뀌었습니다. 세계적으로 그리고 직원들도……. 그런데 내 두드러기는 아닙니다.

이제 좀 나아졌다고 느낍니다. 두드러기를 받아들였습니다. 항히스타민제는 포기했습니다. 10년 동안 매일 밤 그것을 복용했는데도 아무 변화가 없었습니다. 내가 많이 아끼는 사람들에게는 이 문제를 설명합니다. 나를 정말로 좋아하는 사람들은 이해합니다. 그렇지 않은 사람들은, 글쎄요, 상관없습니다. 나 스스로에게 그리고 나를 사랑하는 가까운 사람들에게는, 이제 괜찮습니다.

어떤 질병을 받아들이는 일은 길고도 어려운 과정입니다. 수많은 굴곡으로 가득하고 곧게 뻗은 길이 거의 없는 과정, 의문만 가득하고 확실한 것은 거의 없는 그런 과정입니다. 나는 증상들을 식단에, 과로에, 스트레스에 그리고 시간과 여가에 관련지어 보려했습니다. 오늘까지의 과정을 되돌아보면, 수많은 이론, 개념, 가설들을 살펴보았고, 수많은 진료, 취소, 검사들도 있었습니다. 때로는 내가 옳은 길을 걸어왔는지 회의가 들 때도 있습니다. 올바르게 걸어왔다고 말할 수도 있고, 다른 길로 갈 수도 있었을 것입니다. 아마도.

요즈음은 평화롭게 살 수 있습니다. 질환을 받아들이긴 하였지만 그래도 내가 성자는 아닙니다. 아직도 몇몇 일은 할 수 없습니다. 파도가 부서지는 자갈밭 위를 어떻게 걷는지도 잊었습니다. 미래의 두드러기 치료는 쉽고, 빠르며, 안전하고, 통증이 없을 것이라고 상상해 봅니다. 우리는 희망합니다. 언제나 희망은 있습니다……. 비록 내게 해당되는 일이 아닐지라도, 다음 세대 혹은 그다음 세대에서 이루어질 수도 있습니다. 정말로 나는 확신합니다. 우리가 이 병을 퇴치할 방법을 반드시 찾아낼 것이라고. 오늘이든 내일이든……."

환자이면서 의사라는 두 역할이 분명하며 강력하다. 수없이 받아온 검사들을 놀랍게도 모두 기억해 내고 그 뒤에 숨겨진 약간의 모순도 느끼면서 언젠가는 이 병을 치료할 수 있는 방법을 만날 수 있다는 희망을 결코 멈추지 않고 두드러기와 오래도록 함께 살아가는 기술을 점차 터득하고 있다.

의사-환자 대면 이야기

질환 그리고 질환의 과정은 의사-환자 관계를 통해서도 드러난다. 환자들의 증상은 의사들의 의학적 지식을 통해 해석되어 마침내 진단에 이르게 되고 치료방침이 결정된다. 환자에 대한 의사들의 작용은 다시 환자 경험을 통해 환자들의 이야기에 영향을 미친다.

이 독특한 측면과 관련해서, 컬럼비아 대학교의 임상의사이며 이야기의학 창시자인 리타 샤론(제1장 참조)은 의료인들이 자기 환자와의 개인적 경험을 추적할 수 있는 새로운 도구를 도입하기로 결정하였다. '병행기록(parallel chart)'이라고 불리는 이것은 문자 그대로 병행하여 작성하는 기록이다. 그녀는 이렇게 설명한다. "그래서 나는 '병행기록'을 고안하였습니다. 나는 학생들에게 병원차트에 매일 기록을 남기라고 말합니다. 여러분은 보통 3, 4 혹은 5명의 환자들을 볼 것인데, 매일 이들의 차트에 기록합니다. 여러분은 무엇을 기록해야 할지 정확히 알고 있습니다. 엄격하게 미리 정해져 있습니다. 그러나 병원차트에 기록하도록 되어 있지는 않지만 환자들의 치료에 매우 중요한 것들이 있습니다. 이런 것들도 어딘가에 기록해 두어야 합니다. 만약 여러분이 전립선암을 앓고 있는 노인을 치료하고 있는데 그 환자를 보고 같은 병으로 돌아가신 할아버지가 생각난다면, 그 환자의 방에 갈 때마다 여러분은 눈물을 흘릴 것입니다. 여러분의 상실에 대해, 여러분의 할아버지를 위해 눈물을 흘릴 것입니다. 말했다시피 이런 일을 병원차트에 기록할 수는 없습니다. 내가 허락하지 않을 것입니다. 그러나 기록을 해 두긴 해야 합니다. 왜냐하면 이런 일은 여러분이 의사가 되는 과정에서 여러분 스스로 경험하는 중요한 부분이기 때문입니다. 기록할 때에만 자신이 무엇을 생각하는지 알게 됩니다. 무엇을 생각하는지 아는 유일한 방법, 나아가 무엇을 경험하는지 아는 유일한 방법은 여러분의 생각이 언어의 지위를 획득하게 하는 것뿐입니다. 그리고 글쓰기가 말하기보다 낫습니다. 이 차트를 고안했을 때 이렇게 생각했습니다. 자신의 느낌에 대해 그리고 환자에 대해서 기록하도록 하면 학생들은 어떻게든 환자들을 반영하게 될 것이라고."(Charon, 2008)

의사들은 환자들이 질환 이야기를 만들도록 격려하는 중요한 역할을 맡을 수 있다. 가정의 존 로너(John Launer)가 지적하듯이, 의사들은 자신들의 스토리를 만들고 구성할 수 있고, 바로 이렇게 함으로써 환자들이 대처/극복을 잘하고 나아가 개인적으로 성장하도록 도울 수 있다(Launer, 2006).

의사들의 일기가 유용하게 쓰였던 흥미로운 사례가 중환자실에서 있었다. 중환자실에서 환자들은 자주 기억상실, 악몽과 망상을 겪는다. 어떤 경우에는, 불안, 우울 혹은 외상 후 스트레스를 겪기도 한다. 이런 경우 일기는 '기억의 틈새를 메울' 수 있고 심리적 회복을 촉진할 수 있는 도구가 될 수 있다(Aitken et al., 2013). 다양한 전문분야 의료팀들이 쓴 일기를 이용한 이야기의학은 잘 시행되기만 하면 생사의 갈림길에 있던 환자가 의식을 되찾고 지난 일을 기억하기 시작하는 단계에서 의료진과 환자 모두를 도와줄 수 있다. 일기를 이용해 중환자실에 있는 환자들이 장기간의 진정상태로 인한 심리적 상처를 극복하도록 도와준 흥미롭고 성공적인 경험들이 미국과 북유럽에서 보고되고 있다.

일기는 환자 돌보미, 간호사 그리고 의료팀의 다른 구성원들에 의해서도 작성될 수 있다. 대단히 위험한 일을 겪고 회복하는 과정에서 환자들은 자신들의 경험에 관한 스토리를 읽으면서 자신에게 무슨 일이 일어났었는지 이해하게 되고 이를 통해 오래 남을 수도 있었을 충격을 최소화할 수 있다.

거대 스토리—메타이야기

개인 이야기들의 배경에는 언제나 건강한 몸과 질병상태의 몸에 대한 사회문화적 이해를 표현하는 거대 이야기들이 있다. 이 이야기들은 주로 인류학적 관점에서 특정한 '인간 신체와 치료방법'을 기술하는 방식에 초점을 맞춘 에세이들이다. 이러한 영역의 전문가들 중에는 이전에 소개한 미셸 푸코(Michael Foucault)와 아서 클라인만(Arthur Kleinman)이 있다. 또한 바이런 굿(Byron Good)도 기억하고 싶다. 이 의료인류학자는 의학이 인간의 신체와 질병에 대한 과학적 설명을 제공할 것이라는 주장에 이의를 제기한다. 그는 서양의학이 자연의학의 믿음들을 단순히 미신으로 치부해 버린다고, 그렇게 함으로써 실제 환자의 내면에 있는 믿음과 가치를 무시하고 파악하지 못하여 결과적으로 환자와 의료진 사이에 진정한 관계를 맺을 수 없게 만든다고 생각한다. 이렇게 빈약해진 시각은 서양의료의 다양하고 실천적인 측면을 간과하여 다른 전통 치유법과의 유사성을 가려버리고 있다고 주장한다(Good, 1994). 그는 의료인류학에서 문화이론의 위치에 대한 연구를 계속하고 있는데, 특히 이야기 기술을 이용해서 문화가 정신질환과 고객-개업의 관계를 형상화하는 방식에 주목하고 있다.

또 하나의 장르

마지막으로, 이 네 가지 범주에 더해서, 개인적 스토리들에 기반을 둔 다섯 번째 범주를 추가하고 싶다. 자발적으로 시간을 내어 사랑하는 사람을 도와주는 돌보미들이 기술한 스토리들이다. 질환의 부담은 환자에게만 영향을 주는 것이 아니라, 환자와 가까운 가족의 핵심 구성원들에게도 큰 영향을 미친다. 돌보미들의 스토리를 읽는 것은 공감을 발전시킬 수 있는 강력한 과정이다. 또한 의료 시스템이 환자뿐만 아니라 돌보미들에게도 관심을 가져야 한다고 생각하게 만드는 매우 중요한 과정이기도 하다. 그들의 이야기에는 다른 곳에서 다르게 살았다면 하는 '가능한 다른 삶'에 대한 안타까움이 있다. 하지만 동시에 그들이 환자 옆에 머물러 있게 하고 상황에 대처하도록 도움을 준 원동력인 사랑의 얼굴도 있다. 사랑의 에너지를 통한 극복은 다음 장의 주제가 될 것이다.

☑ 참고문헌

Aitken L, Rattray J, Hull A, Kenardy J et al (2013) The use of diaries in psychological recovery from intensive care. Crit Care 17:253

Bury M (2001) Illness narratives: fact or fiction? Sociol Health Illn 23(3):263–285

Caesar C. De Bello Gallico

Charon R (2006) Honoring the stories of illness. Oxford University Press, New York, NY

Charon R (2008) From inside out: interview with Rita Charon. www.mainehumanities.org

Dante A. De vulgari eloquentia, cen XIII. A special acknowledgment to Francesco Varanini for his interpretation of the Tower of Babel in Dante. http://www.bloom.it/vara68.htm

Dasgupta S, Charon R (2004) Personal illness narratives: using reflective writing to teach empathy. Acad Med 79(4):351–356

Frank A (1995) The wounded storyteller. The University of Chicago Press, Chicago

Good B (1994) Medicine, rationality and experience: an anthropological perspective. Cambridge University Press, Cambridge

Hurwitz B, Greenhalgh T (1999) Why study narrative? West J Med 170(6):367–369

Kalitzkus V, Matthiessen P (2009) Narrative-based medicine: potential, pitfalls, and practice. Perm J 13(1):80–86

Launer J (2006) New stories for old: narrative-based primary care in Great Britain. Fam Syst Health 24(3):336–344

Miselli V (2013) Differenti Storie di Diabete. Aliberti Editore, Reggio Emilia

Shapiro J (2011) Illness narratives; reliability, authenticity and the empathic witness. Med Humanit 37:68–72

Sonntag S (1978) Illness as metaphor, Newsweek, and reedited by Penguin Books in 2002

https://www.nlm.nih.gov/. . ./video/58_1_trans.html (2008)

5

환자 이야기,
성공적 대처를 위한 탐침

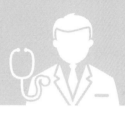

불쌍한 에코는 나르시수스로부터 무시당했다. 이 미남 청년은 숲에 사는 모든 존재를, 모든 님프와 청년들을 얕보았다. 에코는 한 번도 자신의 목소리를 가지지 못하고 다른 사람들이 하는 말만 반복할 뿐이다……. 나르시수스의 잔인함에 희생된 또 다른 당사자인 네메시스는 제우스에게 기도했다. 결코 손에 넣을 수 없는 누군가를 나르시수스가 사랑하게 해 달라고. 그 기도는 응답을 받았다. 나르시수스는 샘물에 비친 자신의 모습을 사랑하게 되었고, 갈증과 배고픔과 수면부족으로 마침내 죽고 만다. 끝내 강물로 뛰어들어 봄철에 피는 우리 모두가 잘 아는 그 아름다운 노란색 꽃, 수선화가 되었다. 우리에게 잘 알려져 있지 않은 일은 에코가 동굴 속에서 뼈만 남은 깡마른 여자가 되어 자신이 듣는 말의 마지막 단어나 음악의 마지막 선율만을 반복하는 목소리로만 남아 계속 살아가야 했다는 사실이다(『변신』의 원본에서 따옴).

– 오비디우스(로마의 시인; 43BC~17AD?)

오비디우스(Ovid)의 작품에서 발췌한 이 부분은 두 가지 상반된 인격을 그리고 있다. 한편에는 세상을 향한 외향성이 전혀 없는 나르시수스가 있고, 다른 한편에는 주위의 다른 사람들에 의해 짓밟혀 자기-정체성과 사적 마음의 틀을 가지지 못한 에코가 있다.

하지만 신화 속의 이 두 인물은 모두 불안정하게 변화되고 깨져 버린 불균형 상태를 극복하지 못한다. 다시 말해, 변화된 의식 상태, 즉 미친 열정에 빠져 있다는 말이다. 에코는 인간관계에서 인격이 완전히 상실된 상태를 상징한다. 주장도 없고 공격성도 없다. 그녀는 오로지 수동적이기만 한 유약한 소녀이며, 번(Berne)이 교류분석에서 정의하듯 굴복된 아이(Berne, 1972), 자기 생각을 전혀 가지고 있지 않은 존재이다. 그녀는 나르시수스를 향한 엄청난 열정에 압도되어 있고, 자신을 파괴시키지 않고는 그의 침묵에 대처할 방법을 생각해 낼 수 없다는 감정에 압도되어 있다. 그들의 스토리는 어느 편에서 보아도 고립주의의 드라마이다. 두 사람 모두 일말의 합리성도 가지지 못한 채 미치도록 아픈 사람들이다. 에코에게 진정한 변신은 독립적인 사고와 말로 자신을 변모시켜 자신의 신체를 지키는 것이고, 나르시수스에게 진정한 변신은 처음으로 다른 사람들의 말에 귀 기울이는 것, 독백을 그만두고 대화의 장으로 들어가는 것이다.

우리는 신화를 이용해 인간을 그리고 인간 행동의 다양한 양상을 선명하게 분석할 수 있다. 신화의 인물들은 인간의 약점에서 영감을 받아 구축되었고, 에코와 나르시수스도 그러하다. 하지만 흥미롭게도 나르시수스 증후군이 문학에 잘 기록되어 상대적으로 많이 알려진 반면, 에코 증후군에 대해서는 훨씬 덜 알려져 있다. 아마도 이해하기가 더 힘들어서 그럴 것이다.

앞에서 언급했듯이, 여기서 핵심 문제는 대처/극복(coping)이다.

대처란 개인적인 문제들과 개인 간의 문제들을 해결하려는 의식적인 노력, 스트레스나 갈등을 정복하고, 최소화하는 혹은 참아내는 의식적 노력으로 정의된다. 그러나 카버(Carver)가 보고한 것처럼, 대처의 효과는 스트레스 요인의 종류(질병의 시작, 사랑하는 사람의 죽음, 실직뿐 아니라 성격 특성 등)에 따라 다를 뿐만 아니라, 낙관주의, 외향성, 새로운 경험에 대한 개방성, 유쾌함과 의식 같이 대처와 관련된 긍정적 지표들에 의해서도 좌우된다(Carver & Connor-Smith, 2010). 반면에, 강박적 사고를 지닌 신경과민증은 대처를 어렵게 만드는 요소이다. 그러므로 성격이 바로 스트레스 유발인자들과 맞서 싸우기 위한 대처전략을 활성화시키는 핵심요인이다. 성격 이외에도 대처는 질환이 시작되고 유지되는 단계들과 관련된 여러 사회적 요인들에 의해서도 영향을 받는데, 그 시작 지점에 의사소통의 문제가 있다. 신화에서 짝꿍인 나르시수스와 에코는 서로 말을 할 수 없었고, 서로 공유할 수 없었고, 자신들의 성품을 표현할 수 없었기 때문에, 이어지는 그들의 행동에 의해 스스로 좌절하여 끝내 실패했던 셈이다.

로드와 쿠마(Lord & Kumar)의 연구는 다양한 민족적 배경을 가진 환자들의 결과를 비교하면서 의사소통의 역할을 강조했다. 영국의 인도 이민자들은 영국 백인들에 비해 대처능력이 덜 활성화되어 있었다. 이는 의사소통의 어려움과 언어적 장벽 때문일 가능성이 크다. 이러한 어려움 때문에 이들은 외향적으로 행동할 가능성이 적었고, 인도인 공동체 바깥의 사회 전반이나 돌봄 제공자들과 질환의 짐을 충분히 공유하기 어려웠다(Lord et al., 2013).

대처에 부정적 영향을 미치는 다른 사회적 요인들 가운데에는 절망감, 무력감, 운명론, 회피 그리고 부정 등이 있다. 이 연구의 결과, 기본적으로 이러한 부정적 대처전략들을 사용하면 우울증이 생길 가능성이 높아졌다. 그러나 실제로 이런 요소들이 어느 정도일 때 대처가 가능할지에 대해서는 아직까지 일치된 견해가 없다. 메드라인(Medline; *생물의학 및 생명과학저널 인용 데이터베이스)의 한 평론에서 이러한 측면을 다룬 수많은 연구에 대해 종합적 검토를 진행하였는데, 그 결과, 연구에 사용된 방법의 차이 때문에 연구 결과들을 모든 상황에 일반화할 수 없다는 사실을 밝혀냈다. 카버(Carver)가 밝혔듯이 모든 연구는 주로 제한된 항목들로 이루어진 엄격하고 정량적인 질의서를 통해 조사를 진행했다. 실제로 그의 「간편화 대처 질의서(Brief Cope Questionnaire)」를 사용한 연구 결과들을 보면 공동체들 사이에 완전히 다른 양상이 나타남을 확인할 수 있었다(Valvano, 2013). 이야기는 정량적 질의서가 포착하기 어려운 공통된 패턴이나 패턴들 안에 딱 맞아떨어지지 않는 실제 차이들을 조사하는 데 유용한 수단이 될 수 있다.

다발성경화증 환자들을 대상으로 한 연구에서, 참가자들에게는 표준 「간편화 대처 질의서」와 열린 이야기 서식(어떤 플롯도 주어지지 않은)이 함께 제공되었다. 여기에 환자들이 자신의 질환에 대해 진단 당시부터 지금까지 그리고 미래도 상상하면서 자세하게 서술하도록 하였다. 카버의 대처 연구에 기반을 둔 「간편화 대처 질의서」에는 다음과 같은 변수들이 포함되어 있다.

주의산만, 적극적 대처, 부정, 물질 사용, 감정적 지지 사용, 도구적 지지 사용, 행동일탈, 감정 터트리기, 긍정적 재구성, 계획세우기, 유머, 받아들이기, 종교, 지기비난.

　스토리의 전체적 혹은 부분적 전개에서 일관되게 긍정적 서술을 한 환자들 중에서 「단순화 대처 질의서」 검사에서도 긍정적으로 답했던 경우는 49%였다. 이러한 결과는 정량적 측정 수단에서 참가자들이 자신의 대처 능력을 판단할 때 엄격한 기준을 적용하기 때문에 부정적 결과가 수집되는 경향이 있음을 보여 준다. 반면, 자유롭게 작성한 이야기(이에 대해서는 아직까지 측정방법이 부족한)는 개별 참가자가 각자의 내적 능력과 자원에 대해 생각해 보도록 권장하기 때문에 다른 결과, 즉 더 '낙관적인' 결과들이 나타난다. 이야기는 참가자들을 자극해서 더 넓은 의미에서 생각하도록, 질병과 더불어 사는 자신의 현재와 미래를 더 나은 관점에서 바라보도록 그리고 엄청난 양의 내적 자원을 인식하도록 격려한다. 이러한 것들은 사람들의 자유로운 표현을 허용하지 않는 질의서의 공식적 스타일과 서식을 통해서는 얻어 낼 수 없는 것들이다.

　대처와 관련해서 스트레스 유발 사건을 논할 때 우리는 대상을 환자에 국한하지 않고 매일매일 질병과 대면해야 하는 돌보미들의 세계도 포함했다. 최근까지 돌보미들의 스트레스 측정은 「돌보미 자가측정 질의서」(Epstein-Lubow et al., 2010) 같은 표준 질의서를 통해 인정할 만한 과학적 관점에서 측정해 왔다. 참여자가 스스로 작성하는 18개 항목으로 된 이 조사서는 미국의사협회(American Medical Association: AMA)가 설계하여 만성 질환을 가진 노인환자가 병원에 올 때 동행하는 가족 돌보미들의 스트레스를 측정하기 위한 도구로 의사들에게 제공되었다. 가족 돌보미들은 일련의 문장들(예를 들어, '지난 몇 주간, 난 완전히 지친 듯하다.' 혹은 '지난 몇 주간, 난 일과 가족에 대한 책임 사이에서 갈등을 겪었다.')에 대해 '예.' 혹은

'아니요.'로 답을 한다. 어떤 항목에서는 자신들의 스트레스 수준을 1~10 사이에서 평가하게 하고, 다른 항목에서는 자신들의 현재 건강에 대한 생각을 1년 전과 비교하여 평가하게 한다. 이렇게 간단한 점수 체계를 통해 가족 돌보미들은 결과를 점수화하여 자신들이 스트레스를 많이 받고 있는지 여부를 파악한다. 스트레스가 매우 높게 나타나는 경우 돌보미들은 의사를 찾아가 진찰을 받고 돌보미 지원 서비스를 받으라는 제안을 받는다.

이 모든 것은 이야기의학과 어떤 관계가 있는가?

이야기의학은 환자가 질환과 더불어 살아가는 일상의 경험을 탐구하는 수단이다. 이야기의학은 또한 환자의 돌보미와 의료진처럼 질환과 관련된 다른 대상들에게도 똑같이 적용될 수 있다. 이야기의학은 표준화된 질의서와 전혀 다른 방법을 사용해서 환자와 가족들이 질환에 대해 어떻게 생각하고 느끼고 행동하는지를 좀 더 넓고 깊게 이해하고자 한다. 환자와 돌보미들이 자신의 스토리를 적을 때 그들은 스트레스 수준(스트레스 유발인자)을 그리고 대처 전략의 유무, 즉 적응적인 대처를 하는지 아니면 부적응적인 대처를 하는지를 당연하게 언급할 것이다. 환자들의 스토리를 읽으면 이러한 것들을 분명하게 파악할 수 있는데, 생각, 느낌, 행동에서 변화가 일어나는 스토리와 아무런 변화가 없는 이야기를 구분할 수 있다. 두 번째 부류의 스토리들에서는 아무런 변화가 일어나지 않는데, 자기 자신에게만 고착된 삶을 반영하는 이 스토리들에서는 질병이 발생했을 때 처음 진단에 대해 들으면서 겪은 마음의 상처 이후 아무런 변화를 보이지 않는다.

심각한 상황이라는 진단을 들으면 그 즉시 건강의 균형이 깨진 다는 사실은 잘 알려져 있다(Greenhalgh & Hurwitz, 1999). 수집된 스토리들의 대다수(85%)에서 확인할 수 있는 것처럼, 질병에 대해 듣게 되면, 특히 그것이 만성적이고 치명적인 경우, 환자들은 슬픔과 두려움을 느끼게 된다. 이와 같이 균형이 깨지면서 생기는 심리적 상처는 급성 질병에서 만성 상태에 이르기까지 수없이 다양한 질병에 대해 쓰인 글에서 명확하게 나타난다. 반면에, 말뜻분석 결과를 살펴보면, 나머지 15%의 스토리들에서는 괴로움이나 슬픔을 찾아볼 수 없다. 시간이 지나면서, 우리는 대처를 활성화하고 변형 시키기도 한다. 처음에는 다가올 미래에 대해 아무런 희망을 가질 수 없다고 서술한 사람들이 나중에는 활성화된 사고와 감정 그리고 행동을 통해 결함 상태와 심한 장애에도 불구하고 다시 미래를 꿈꾸기 시작할 수 있었다고 말한다. 이와 같이 질환과 더불어 사는 삶을 기록한 자서전적 스토리들은 긍정적 대처로 나아가는 변화를 분명하게 보여주었고, 외향성, 의식, 개방성, 호감 그리고 유쾌함을 보여 주고 있다.

우리 연구팀이 시행하여 2014년 유럽혈액학회 회의에서 발표한 이탈리아의 전국적 연구에서, 환자와 가족들의 삶의 질에 지대한 영향을 미치는 골수섬유증(myelofibrosis; *골수 등에서 조혈모세포의 비정상적 클론이 과증식하여 발생하는 골수/혈액암) 환자의 돌보미들을 대상으로 그들이 작성한 「자가측정 돌보미 질의서」와 그들의 스토리 플롯을 분석하였다. 연구 대상은 총 98명의 돌보미들이며, 모두 환자의 가까운 가족(아들, 딸, 형제자매; 남자 45%, 여자 55%, 평균 연령 55세)이었다. 돌보미들에게 먼저 미국의사협회의 「돌보미 자가측정 질의서」에 답한 후 다음으로 자신들의 경험에 대한 글을 작성하도록 하였다. 구조화된 질의서의 결과에 따르면, 87%의 돌보미들이 질병의 결과로 높은 수준의 스트레스를 받아 대처 과정에 잘 참여하지 못한다고 답변하였다.

그러나 스토리들을 직접 읽고 난 후 말뜻분석 소프트웨어를 이용하여 분석한 결과는 53%가 적극적으로 자신들의 상황에 잘 대처하고 있었다. 스토리에서 관찰된 성공 요인들은 책임감, 애정 그리고 의료진이나 친구 혹은 동료들에게 의지할 수 있는 가능성이었다. 이와 같이, 처음에 스트레스에 대한 AMA 「돌보미 자가측정 질의서」에 기반하여 스트레스를 많이 받을 가능성이 높은 사람들로 여겨졌던 돌보미들의 수가 실제로는 그렇게 많지 않을 수 있음이 드러났다. 왜냐하면 이야기들에서는 돌보미의 60%가 대처 과정을 더 잘 해낼 가능성이 높은 성격을 보여 주었기 때문이다. 그것은 무엇보다도 다른 사람들과 비애와 슬픔을 나누는 능력이 보강된 외향적 성격이었다(Marini, 2014).

사실 대처에 중요한 핵심 요소는 양심, 즉 개인의 합리적이고 도덕적인 부분들과 관련된 책임감과 의무감이다(교류분석에 의한 '성인', 교류분석에 의한 '규범적 부모', 더 이상의 설명은 용어해설 참조). 이야기들을 분석해 보면, 다른 사람들과 공유하지 못하고 자신을 개방하지 못하는 사람, 불평만 계속하는 사람 그리고 자기 세계에만 푹 빠져 있는 사람들은 대처 과정을 잘 겪어 내지 못할 가능성이 높다. 반면에, 사랑하는 사람에 대한 진단을 처음 들었을 때 일어나는 실존적인 슬픔과 두려움에서 출발하여 변화하고자 하는 태도를 보이는 사람들은 더 잘 대처할 수 있으며, 이러한 태도가 스스로를 희망으로 이끌어 장차 겪어야 할 일을 침착하고 평온하게 대면할 수 있게 한다.

고려해야 할 또 하나의 중요한 요소는 관계이다. 특히 장기간에 걸쳐 스트레스를 받아야 하는 만성적 상황에서는 더욱 그러하다. 일반적으로 가장 훌륭한 대처는 개방적이고 친밀하며 진정한 관계, 논쟁과 토론을 통한 타협이 가능한 그런 관계에서 시작된다.

||||||||||||
사랑, 극복을 위한 연료

돌보미들의 이야기를 살펴보면, 가장 강력한 대처/극복 요인들 중 하나는 사랑이었다. 그러나 대처에 대한 과학적 문헌에서는 사랑이 언급된 적이 거의 없다. 구조화된 질의서에 "1에서 10까지 점수 사이에서, 당신은 ……을 얼마나 사랑합니까?"와 같은 질문을 넣는다면 참으로 이상하게 들릴 것이다. 이런 항목을 인정할 과학 공동체도 없을 것이다. 반면에 이야기는 돌보미들이 자유롭게 자신을 표현할 기회를 준다. 자신들의 가장 깊은 감정을 서술하고, 내적 감정과 생각을 보호하면서도 동시에 표현하지 못하게 하는 사회적 마스크를 벗어 던질 기회를 준다. 앞에서 의사들의 서술 스타일을 분석하며 살펴보았듯이, 사랑은 과학적 출판물에서 매우 위험한 용어이다. 놀라운 것은 이러한 금지가 '마음(psyche)' 전문가들에게까지 확장되고 있다는 사실이다. 사랑이라는 단어는 사용이 금지되고 그 대신 상호의존성, 접속, 유대, 관계와 같은 용어가 사용되고 있다. 이러한 중립적 용어들은 질병과 맞서 싸우는 상황에서 어려움을 이겨내고 긍정적으로 대처하는 태도를 가질 수 있도록 하는 사랑의 에너지가 가진 추진력을 제한한다. 사실 우리 사회에서는 사랑을 자유롭게 말할 수 있는 공간이 그리 많지 않다. 영화, 허구, 음악, 소설, 종교 혹은 뉴에이지 문학 등을 통해 이루어지는 오락의 세계에서만 가능하다. 이 영역들을 벗어나면, 이 단어는 너무 '무서워서' 과학적 문헌에서 돌봄 과정의 일부로 허락되지 않는다.

의식이 동반된 사랑은 원동력이 되어 처음에 발생한 의사소통의 부재(여기서 환자는 자신의 질환에 너무 놀라 말도 못하고 소통도 못하는 나르시수스, 돌보미는 무슨 말을 해야 할지 어떻게 행동해야 할지 모르는 연약한 에코라고 할 수 있다.)를 넘어, 단절된 관계를 활성화하고 내향적 시스템을 변형시켜 그 안에서 사람들이 반응하고 대처하는 외향적인 시스템으로 변화시킬 수 있다. 우리는 감히 나르시수스와 에코의 슬픈 이야기의 결말을 바꿀 수도 있을 것이다. 허니문에 대해 상상하자는 것이 아니라, 단지 그들 간의 더 건강한 대화를 상상해 보자는 것이다.

‖‖‖‖‖‖‖‖‖‖‖‖
기쁨의 노래, 낙천주의를 향하여

카버가 강조하였듯이, 대처를 위한 또 다른 원동력은 낙천주의적 경향이다. 요즘에는 낙천주의가 과연 좋은 속성인가 아니면 살면서 부딪치는 어려운 도전들을 과소평가하게 할 수도 있는 현실 세계에 대한 맹목적인 순진함인가에 대해 약간의 논쟁이 있다. 우리 두뇌에서 어느 부분이 낙천주의적 뇌이고 어느 부분이 비관주의적 뇌인지 설명하는 데 신경과학이 도움을 준다. 탈리 샤롯(Tali Sharot; *런던 대학교의 실험심리학과 교수. 인간의 낙관론에 대한 신경 토대를 발견한 것으로 유명함)은 『네이처(Nature)』(*1869년에 처음 출간된 영국의 다분야 과학저널)에 게재한 글에서 다음과 같이 말한다. "인간들은 아무 근거가 없는 경우에도 미래에 긍정적인 사건이 일어날 것이라고 기대한다. 예를 들어, 사람들은 누구나 평균보다 더 오래 더 건강하게 살 것이라고 생각한다. 이혼할 가능성을 과소평가하고 직업 시장에서 성공을 거두어 번창할 가능성을 과대평가한다. 우리는 우리의 두뇌가 어떻게 이와 같이 만연한 낙천주의적 편견을 일으키는지에 대해 조사하였다. 우리는 이런 경향이 긍정적인 미래의 사건을 상상했을 때 부정적인 것을 상상했을 때에 비해 편도체(amygdala)와 부리 모양의 전방 띠모양 피질(rostral anterior cingulate cortex)에서 증강된 활성화가 특이하게 나타나는 것과 관련이 있다고 보고하였다. 이런 결과는 낙천주의 편견을 매개하는데 감정부위를 통제하는 뇌 부위가 중요한 역할을 할 가능성을 시사한다. 뇌의 이 부위는 우울증이 있을 때 불규칙성이 나타나는 바로 그 구역이며, 우울증은 비관주의와 관련이 있다고 생각된다. 개인들 간의 차이를 고려해도 부리 모양의 전방 띠모양 피질의 활성도는 낙천주의 기질과 상관관계가 있었다. 이처럼 두뇌는 긍정적인 미래 사건을 투영하는 데 관여하는 것으로 보인다. 따라서 감정적인 그리고 자서전적인 정보를 효과적으로 통합하고 조절하면, 건강한 사람도 긍정적인 미래 사건을 미리 그려 볼 수 있을 것으로 생각된다. 그리고 이것이 낙천주의적으로 사는 방법일 수 있다." (Sharot et al., 2007)

다른 연구에서 그녀는 이렇게 설명한다. "우리는 집단적으로는 더 비관적이 될 수 있다. 우리나라의 미래에 관해 혹은 우리 지도자가 교육을 향상시켜 범죄를 줄일 능력이 있는가 같은 문제에 대해 더 비관적으로 생각할 수 있다. 하지만 우리 개인의 미래에 대해서는 그와 반대이다. 개인적 낙천주의가 놀라울 정도로 계속 살아 숨쉬고 있다. 2007년에 시행한 조사를 보면, 응답자의 70%는 현재의 일반적 가정이 그들 부모 세대의 일반적 가정보다 덜 성공적이라고 대답했다. 하지만 자기 가족의 미래가 낙관적이라고 대답한 응답자는 76%였다. 지나치게 긍정적으로 가정하면 재난 수준의 잘못된 계산을 할 수 있다. 건강검진을 받지 않고, 썬크림을 바르지 않고, 저축계좌를 개설하지 않고, 나쁜 투자에 농장을 걸 가능성이 높다. 그러나 낙천주의적 편견은 우리를 보호하고 고무시키기도 한다. 가장 가까운 곳에 있는 안전지대로 잠시 몸을 숨기기보다 좀 더 앞으로 계속 나아가게 한다. 낙천주의가 없었다면, 우리 조상들은 감히 자신의 종족을 벗어나 나아가는 모험을 결코 하지 않았을지 모르고 그래서 우리 모두는 아직도 동굴 안에서 함께 옹기종기 둘러앉아 빛과 열을 꿈꾸며 살고 있을지도 모른다(Sharot, 2012).

앞으로 나아가려면 우리는 다른 현실적 대안을 더 나은 현실을 상상할 수 있어야 하며, 우리가 그러한 현실을 성취할 수 있다고 믿어야 한다. 그러한 믿음은 우리가 우리의 목표를 추구하고자 하는 동기를 갖도록 도와줄 것이다. 일반적으로 낙천주의자들은 더 오래 일하고 더 많이 얻는 경향이 있다. 이러한 사람들이 이혼할 가능성이 적은 것은 아니지만, 재혼할 가능성은 더 많다. 사무엘 존슨(Samuel Johnson, 1709~1784; *영국 문학에 많은 기여를 한 영국의 작가, 시인, 극작가, 수필가, 문학 비평가, 전기 작가)이 말했듯이, 이러한 행위는 경험에 대한 희망의 승리이다. 비록 이러한 '더 나은 미래'가 종종 환상이었다고 결론지어지기도 하지만, 그래도 낙천주의는 현재의 상황에 분명한 도움을 준다. 희망은 우리 마음을 편안하게 만들고 스트레스를 줄여 주며 신체적 건강을 개선시켜 준다. 심장병 환자들을 연구한 연구자들은 낙천주의자들이 낙천적이지 않은 환자들에 비해 비타민 섭취를 잘하고 저지방식이요법과 운동요법도 잘 지켜서 전체적으로 관상동맥질환 위험을 감소시킨다는 사실을 알아냈다. 그리고 암환자들을 대상으로 한 연구에서, 60세 미만의 비관론자들이 진단 당시 건강상태와 연령이 비슷한 비관적이지 않은 환자들과 비교했을 때 8개월 이내에 사망할 가능성이 상대적으로 높았다는 사실이 밝혀졌다.

과학적 근거들이 점점 쌓여 가면서, 진화에 의해 낙천주의가 인간의 두뇌 안에 고착된 듯하다는 결론에 이르게 된다. 낙천주의에 관한 과학은 예전에 원기회복과 미소띤 얼굴을 가진 지적으로 수상한 분야라고 비난받은 적이 있었지만, 이제는 인간 의식의 작동을 엿볼 수 있는 새로운 창을 열어 주고 있다. 낙천주의 과학이 보여 주는 것을 통해 심리학도 혁신될 수 있다. 우리의 뇌가 단순히 과거에 의해 새겨지기만 하는 것이 아니라 미래에 의해 끊임없이 형태를 갖추어 간다는 근거들이 이 분야에서 계속 쌓여 가고 있기 때문이다."(Sharot, 2012)

내 인생에서 얻은 가장 훌륭한 교훈 중 하나를 나는 하반신마비와 사지마비 환자들을 위한 이탈리아 연맹의 전 회장님과 가졌던 대화에서 얻었다. 그때는 우리가 이 장애의 부담을 평가하기 위한 사회경제적 연구를 막 시작하려던 시점이었다. 그는 나를 부르더니 아주 격앙된 어조로 말했다. "'부담'에 관한 무엇이라고요? 우리 하반신마비인들과 사지마비인들은 짐이 되고 싶지 않습니다. 사회에 짐이라고 느끼고 있지도 않습니다." 그 용어는 경제적 언어에서 따온 것이며 이런 유형의 경제연구를 정의하고 돌봄비용을 평가하기 위한 표준적인 방법이라고 그에게 설명했다. 우리는 마침내 화해의 지점에 다다랐고, 하반신마비와 사지마비 상태의 사람들의 부담과 자원들을 평가하려고 한다는 사실을 제목에 기록하여, '척수손상을 입은 사람들의 욕구, 비용과 자원'이라고 정했다. 그는 과거에도 그리고 지금까지도 엄청나게 낙천주의적이고 쾌활한 사람이다. 그러나 이것은 장애와 질병의 상황을 대면하는 낙천적인 내면의 자원에 대한 수많은 이야기 중 하나에 불과하다. 환자들의 이야기 속에는 너무나 많은 낙천주의 불꽃이 있다. 일부 의사들이 결과적으로 충분히 참작하지 않은 그런 불꽃 말이다. 이런 의사들이 낙천주의 불꽃을 고려하게 되면 일어날 수 있는 방어의학의 유혹을 예방하고 좀 더 객관적으로 진실을 볼 수 있으리라는 것은 의심의 여지가 없다. 하지만 환자들이 스스로에게 말하고 있는 이런 유형의 '해피 엔딩 이야기들'이 무시되고 있다는 사실 역시 현실이다.

언젠가 어떤 이야기의학 학회에서 이야기의학이 내적 슬픔과 비애를 만들어 내고 있다는 말을 들은 적이 있는데, 이 말은 이야기의학을 너무 축소 해석한 것이다. 물론 우리는 어쩔 수 없이 인간의 한계에 대면할 수밖에 없다. 하지만 이야기의학이 애도에만 초점을 맞추고 있지는 않다. 질환 경험이 우리에게 가르쳐 주는 것을 넘어서서 낙천적인 행동에도 초점을 맞추는 일이 너무나 중요하기 때문이다. 바로 이러한 이유로 우리는 대처/극복에, 스스로를 더 이상 불쌍히 여기지 않는 것에, 연못에 비친 자신의 아름다움에 압도되어 고개를 숙이고 있는 나르시수스와 찾기 어려운 동굴로 달아나 사라져 버리는 에코로부터 벗어나는 것에 많은 관심을 기울이고 있다. 긍정적인 태도가 이야기의학의 이러한 여정을 인도할 우리의 영웅을 우리에게 소개할 것이다. 카버가 성공적인 대처의 특징으로 지적했던 그 특성들을 모두 갖춘 우리의 영웅 오디세우스를 불러낼 것이다. 유쾌하지 않더라도 인생의 신비에 대해 호기심을 유지하는 **개방성**, 살 수 있다는 믿음으로 가장 절망적인 비극 앞에서도 전진하는 **낙관주의**, 여행에서 만나는 모든 종족과 인물들에게 받아들여지기 위해 노력하면서 보여 주었던 친절함인 **유쾌함**, 친절만으로는 괴물과 맞서 싸우기에 불충분한, 폴리페무스(Polyphemus; *그리스 신화에 나오는 포세이돈의 애꾸눈 거인 아들. 오디세이에서 식인 거인으로 묘사됨) 동굴에서 경각심을 일으키는 **의식** 그리고 마지막으로 **외향성**이 그것이다. 외향성은 자신의 경험을 낯선 청중과 공유하는 능력인데, 그 첫 번째 청중이 피에이션 사람들이었다.

그리하여 마침내 그의 사랑하는 아내 페넬로페와 만나는 기쁨에
이르르게 된다.

이야기의학의 탐침

이야기의학은 어떤 구조화된 질의서보다 의학을 더 깊게 탐색할
수 있다. 이야기의학은 어두운 시기에 있든 빛이 가득한 시기에 있
든 인간 존재의 복합성을 밝게 드러낸다. 객관적으로 분명히 스트
레스가 많은 그런 환경 속에 살고 있더라도 사람들은 기대하지 않
았던 대처/극복 자원들을 찾아낼 수 있다. 따라서 '예.' 혹은 '아니
요.' 칸으로 이루어진 정량적 측정으로 어떤 사람을 '위험 집단'의
일원으로 분류하기 전에, 그들이 위험 환경에 놓여 있지만 그럼에
도 불구하고 내면의 놀라운 보물들에 대한 글쓰기를 통해 그것들
을 질적/정성적으로 드러낼 수 있음을 생각해 보아야 한다.

이와 같이 정당화된 정량적 연구와 질적/정성적 연구의 결합은
두 가지 연구 방법 모두를 활기차게 하고 더욱더 풍요롭게 만들 것
이다.

질병과 함께하는 자신의 생활 양식을 기록하는 단순한 행동 하
나가 그 자체로 이미 치료적이라는 사실이 입증되고 있다(Baikie &
Wilhelm, 2005). 만약 각성을 통해, 의식의 더 나은 상태로서 내밀한
일기쓰기를 포함한 외향성을 통해 대처가 이루어진다면, 바로 이
러한 이유 때문에 우리는 이야기의학 그 자체를 질환의 불균형 상
태를 더 잘 이겨 내게 하는 약물로 이용할 수 있을 것이다.

✓ 참고문헌

Berne E (1972) What do you say after you say hello? New York Times Book
Carver C, Connor-Smith J (2010) Personality and coping. Annu Rev Psychol 61:679-704
Baikie K, Wilhelm K (2005) Emotional and physical health benefits of expressive writing. Br J Psychol. doi:10.1192/apt.11.5.338
Epstein-Lubow G, Gaudiano BA, Hinckley M et al (2010) Evidence for the validity of the American Medical Association's Caregiver Self-Assessment Questionnaire as a screening measure for depression. J Am Geriatr Soc 58(2):387-388
Greenhalgh T, Hurwitz B (1999) Why study narratives? BMJ 318(7175):48-50
Lord K, Ibrahim K, Kumar S et al (2013) Are depressive symptoms more common among British South Asian patients compared with BritishWhite patients with cancer?Across-sectional survey. BMJ Open 3
Marini MG (2014) EHA Learning Center. 14 Jun 2014; 54359
Sharot T (2012) The optimism bias by Tali Sharot: extract. www.theguardian.com/science/2012/Jan/01
Sharot T, Riccardi A, Raio C, Phelps E (2007) Neural mechanisms mediating optimism bias. Nature 450:102-105. doi:10.1038/nature06280
Valvano A, Stepleman L (2013) Critical synthesis package: brief COPE questionnaire. MedEdPORTAL. www.mededportal.org/publication/9453

6

웰빙에 대한 숨겨진 욕망과 의학에서 정상이란 용어의 남용

"내게 무슨 일이 닥쳤는지 알아보기 위해 인터넷을 찾아봐야겠다고 생각했어요. 그리고 '정상적'으로 살겠다고 마음먹고는 다른 센터에서 해결책을 찾으려 했지요."

"정상적이고 독립적인 듯해요."

"내 몸과 느낌은 정상입니다."

"이제 정상이라고 느낍니다."

"불편함에서 벗어나 정상적인 삶을 유지하는 데 그 치료가 아주 중요했습니다."

"병은 이제 거의 사라졌습니다. 몸과 느낌이 아주 정상입니다."

"비교적 느낌이 좋고 정상적이며 평화로운 삶을 영위합니다."

그의 이야기를 할 수 있다는 것에 대해 어떤 느낌이 들었나요? "정상적인 느낌이었어요"

"나에게 골수섬유증이 있다고 그들이 말했던 그 순간 난 정상인 듯 느꼈어요.."

"난 거의 정상인 듯합니다."

"난 정상이고 일을 계속할 수 있습니다."

"소아과 선생님이 내 아들은 정상이라고 말했어요."

"내 딸이 또래 친구들처럼 정상적인 삶을 살았으면 합니다."

"정상적인 미래겠지요."

"긍정적인 면은 그가 성장했다는 것입니다. 그는 결코 거인이 되지는 않을 것입니다. 다른 문제가 없다면 그는 정상입니다."

"다른 사람의 눈에 내가 정상이 아니라 해도, 나는 나 자신을 사랑하기로 결심했습니다."

– 2013~2014년 환자와 가족들의 이야기에서 나온 증언들

|||||||||||||
정상성과 다양성의 역사로부터 여행을 시작하기

프랑스 철학자이며 특히 사유체계 역사가인 미셸 푸코(Michael Foucault, 1926~1984)는 일반적으로 20세기 후반의 가장 영향력 있는 사회이론가 중 한 명으로 인정되고 있다. 『임상의학의 탄생(The Birth of the Clinic)』에서 그는 병원 환경, 즉 병원화와 제도화의 모든 형태를 비판적으로 바라보면서 프랑스 혁명 전후의 역사적 전환을 분석한다(Foucault, 1963). 그때까지 호스피스[시료원(施療院); *환자를 강제로 수용한다는 점에서 오늘날의 병원과 다름]와 치료기관들은 전통적으로 사람들의 세속적이고 영적인 요구를 치유하는 데 헌신해 왔던 교회 집단에 의해 운영되고 있었다. 호스피스들은 처음에 가난하고 소외된 사회구성원들에게 돌봄과 은신처를 제공하는 장소로 여겨졌지만, 반복되는 전염병이 여러 세기에 걸쳐 유럽 대륙을 괴롭히면서 전염병이나 심각한 질병을 가진 사람들, 즉 건강한 사람들에게 위험하다고 간주되는 사람들을 격리시켜 보호하는 시설을 의미하게 되었다.

　호스피스와 치료기관에서 치료를 받지 못하는 경우, 질병과 질환은 대체로 가정의 울타리 안에서 보호하는 가족들의 돌봄에 의해 관리되었다. "자연스럽게 질병이 있을 곳은 삶의 장소, 즉 가정입니다."라고 푸코는 말하면서, "가정 안에서 자연을 관찰하라. 그러면 폭력을 가하지 않고 도울 수 있다."고 덧붙였다. 이는 병원이 어느 정도의 '폭력'을 환자에게 지속적으로 미묘하게 가할 수 있는 곳이었다는 푸코의 견해를 반영하는 말이다.

　프랑스 혁명이 성공하고 국가적 권위가 확립된 후, 건강은 공적인 문제가 되었고, 병원은 일반인이 운영하는 과학적, 경제적 그리고 사회적 활동의 장소가 되었다. 또한 국가는 평등한 권리와 의무 그리고 수입이 있는 '정상적인' 국민들을 키워 내는 책임을 갖게 되었다. 병원 치료는 더 이상 감염된 사람들에게만 국한될 수 없었고, 특권이 없는 사람, 소외된 사람 그리고 부양할 가족이 전혀 없는 사람(그래서 혁명 이전에는 죽음 이외에 어떤 기대도 할 수 없던 사람)들에게까지 돌봄을 확장할 필요가 있었다. 반면에, 다른 사람들은, 사회의 기능이 잘 작동하는 경우, 집에서 가족의 돌봄을 받을 수 있었다. 이런 상황은, 사람들을 치료하는 가장 적절한 방법이 익숙한 환경인 집에서의 돌봄인지 아니면 병원이나 다른 거주 시설에서의 돌봄인지에 대한 토론을 불러 일으켰다.

　이러한 토론은 집과 병원의 이분법적 대립을 통해 최선의 치료를 제공할 수 있는 장소를 결정하고자 하는 시도였지만, 그 배경에는 푸코가 강조하였고 혁명적 지식인들이 시작한 이론이 깔려 있다. 즉, 이전에는 '질병'과 '웰빙'으로 구분하던 것을 '질병'과 '정상성'으로 구분하는 새로운 패러다임으로 바꾼 것이다. '정상성'이라는 단어가 '웰빙'이라는 용어를 대체했다. 그 후 웰빙이 다시 꽃을 피우게 되는 시기는 휴머니즘 시대 이후인 1948년 세계보건기구 (World Health Organization)가 유토피아적 건강 선언을 하면서부터 이다. "건강이란 단순히 질병이 없는 상태가 아니라 육체적으로, 심리적으로 그리고 사회적으로 완전히 평안한 상태이다." 웰빙의 문화를 촉진하기 위해 WHO가 승인한 캠페인에도 불구하고, 정상이라는 용어는 우리의 어휘 속에 너무 깊게 뿌리를 내려 환자 기록에, 의학 텍스트에, 의사와 의료진들의 전문용어에 폭넓게 스며들어 있다. 사실 환자가 단순히 '괜찮은' 상태, 즉 문제가 없는 상태이면, 이 상황은 일반적인 진술인 **정상**이라는 말로 '**세탁된다**'. 예를 들면, '환자는 정상' '정상 신체' '정상 키' 그리고 '적혈구가 정상 범위 안으로 돌아옴' '정상 혈압' 등과 같은 말로 말이다.

잘 알려지지 않은 푸코의 위대함은 이러한 전환을 확인한 것에 있다. 휴머니즘 시대 동안, 계몽주의와 실증주의(positivism; *감각 경험과 실증적 검증에 기반을 둔 것만이 확실한 지식이라고 보는 인식론적 관점이자 과학 철학) 시대 이전에, 훨씬 폭넓게 힘을 발휘했던 이분법이 질병과 정상에 관한 새로운 이분법으로 전환되면서 '웰빙'이라는 용어는 무대 뒤로 넘겨졌다. 르네상스 시대에는 아카데미에서 공부하며 (부유층을 제외한) 환자들의 집에서 멀리 떨어져 있던 의사들이 있었고, 자연의 리듬과 순환을 관찰하면서 시작된 민속 지식에 기반하여 혼자 공부했던 치유자들이 있었다. 전염성이 높은 환자들을 위한 격리실 침대 외에는 병원 침대라는 것이 없었다 (Cosmacini, 1998). 개인적이지 않은 장소인 병원이나 돌봄 호스피스 기관에서 환자들의 신원과 정체성은 종종 보호받지 못했고, 오늘날 은퇴자 레지던스나 노인요양원이 그러하듯, 장기 입원자들의 경우에는 특히 그러했다.

마지막으로 지적해야 할 것은 20세기에 와서야 비로소 수명이 연장되었다는 사실이다. 가족은 변화되어 왔고 또 지속적으로 그 특징들이 변화하고 있다. 또한 당시의 급성 질환은 오늘날의 만성적으로 지속되는 질병과는 다르다. 그러므로 웰빙과 치유의 휴머니즘적 개념을 지금 여기에 옮기는 것은 역사적으로 쉽지 않은 일이다.

정상이라는 용어의 현대적 개념을 둘러싼 여행

오늘날 우리가 알고 있는 정상성(normality)의 개념은 자유주의자 아담 스미스(Adam Smith)에 의해 시도된 것이다. 아담 스미스는 18세기에 '자본주의 성서'로 간주되는 『국부론(The Wealth of Nations)』을 쓴 경제학자이며 철학자이다. 이 책에서 그는 정치경제의 첫 번째 시스템에 대해 자세히 설명한다. 환자는 하나의 상품으로 취급될 수 있고, 건강 공장에서 산업 생산의 과정을 겪는다. 여기서 병원은 '정상 건강'을 생산하는 터전이다. 단일 환자의 진료에서 조직화된 다중 건강-돌봄 제공 과정으로 옮겨 가는 것을 이해하기 위해 아담 스미스의 유명한 핀 공장의 사례를 살펴보자.

"한 사람이 철사를 뽑아내면, 다른 사람이 그것을 곧게 펴고, 세 번째 사람은 그것을 잘라 내고, 네 번째 사람이 그것을 집어

들면, 다섯 번째 사람이 머리 부분이 될 꼭대기를 갈아 낸다. 머리 부분을 만들려면 두세 가지 다른 공정이 더 필요하다. 핀을 씌우는 것은 하나의 특별한 일이고, 그것을 희게 만드는 것 역시 또 하나의 일이다. 그것들을 종이 안에 넣는 것도 그 자체로 또 하나의 일이다. 핀을 만드는 중요한 사업은 이런 식으로 약 18개의 공정으로 나뉜다. 어떤 공장에서는 그러한 작업들이 모두 다른 일꾼들에 의해 수행된다. 다른 공장에서는 한 사람이 때로는 두세 개의 공정을 수행하기도 한다. 내가 본 어떤 작은 공장에서는 단지 열 명의 일꾼이 고용되어 있었고, 이들 중 몇몇은 두세 개의 작업을 연속적으로 수행했다. 그들은 아주 가난했고 아무 기계나 필요한 곳에 배당되었지만 그들이 애를 쓰면 하루에 12파운드의 핀을 만들 수 있었다. 중간크기의 핀 4,000여 개면 1파운드가 된다. 즉, 이 열 명은 하루에 48,000개의 핀을 만들 수 있다. 각 사람이 48,000개 핀의 10분의 1에 해당되는 일을 하는 셈이므로 이들 모두가 하루에 4,800개의 핀을 만든다고 할 수 있다. 만약 그들이 모두 분리되어 독립적으로 일한다면 그리고 이렇게 특별한 일을 하도록 교육받지 못했다면, 그들 각자는 분명히 하루에 20개도, 아니 하나도 만들지 못했을 것이다. 다시 말해서, 현재 적절한 분업과 각각 다른 공정들이 결합한 결과로 수행가능해진 결과의 240분의 1도, 아니 아마도 4,800분의 1도 하지 못했을 것이다." (Smith, 1776)

푸코에 의하면, 가족과 집에서 돌봄을 받는 개별적이고 주관적인 의료는 사회적 환경 전체를 포괄하는 집단 통제시설의 도움이 없다면 다른 지원은 받을 수 없다. 이것은 자유주의자 아담 스미스의 공장 패러다임과 매우 비슷하다. 프랑스 혁명이나 산업혁명을 일으킨 배후의 정치적 이념과는 다르지만, 돌봄의 주체는 가정에서 건강 공장으로 바뀌었다. 즉, 건강의 산업적 생산이 집단적 방식으로 관리될 수 있는 건강 공장으로 전환되었다. 하지만 이러한 전환을 통해, 오늘날 우리가 여전히 감당하고 있는 그 위험 즉, 스미스의 관점에 따라, 환자가 표준화된 '공장에서 생산되는 핀'이 되는 위험을 감수해야 한다. 스미스의 자유주의적 접근과 계몽주의의 평등주의적 접근이 모두 표준화 원칙, 즉 **정상성** 원칙으로 수렴되고 있음은 매우 흥미로운 사실이다. 실제로 그 둘 간의 차이는 더 이상 생산품이 '건강'이냐 '핀'이냐의 문제가 아니라 **'영리'** 개념이다. 혁명적인 **비영리** 개념은 누가 부자가 되는가를 생각하지 않는다. 이러한 상황은 경제적 자유주의가 그려 내는 것과 다르다.

자유, 평등 그리고 형제애라는 이상들은 혁명을 자극한 강력한 단어들인데, 다른 측면에서 보면 탁월함에 대한 열망도 없고 '우수한' 사람도 존재하지 않는다. 마치 모든 사람에게 '정상성'을 균등하게 분배하기만을 바라는 듯하다. 이러한 맥락에서 돌봄의 개인화는 받아들일 수 없는 환상이다. 왜냐하면 사회에 다시 차별을 불러일으킬 것이기 때문이다. **표준**(standard)이라는 말이 고대에는 사람들을 자극하는 깃발이었다면, 산업혁명 동안에는 '중간(MEAN)'적인 것, '평균(AVERAGE)'적인 것, '정상(NORMA)'적인 것을 나타내는 용어가 되었다는 사실을 기억해야 한다.

|||||||||||||||
질병과 웰빙에서 정상성에 대한 설명의 변천

흥미롭게도 **정상성**과 **웰빙** 개념은 환자 이야기에서 반복적으로 나오는 주제이다. 사건들이 전개되는 과정과 그것에 대한 반응을 묘사하는 스토리에서, 건강의 상실이나 장애라는 무거운 개인적 상황을 다루는 스토리에서, 질병에 대해 어떻게 대처하였는지를 다루는 스토리에서 특히 그러하다. 환자들이 약간 나아진 것 같다고 말할 때마다 혹은 집이나 일터에서 대인관계를 설명할 때마다, 그들은 대체로 '정상'이라는 용어 혹은 약간의 판단을 담고 있는 '적절한'이라는 용어를 선택해서 자신들의 상태를 설명한다. 질병이 통제되고 있는 그런 상태에서도 환자들은 자신이 '정상'으로 느껴진다고, 가족과의 관계가 '정상'이라고, 일터에서 모든 것이 '정상'이라고 말한다. "기분이 좋아요, 편안하고 차분해요, 기뻐요, 이젠 완벽해요."처럼 진짜로 긍정적이고 낙관적인 대처 상황을 보여 주는 사람은 극히 소수이다.

어원학적 관점에서 '정상'이라는 단어가 어디에서 기인하는지 생각해 보는 것은 의미가 있다. 이 말은 규칙이나 법으로 번역되는 라틴어 '노르마(norma)'에서 기인했으며, 로마인들은 노르마라는 말을 올바른 각도를 측정하는 자 혹은 농지를 측량하는 도구를 의미하는 데 사용했다.

정상이라는 말에 대한 현대적 견해, 느낌의 부정에 이르기까지

정상이라는 말이 **방패**어가 되었다는 사실은 명백하다. 정상이라는 말 뒤에는 웰빙, 불편함, 용기부족, 평화로움 등이 섞인 개념이 숨어 있다. 하지만 이것은 인류학적 해석에 따라 평등 원칙이 혁명적으로 퍼져나가면서 남긴 후유증으로도 볼 수 있다. 즉, 당신은 통계적으로 가우스 파장(the Gaussian wave) (Gauss, 1801) 안에 속해야 한다. 사회적 용인에 필요한 가면을 유지해야 하고 감정을 과시하지 말아야 한다. 특히 병원이나 치료기관처럼 불편한 사람들이 많이 모이는 장소에서는 더욱더 그러하다.

오늘날의 문화 속에서 감정을 즉각적으로 표현하면, 대부분의 기관에서, 전문직, 회사, 학계, 일터같은 사회적 환경에서 경멸받기 십상이며 부적절한 것으로 간주된다. 비록 제한적으로라도 느낌과 감정적 어려움이 사회적으로 받아들여지는 경우는 영화나 수사적 예술, 공연 등에서처럼 시적 자유가 허용되었을 때뿐이다. 오늘날의 사회는 감정을 다루는 능력이 부족한 듯하다. 좀 더 정확하게 말하면, 긍정적 감정은 고려해 볼 수 있고 받아들일 수 있지만, 고통이나 슬픔은 피하고 숨기려는 듯하다. 질병이 건강과 질환 사이의 균형을 무너뜨릴 때, 감정은 불가피하게 일어나고 사람들은 건강한 자신의 일부(그때까지는 살아 있고 반응하던)를 갑작스럽게 상실하는 두려움과 고통을 다뤄야 함에도 불구하고 그렇게 할 도구를 가지고 있지 못하다.

우리 현대 사회가 감정의 문법을 인정하고 받아들이고 연구하려면 아직도 갈 길이 멀다. 프로이트는 『문명 속의 불만(Civilization and its Discontents)』에서 "자유는 문화 덕분에 생긴 것이 아니다. 자유는 문화가 출현하기 전에 더 많았고, 문명이 진화하면서 제약되었다."라고 말한다. 이는 욕망과 감정을 표현하는 자유에 관한 말인데, 수 세기에 걸쳐 현재에 이르기까지 지속되는 이런 경향 속에서 제약받지 않는 충동의 공간과 자기 표현의 공간은 지속적으로 줄어들고 있다(Freud, 1930).

푸코는 임상의학의 탄생을 역사적으로 살펴보면서, 구시대 병원에서 18세기와 19세기 사이에 일어난 임상적 변화들을 분석하고, 질병들을 '알파벳 순서'로 표기하는 새로운 임상과학의 재탄생을 연구한다. 그의 해석에 의하면, 지난 여러 세기 동안에 점점 더 지배력을 가지게 된 방정식은 다음과 같다. 언어는 문자들로 구성되어 있고, 문자들은 조합되어 의사소통에서 특정한 의미를 가지는 단어가 된다. 이와 같은 방식으로, 신체는 문자들의 집합체가 된다. 즉 우리가 증상과 징후들을 이하하기 위해서 문법 안에 부호화해야 하는 그 증상들과 징후들의 집합체가 된다. 이러한 상황은 그 단어들을 수집하는 장소인 도서관을 필요로 하는데, 병원이 바로 그러한 장소이다. 환자들이 모이는 유일한 공간인 병원에서 의사들은 몸으로 이루어진 책들을 통해 많은 것을 배울 수 있다. 다른 말로 표현하면, 여기서 **책들**이란 환자들의 (살아 있거나 사망한) 신체들을 의미한다.

개별 신체를 구분하지 않는 독서, 연민(pathos)을 일으키는 힘과 마음(psyche)을 고려하지 않는 독서를 통해 의사는 볼 수 있는 것만 분류하도록 강하게 종용된다. 마찬가지로, 환자도 욕망과 본능에 대한 어떤 진술도 못하도록 강요되기 시작한다. 프로이트의 용어로 말하면, 환자 자신의 욕망이 박탈되기 시작한다. 그리고 환자들은 일단 치료가 되면 자신들이 정상으로 돌아갈 것이라고, 안정 상태로 되돌아갈 것이라고, 더 이상은 의학적 문법을 구축하는 비정상상태들, 환자들을 입원시킨 근거였던 그 비정상상태를 지니고 있는 사람이 아니게 될 것이라고 말할 것이다. 그렇게 된 사람은 생산폐기물이 아니라 정상 영역 안의 핀이 될 것이다. 이런 과정을 통해 개인적 인식과 주관성 그리고 다양성이 상실될 것이며, 나아가 개인에 대한 존중도 사라질 위험에 놓이게 될 것이다. 바로 여기에 프로이트가 말한 문명에 대한 불만이 있고, 융이 말한 사회적 가면도 있다. 즉, 우리는 사회적으로 받아들여지기 위해 **정상적**으로 보여야 한다. 의학지식을 전문분야들로 다시 하부전문분야들로 세분화하는 경향에 의해 가우시안 곡선에 맞추기 위한 정체성의 소실은 더욱더 촉진되며, 그 결과 환자에 대한 전체적 관점은 상실된다. 우리 시대의 '영혼 없는' 실험실 의학, 수용체, 유전자 코드 그리고 신체의 보이지 않는 부분들을 다루는 실험실 의학이 실제로 병상에서 이뤄지는 의료를 대체하고 새로운 의학우주론을 만들어 냈다. 이 패러다임에서 **정상성**은 더 이상 몸을 가리키는 것이 아니라, 소세포, 수용체 활성화 그리고 유전자들을 가리킨다. 탈신체화된 병원들과 탈신체화된 치료환경에서 실험실적 생명공학과 영상기법이 수립한 기본적인 법은 바로 '아픈 사람의 실종(Disappearance of a Sick Man)'(Jewson, 1976)이다. '미세 현실'이 '거대 현실'을 거울처럼 반영한다는 말에는 일리가 있다. 따라서 방정식을 만들 때,

수용체들이 신체의 징후와 증상들을 반영한다는 사실을 받아들인다. 하지만 이와 같이 피할 수 없는 전문영역의 붕괴, 이러한 해체는 '몸의 전체성'으로부터 우리를 멀어지게 할 뿐아니라, '우리의 복합적인 살아 있는 인간 존재의 전체성'으로부터도 우리를 멀어지게 한다. 우리 수용체들이 감정을 느끼겠는가? 단지 그것들이 정상이기만 하면 되는가?

이러한 상황에 대한 은유로서 이탈리아 영화감독인 조르지오 디리티(Giorgio Diritti)의 영화 〈언젠가 너는 가야 한다(Someday You Should Go)〉의 한 장면을 생각해보려고 한다. 이 영화는 젊은 여성 아우구스타(Auqusta)의 이야기를 펼친다. 그녀는 태어나지 못한 아들의 상실과 돌아가신 아버지의 죽음을 슬퍼하며 유럽을 떠나 브라질의 마나우 빈민가에서 선교사로서 새로운 삶을 맞이한다. 이는 내면의 여행이기도 하다. 어느 날 그녀는 사제에게 과학이 무엇이라고 생각하는지 묻는다. 그녀의 질문에 사제는 과학적 지식을 해부된 꽃에 비유한다. 처음에는 꽃잎들이 잘리고, 다음에는 꽃받침이, 다음에는 암술대가 그리고 마지막으로는 암술이 잘려 나간다. 이렇게 되면, 전체 꽃에서 무엇이 남는가? 꽃의 아름다움에서 무엇이 남아 있는가? 아무것도 없다. 이처럼 이성적인 해부를 통해 전체적 관점이 상실될 위험이 아주 높으며, 그 결과로 나타나는 위험은 '아름다운 지식'을 향한 추구이다. 그녀는 자신을 정상상태로 만든다. 처음에는 빈민가에서 활동가로 활동하면서 그리고는 곧 홀로 자기의 웰빙을 향해 간다. 강가 모래사장에서 미지의 어떤 것이 다가오기를 여전히 기다리면서.

‖‖‖‖‖‖‖‖‖
결론, 정상적이고자 하는 인간의 욕망

하지만 정상성이 '나쁜 것'이기만 한 것은 아니다. 추구해야 할 목표, 채워야 할 결핍 그리고 무엇인가를 극복해낸 것일 수 있다. 하나의 단어이지만 많은 의미가 담겨 있어서, '모든 것이 좋음' '늘 그렇듯 평범함' '일상생활 내의' '자연이 자신의 법칙에 따라 흐름' '특별히 계획된 행사는 없음' 등의 의미로 사용될 수 있다.

'인류의 미덕과 재난'의 공명판이 될 잠재력을 지닌 이야기의학은 대담한 색조를 빼앗기고 반쯤 약화된 색조를 띨 가능성이 있다. 이러한 현상은, 예를 들어 다발성경화증이 있거나 혹은 위장 우회술을 받은 후 체중이 감소하거나 혹은 악성 혈액 질환을 앓고 있는 환자들의 문장들, 예를 들면 "이제 나의 삶은 정상이다." 같은 문장을 읽을 때 나타난다. '좋은(good)'같이 더 야심 차고, 긍정적인 특성을 담고 있는 말 대신에 사용되는 이 용어가 지속적인 표준화 과정의 결과로 사용되고 있음을 지적하는 것은 의미가 있다. 희귀질병을 앓는 환자들로부터 수집된 210개의 이야기들 중 66퍼센트에서 '정상' '평균' '정상성' '적당한' '적절한' 같은 용어들이 나타나는데, 이는 근거에 기반을 둔 언어학적 일관성을 보여 준다(Marini, 2014).

'정상'이고자 하는 욕망은 장애 상태를 경험한 사람들의 간절한 소망이다. 자신의 아이들이 정상성의 가우시안 곡선 아래 '살고 있는' 사람들과 똑같은 권리를 가지고 있다고 여겨질 그 때를 위해 매일매일 쉴 새 없이 싸우는 장애아동 부모의 경우 특히 그러하다. 이야기의학은 돌봄이 더 발전적으로 개인화하는 것을 허용한다. 이는 평등성에서 한 걸음 더 나아가, 타인에게 자신의 힘, 허약함, 나이, 가족, 직업 그리고 자원과 관련해 유익할 수 있는 자료들을 제공하고자 하는 시도이며, 그를 통해 해결책을 마련하고 제공하려는 시도이다. 환자는 이야기를 이용한 여정과 탐색을 통해 정상성 문제를 잘 다룰 수 있도록 도움을 받는다. 어떤 경우 이러한 연습은 환자들 자신이 정상성 안에 있다고 느끼게 하고, 또 다른 경우에는 정상성 바깥으로 나갔다고 느껴져서 슬픈 감정이 들게 하기도 한다. 반면에 다른 사람들은 정상과 다르다는 것을 자랑스러워하기도 한다.

다시 말해, 이러한 반응은 사회에 암호화되어 있는 정상성 코드에 따라 다르게 나타난다. 특히 질병에 대해 생각해 보면, 사회적 낙인을 '병든 상태(sickness)'로 보는 개념이 남용될 경우에 그러하다. '도전적인' urbandictionary.com에 의하면, '정상'이라는 단어는 부패한 사회가 자신들과 다른 사람들을 지목하여 공격하기 위해 만들어 낸 단어라고 정의된다(Urbandictionary). 비록 이러한 정의가 우리가 출발점에서 제시한 관점보다 훨씬 더 부정적인 것일지라도, 제한되고 폐쇄된 사회 안에서 정상성 바깥에서 산다는 것은 병든 상태라는 '구름' 안에서 산다는 것을, 사회적이고 자연적인 규칙으로부터 벗어났기 때문에 차별대우를 받고 고통받으며 사는 것을 의미한다.

끝으로 가우시안 곡선 바깥의 이야기를 공유하고 싶다. 바세도우병(Basedow's disease; *바세도우 갑상선종 혹은 바세도우병이라고 하며 요오드 투여 후에 갑상선 기능항진상태를 동반하게 된 갑상선종)으로부터 치료된 한 젊은 환자는 이렇게 증언한다. "이제 나의 삶은 완벽하다."

‖‖‖‖‖‖‖‖‖‖‖
경계를 넘어, 정상성 개념을 정의하는 뉴프론티어

자연과 문화의 구분은 대체로 이전 세기에 발전된 개념이라고 클로드 레비-스트로스(Claude Levi-Strauss)는 주장한다. 그는 고대 초기 사상가들의 발자취에 대한 연구로 사회인류학과 의학인류학 발전에 상당한 영향을 끼친 사회인류학자이다. 정상성 패러다임이 생물학적이고 자연적인 틀, 즉 '적절하게 기능하는 신체'를 가리키는 것인지, 아니면 공동체의 다른 사람들과 자기 자신에 대한 인식이나 사회적 관계 혹은 세계를 고려하는 개념인지를 평가하려면 그것을 적절한 맥락에 넣어 보아야 한다. 그리스 철학자 아리스토텔레스가 말했듯이 "인류는 사회적 동물로 태어났다. 우연히 그렇게 된 것이 아니라 자연적으로 타고난 비사회적 개인은 우리의 주목을 받지 못하거나 인간 이상의 존재이다. 사회는 개인보다 앞선다. 공통의 삶을 살지 못하는 사람이거나 너무 자족적이어서 사회에 참여할 필요도 없고 그래서 참여하지 않는 사람은 짐승이거나 아니면 신이다."(Aristotle) 생물학적인 것과 사회적인 것을 구분하는 일은 쉽지 않기 때문에 생물학과 사회의 상호교류가 끊임없이 존재하는 **생태계**에 대해 이야기하는 것이 더 적절할 것이다. 우리가 이러한 상호관계적 사회를 고려한다면, 모든 시민이 돌보미이다. 모든 사람이 다른 사람의 복지에 책임이 있다. 심각한 희귀병, 만성병, 불치병 같이 정말 절박한 조건에서도 그러하다.

'정상성' 도식에서 벗어나기 위해 그리고 의료 제공자들과 환자들이 감정과 생각을 창조적으로 자유롭게 표현하도록 격려하기 위해, 우리는 참여자들을 개방적 활동에 참여시켰다. 우리가 준 유일한 지침은 부과한 주제에 자유롭게 의견을 표현하라는 것이었다. "돌봄에 이상적인 장소를 상상해 봅시다." 많은 사람은 다양한 창조적 제안을 제시했다. 과학소설에서처럼 '행복' 마이크로칩을 이야기한 사람도 있었다. 경험을 말하는 정도의 질병 이야기도 있었다. 여기서 내가 소개하고 싶은 가장 흥미로운 것들은 질병의 비정상성에도 불구하고 웰빙 상태를 발전시키는 데 초점을 맞춘 세 가지 사례이다. 하나는 패치 아담스(Patch Adams) 치료 스타일인 '웃음 치료'이고, 또 다른 하나는 아픈 사람이 홀로 질병의 짐을 지도록 내버려 두지 않는 '슬픔의 짐 나누기'이며, 마지막 사례로 '조화로운 돌봄 장소'가 있다. 여기서 조화롭다는 말은 자연과 문화 사이의 적절한 균형을 의미한다. 생물학적 가치가 정상성 문턱에서 아주 먼 상태임에도 불구하고 말이다.

☑ 참고문헌

Aristotle. Politics. 384–322 BC

Cosmacini G (1998) Tra medicina e ciarlataneria: cure maschere e ciarle. Edizioni Cortina, Milano

Foucault M (1963) Naissance de la clinique, 8th edn. Grands Texts, Quadriges 2009

Freud S (1930) Das Unbehangen in der Kultur. Internationaler Psychoanaytisher Verlag, Wien

Gauss CF (1801) Disquisitiones Arithmeticae, Lipsiae

Jewson ND (1976) The disappearance of the sick-man from medical cosmology: 1770–1870. Sociology 10:225

Marini MG (2014) EHA Learning Center. 14 Jun 2014; 54359

Smith A (1776) The wealth of nations

www.urbandictionary.com/define.php?term=normal

7

맞춤의료에서 임상연구까지

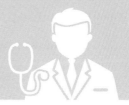

"새로운 질문과 새로운 가능성을 제기하고 오래된 문제들을 새로운 시각에서 바라보려면 창의적인 상상력이 필요하다. 이것이 과학의 진정한 발전 과정이다."

– 앨버트 아인슈타인

질병과 치료 경과가 주로 질병의 발생 가능성과 치료 성공률에 관한 통계와 숫자에 의해 좌우되는 현대 과학의 시대에, 이야기의학에 대해 근시안적 견해를 가진 사람들은 이 '문화적 흐름'을 임상시험과 실제 진료에서 계량적이고 예견적인 가치의 남용을 저지할 방어수단 정도로만 생각한다. 하지만 이번 장의 말미에 가면 알 수 있듯이, 이야기의학은 근거중심의학과 다른 철학적 문제들을 가지고 있음에도 불구하고 그 자체로 빠른 의사결정을 내리는 데 유용한 '계량학'과 숫자들을 만들어 낼 수 있다. 이야기의학의 발생 과정을 되돌아보면, 이야기의학은 처음부터 진료의 개별화를 더 잘 이루기 위한 공간과 시간을 마련하는 데 중점을 두어 왔다. 이야기 의학은 인간 개개인이 서로 완연히 다른 존재이며, 특히 질환을 가졌거나 웰빙과 건강을 잃었을 때처럼 복잡한 문제에 부딪쳤을 때 환자들이 살아가고 느끼고 생각하고 행동하는 리듬과 가치가 비슷하기도 하고 또 다르기도 하다는 기본 전제를 확립해 왔다(제1장 참조; Greenhalgh & Hurwitz, 1999).

이야기의학이 이룬 큰 변화는 '객관적인' 숫자들의 추상성에서 '주관적인' 글로 쓰인 증언들(개인적 소견, 해석, 서술, 통찰, 사건의 재연, 질병의 맥락화)과 자원들(건강과 삶의 질 평가 질의서, 일기, 조사서 등)에서 얻은 풍부한 정보로 강조점을 바꾼 일이다. 정량적 분석에서 질적/정성적 분석으로 변화한 것이다.

이렇게 혁신적인 개념이 도입되기 전에는, 느슨한 주석이나 주관적 증언들은 과학연구에서 가치가 거의 없다고 여겨져 무시되기 일쑤였다. 개방적 질문으로 설계된 질의서의 경우에 그에 대한 대답들이 연구과제의 자원으로 고려된 적이 거의 없었다. 그 이유는, 한편으로 과학 공동체가 그에 대해 관심을 보이지 않았기 때문이고, 다른 한편 부분적으로는 서술자료를 다루고 분석할 수 있는 적절한 도구가 부족했기 때문이다.

불과 몇 년 전까지도 이야기 원문을 분석하는 데 도움을 줄 만한 기술이 부족했다. 그래서 평균, 표준편차, 추론 같이 숫자로 된 결과를 만들어 내고 분석하기가 쉽지 않았다. 환자와 의사들에게 배포된 질의서와 조사서를 분석하는 일도 매우 힘들었다. 그러나 요즘에는 언어학과 정보과학이 발달해서 원문을 분석하는 여러 도구

들이 개발되었다. 단어, 동의어, 표현, 은유 등을 분석하는 말뜻 도
표화 소프트웨어(semantic mapping software)가 그들 중 하나이다.
말뜻 소프트웨어 덕분에 우리는 숫자로 표시되지 않거나 구조화되
지 않은 데이터를 체계화하고 분석하여 계량된 자료를 얻을 수 있
게 되었다. 정보를 분류하고 구분하며 정리할 수 있고, 데이터 내
부의 연관성을 조사할 수 있고, 분석에 연결, 형상화, 탐색 및 모
형화를 종합할 수 있게 되었다. 연구자나 분석가들은 이 소프트웨
어를 이용하여 서면이나 영상으로 된 이야기 원문에 대해서 여러
이론을 시험할 수 있었고, 이 소프트웨어의 탐색 엔진과 조회 기
능을 이용해서 경향을 파악할 수 있었으며 정보를 다양한 방법으
로 검증할 수 있었다. 예컨대, NVIVO(Non-numerical Unstructured
Data Indexing, Searching and Theorizing Vivo) 소프트웨어는 네트워
크 및 조직 분석, 활동 혹은 근거중심연구, 담론분석, 근거이론, 대
화분석, 인종학, 문헌고찰, 현상학, 복합적 연구방법 및 구조방법
론을 포함한 광범위한 연구방법들을 포함하고 있다(National Centre
for Social Research, 2011). 사실 새켓의 근거중심의학 피라미드를 보
면, 환자들의 일기는 말할 것도 없고 의사들의 기록 역시 피라미드
의 가장 아래 칸에 위치한다(하물며 환자들의 일기에 기울이는 우리의
관심에 대해 어떻게 생각하겠는가?)(Sachett et al., 2000). 새켓의 관점에
의하면, 피라미드 바닥에 위치한 환자와 의사들의 의견에서부터
피라미드의 중간에 있는 무작위 대조시험으로 그리고 다시 최상위
의 체계적 고찰로 가면서 연구의 질이 향상된다. 현재의 근거중심
의학 원리에 의하면, 삶의 질 조사연구 질의서에 있는 체크 표시가
조금은 더 믿을 만하지만 아직까지도 의사의 임상적 판단보다 덜

객관적이라고 생각되고 있다.

　임상의학에 대한 이러한 전문적 관점에 반대해온 환자들과 환자 단체 그리고 돌보미들은 자신들의 스토리를 통해 스스로를 자유롭게 표현하면서 이러한 측면에 대해 점점 더 많은 반론을 제기하고 있다. 이러한 관점은 의료진들 역시 다르지 않다. 질의서에서 '의견제시(comment)' 부분을 배제한 것은 역설적으로 질환과 건강의 단계들을 객관적으로 경험하고 있는 사람들의 목소리를 제거하고 침묵시킨 꼴이 되었다. 이 '의견제시' 부분은 우리 이야기의학 연구자들로 하여금 계속 발전하는 접근방법들을 이용할 수 있게 하는 황금 같이 중요한 분야일 수 있는데 말이다. 이와 같이, 무엇이 고려할 만한 가치가 있고 무엇이 그렇지 않은지를 구분하는 이런 위계적 체계 때문에, 이야기의학은 '이상하고 색다른 목소리'(제1장 참조), 한 환자의 지각이나 일부 의사들의 의견만을 대변한다고 치부되어 왔다.

　지식이 변증법적 과정을 통해 향상되듯이, 앞으로 새로운 학설들이 계속해서 출현하길 기대한다. 새로운 과학의 시대가 시작되고 있다. 개별 경험의 유일성과 다른 환자들에게도 발생하는 공통된 현상, 하나의 '삶'에서만이 아니라 수많은 '삶들'에서 겪는 공통된 현상 사이에서 균형을 찾는 새로운 연구, 즉 **이야기근거중심의학**(the narrative evidence-based medicine)의 시대가 도래하고 있다(Charon et al., 2008). 이야기의학은 하나의 시각이나 드문 사례 중 하나에 대한 관심으로부터 출발하여 각자 자신의 비대칭성을 가지고 있지만 만유인력의 지배를 받는 '개인들의 은하계(galaxies of individuals)' 안에서 정의된 다수성의 관점을 향해 나아가고 있다.

원래 '개인에 중점을 두었던' 이야기의학은 손쉬운 일반화에 빠지지 않고 좀 더 보편적 접근을 할 수 있음을 증명했는데, 그것은 단순하게 모든 질병 상황에서 한 환자의 스토리를 지켜보고 다음 환자의 스토리를 지켜보고 그리고 또 다음 환자의 스토리를 지켜보면서 어떤 질병의 회오리에 대면했을 때 우리를 규정하는 유사점과 공통 요인들의 '발생'을 관찰하는 방법을 통해 그렇게 하였다. 이는 전문 용어로 '회귀 현상(recursion phenomenon)'이라고 알려져 있는데, 이 수학이론은 사회과학에서 시간의 경과에 따라 발생하는 사건들을 읽어내는 데 적용되어 왔다(Odifreddi, 1989). 우리의 연구 상황에 적용하여 살펴보면, '의사들이 진단에 대해 얘기할 때 얼마나 자주 환자들의 불안감을 해소시켜 주는가? 만성 질환에 대해 알게 되었을 때 언제 그리고 어떻게 가족 구성원들 간에 유대감이 형성되는가? 직장에서 언제 그리고 얼마나 자주 차별이 일어나는가? 만성 질환을 관리하기 위해 얼마나 많은 노력들이 경주되는가?' 등이다. 이런 패턴들은 질환 스토리들 속에서 이와 같은 분석을 통해 밝혀질 수 있다.

이야기의학은 일련의 '예.' 혹은 '아니요.'로 답해지는 질문들을 분류하는 것 말고 무엇을 더 해낼 수 있을까? 이야기는 깊은 근원을 탐색한다. 임상시험에서는 얻을 수 없는 그런 대답들을 분석하고 얻어냄으로써 그렇게 할 수 있다. 이야기는 한 사람의 마음속 깊은 곳에 있는 욕구를 밝혀낸다. 질병과 '공존'하는 과정에서 나타나는 생각과 행동의 변화로 달라진 환자의 정체성을 밝혀낸다. 또한 이야기는 그 상황의 동적 특성이나 정적 특성을 해석할 수 있도록 빈 화폭을 제공한다.

이야기는 집단 통계학과 개인적 특이함 사이의 타협이라고 생각할 수 있다. 아픈 사람들의 집단에서 어떤 '표본'(시적인 표현으로 '대표 은하계')이 통계적으로 어떻게 발생하는지 역학을 통해 산출할 수 있다. 아픈 사람들이 진료 환경, 가족, 직장, 친구 등과의 사이에서 생긴 사건들에 대한 기억, 생각, 감정, 희망과 인식들에 관해 글로 쓴 목소리들을 수집할 수 있다. 이러한 방식으로 이야기는 일회성 증언을 넘어서서 집단적 관점으로 전환될 수 있다. 이야기의학에서 표본 수는 역학적으로 어떤 질병의 유병률과 발생률에 근거하여 산출되는데, 이는 임상시험을 시행할 경우 시험하고자 하는 치료법이 환자들에게 발생시킬 수 있는 결과에 대한 가설을 수식화 하는 데 적용하는 통계적 방법과 같다.

이런 방식을 적용하는 일은 아직까지 비교적 잘 알려져 있지 않지만 엄청난 잠재력을 가지고 있다. 이야기의 조사 능력이 다양하게 효과적으로 이용될 수 있다는 사실을 임상 연구자들에게 이해시키기 위해서 아직까지 우리가 해야 할 일들이 많다. 동시에 공감할 수 있는 어떤 패턴에 도달하기 위해 얼마나 많은 스토리들이 필요한지를 계산하기 위해 숫자를 사용할 수 있다는 사실을 이야기 차원과 결합시키도록 심리사회학 연구자들을 설득하는 일 역시 또하나의 어려운 도전이다.

이야기를 다룰 때 우리는 편견이나 억측이 없는 순수한 관찰의 영역 안에 있게 된다. 이야기는 자유롭다. 너무 경직되고 닫혀 있는 공간들, 숫자들, 정해진 단어 선택 등에 의한 영향을 받지 않으며, 연구 때문에 발생할 수 있는 간섭이 최대한 배제된다. 얼핏 보면, 우리가 맹목적으로 불확실성의 원칙, 복합성 이론들, 동일한 스토리에서 도출되는 정반대의 결과들로 인한 애매함에 의존하는 것처럼 보일 수 있다. 하지만 원문들 아니 좋은 원문들을 해석하다 보면, 질병이 발생하고 진행하고 발전하고 퇴행할 때 '보편적'이라고 할 수 있는 공통 분모들이 존재한다는 사실을 깨닫게 된다.

요즘에는 질병을 바라보는 틀도 변화하고 있다. 앨버트 아인슈타인(Albert Einstein)은 양자론을 연구하는 동안 빛의 입자와 빛의 파동이라는 상반된 개념에 직면하게 된다. 하지만 그는 빛의 현상을 설명하기 위해 실재에 대한 두 가지 설명을 모두 받아들일 준비가 되어 있었다. 두 개념은 맥락에 따라 다르게 적용될 수 있다. 전자(elections)는 불연속적이며 양자도약(퀀텀립)을 통해 개체로 움직일 수 있다. 혹은 슈레딩거(Schroedinger) 공식에 따라 연속적인 파동으로, 좀 더 보편적이고 예측가능한 방식으로도 움직일 수 있다. 마찬가지로, 질환을 가진 집단은 하나의 연속체로도 간주될 수 있고 구분되는 개인들의 집합체로도 간주될 수 있다. 과학자들은 아직까지 '물질(matter)'이 개체인지 연속체인지에 대해 의견의 일치를 보지 못하고 있다. 하지만 지난 세기의 저명한 물리학자이며 수학자인 디랙(Paul Dirac, 1902~1984; *영국의 이론물리학자, 양자역학을 탄생시킨 사람들 중 한 사람)은 연속체론과 입자론 간의 낡고 끝없는 논쟁을 잠재울 명쾌한 통찰력을 보여 준다. "우리의 우주에는 물질이 있으면 항상 반물질 영역이 존재한다. 각각의 전자에는 반드시 그에 상응하는 양전자가, 진공을 채우는 에너지 영역이 존재한다."(Farmelo, 2009) 디랙의 공식은 매우 어려워서 이야기의학을 다루는 이 책에서 자세히 다룰 수 있는 영역이 아니다. 하지만 단일 스토리와 복수 이야기들을 어설프게 양분하는 일을 멈추도록 도와

줄 수는 있을 듯하다. 이제 하나의 구체적인 사례를 통해 어떻게 과학 기술이 이야기중심의학(Narrative-Based Medicine: NBM)의 복합성을 해결하는 데 도움이 되는지 살펴보기로 하자.

CRESCERE 연구과제 사례

2013년에 이스터드(ISTUD; *이탈리아어 'Istituto Studi Direzionali'의 약자, 이탈리아에 있는 경영학연구소)는 이탈리아 전역의 소아내분비학 센터들과 공동으로 성장호르몬결핍증(Growth Hormone Deficiency: GHD) 분야의 이야기의학 연구과제에 참여하게 된다. CRESCERE 연구과제[CRESCERE는 이탈리아어로 '성장'이라는 뜻이다. Creating through stories of experiences of care for Growth Hormone deficiency the empowerment toward the excellence (Marini et al., 2015)]의 목적은 성장호르몬결핍증을 앓고 있는 소아와 청소년들의 직접 경험은 물론 관련된 사람들의 경험을 이해하고 기술하는 것이었다.

이를 위하여 이야기중심 접근법을 이용해서 환자와 돌보미들(부모, 형제자매 그리고 연구에 참여하는 센터의 임상팀 의료인들)이 치료과정에서 부딪치는 문제들에 대해 연구를 시행하였다. 전체적으로, 소아청소년 GHD 환자들로부터 80개의 스토리, 부모들로부터 80개, 의료인들로부터 36개의 스토리들을 얻었다. 연구에서는 이들 이야기들을 분석하여, 치료과정의 구조와 관리에 대한 인식, 질병이 가족, 사회 및 학교 생활에 미치는 영향과 이에 따라 모든 생활에서 요구되는 사항들과 기대할 수 있는 점 그리고 의료 서비스를 향상시키기 위해 필요한 권고 사항들에 대해 조사하였다.

참여자들은 이야기를 쓸 때 '병이 듦-과거', '아픔-현재' 그리고 '나아짐-미래' 등 질환의 중요한 세 단계를 구분하도록 권고되었다 (제4장 참조). 연구에 참여하는 집단들의 소통 및 유용성 문제를 적절히 다루기 위해, 참여하는 환자들을 연령에 따라 두 개의 다른 집단으로 나누었고(GHD 소아 환자, 8~12세; GHD 청소년 환자, 13~17세), 환자의 부모, 형제자매 그리고 의료팀을 각각 별도의 집단으로 구분하였다.

소아청소년 성장호르몬결핍증 환자들은 예상되는 플롯에 따라 가족, 학교 및 사회 생활에 관해 서술하게 하였고, 병원을 방문하고 치료를 받는 생활, 미래에 대한 자신들의 기대 등에 대해서도 기술하도록 하였다.

부모들로부터는, 환자에게 처음 증상이 나타나 진단을 받는 과정에서부터 질환이 모든 가정생활에 미치는 영향과 대처에 이르기까지 전 과정을 조사하였다. 더 나아가 부모들이 느끼는 감정, 욕구, 두려움과 미래에 대한 기대에 대해서도 적어 달라고 부탁하였다.

돌보미들로부터는 그들의 동기, 환자와 가족들과 소통하고 관계를 맺으며 살아가기 그리고 치료과정의 구조와 관리에 대한 그들의 생각 등에 관해 조사하였다.

의사들에게는 병행기록을 통해 특정 환자에 대한 스토리를 치료와 관련하여 기록하고 환자 그리고 가족들과의 관계, 치료과정에 대한 순응도와 함께 일반적 관리에 대한 느낌이나 의견들을 기록하고 표현할 기회도 가질 수 있게 하였다. 자유롭게 쓰는 형식인 일기는 반구조화 형식이 아니기 때문에 반구조화된 스토리들과 별개로 분석하였다. 이야기 플롯들은 센터를 경유해 환자들에게 서면으로 제공하였다.

||||||||||||||
스토리 분석

이야기들은 모두 익명으로 작성되었다. 수집된 스토리들은 정량적 연구와 질적/정성적 연구의 통합적 접근법을 이용하여 NVIVO 소프트웨어와 더불어 스토리들의 질적 해석을 통해 분석하였다. 연구자의 생각과 컴퓨터를 이용한 방법을 함께 사용하는 것이 가장 좋은 결과를 보이는 것으로 나타났기 때문이다. 이와 같은 방법으로 연구의 질, 타당성 및 신뢰도를 향상시킬 수 있었다(Kelle & Laurie, 1995). 부모와 돌보미들이 제공한 어른들의 스토리는 내용과 더불어 사용된 언어와 문장의 길이를 고려한 이야기 스타일에 근거하여 분류하기도 했다. 그 결과, '질병중심(disease-centered)' 스토리, '질환중심(illness-centered)' 스토리 그리고 '질병중심과 질환중심 사이(between disease and illness-centered)' 스토리, 이렇게 세 부류로 나눌 수 있었다.

연구과제를 진행하면서 총 182개 스토리들이 수집되었다. 32개는 소아 환자로부터, 35개는 청소년 환자로부터, 72개는 부모, 7개는 형제자매, 19개는 돌보미들로부터 그리고 17개는 병행기록으로부터 수집되었다.

‖‖‖‖‖‖‖‖‖‖‖
성장호르몬결핍증 소아청소년들로부터 얻은 결과

이야기를 제공한 소아청소년 환자들 중에는 남자가 56%였고, 청소년이 60%였다. 성장호르몬결핍증(GHD)과 더불어 지내는 생활이나 병원 방문 혹은 치료법 등에서 스토리의 스타일이나 내용에는 성별에 따른 차이가 나타나지 않았다. 소아청소년 환자들로부터 얻은 이야기를 분석한 결과, 사회생활과 학교생활에 대해 '좋다'(38%의 소아, 42%의 청소년) 혹은 '매우 좋다'(26%의 소아, 30%의 청소년)로 표시하여서 친구들로부터 사회적 차별을 받고 있지 않음을 보여 주었다. 그 이유로는 주로 그들 대부분이 이제 막 성장하기 시작하는 시기이므로 그들의 키가 사회적으로 특별히 문제되지 않는다는 점을 지적할 수 있다. "치료를 시작하면서 친구들과 매우 잘 지내고 있다. 다른 누구와도 다르다고 생각하지 않고 잘 지내고 있다." "지금 계속 키가 자라고 있기 때문에 학교 친구들과 아무 문제 없이 잘 지내고 있다." 이야기들을 분석한 결과, 차별에 대해 언급한 사례는 아주 적었다(소아와 청소년 모두의 9%). 그들의 표현은 이렇다. "반 아이들이나 친구들과 지내기가 편안하지 않다. 그들이 자기들과 나와의 차이를 지적하며 놀리기 때문이다."

진단과 치료에 대해 의논하는 시간에 상처를 받는 것 같지는 않았다. 26%의 청소년들만이 진료센터와 가족들로부터 상처를 받았다고 기억했다. 일반적으로 의료진에게 감사의 마음을 가지고 있었고 성장호르몬 주사를 통한 성장의 결과에 대해 공통적으로(55%의 소아, 47%의 청소년) 만족함에도 불구하고, 치료법이나 치료경

과와 관련하여서는 두 연령집단들 간에 차이를 보였다. 40%의 소
아들은 완치된 삶에 대해 평온하게 언급했고, 몇몇 사례에서는 열
정적으로 말하기도 했다. 그들은 병원방문을 평온하고도 재미있
는 순간으로 기억했다. "나는 병원에 가는 것을 즐겼다. 거기서 의
사와 좋은 간호사를 만난다. 그들이 나로 하여금 미소 짓게 한다."
"여기 오는 것이 좋다. 모든 사람이 훌륭하고 좋다!" 그러나 청소년
들은 이와 약간 다르게 귀찮아하는 기분을 표시한다. 청소년 환자
들의 39%는 병원방문을 시간이 오래 걸리고 지루한 일로 생각하
며 참기 어렵다는 표현을 한다. "여기 센터에 치료받으러 오는 일
은 귀찮다. 특히 낮 시간에 병원에 오는 일은 더욱 그렇다." "병원방
문은 매우 귀찮은 일이지만 꼭 필요한 일이라고는 생각한다." "이
병원에 10년 동안이나 다녔다. 그렇지만 병원 방문이 즐거운 일이
라고 말할 수는 없다." 연령이 다른 두 집단은 서로 다른 양식의 치
료생활을 한다. 소아들은 주로 주사로 인한 통증이 힘들다고 말하
고(54%), 청소년들은 매일매일 해야 하는 것이 짜증난다고 말한다
(50%). 소아들은 몇 센티를 '정복'하기 위해 주사 바늘의 고통과 기
꺼이 싸우려 한다. 몇 센티를 '정복'하는 것이 그들의 가장 중요한
목표이면서 만족을 주는 것인데, 그들은 이미 희생에 대한 보답을
받았다고 느끼기 때문이다. "치료는 키를 크게 한다. 나는 벌써 짝
꿍보다 키가 더 크다." "치료에는 약간의 고통이 따르지만 그로 인
해 난 더 강해진다." 반면, 청소년들은 장기간의 희생에 대해 초조
하고 귀찮은 감정을 표현한다. "가능하면 빨리 치료를 끝내고 싶
다. 이 모든 치료가 나의 성장에 도움이 될 것이라고는 생각하지만
그 과정이 너무 지루하고 귀찮다." "치료가 나에게 도움이 된다고

생각하지만 저녁마다 울적한 기분이 든다." "매일 저녁 주사를 맞는 일이 귀찮다." "끝이 보이지 않는 일이다." "가능하면 일주일에 한 번 혹은 한 달에 한 번만 주사를 맞을 수 있으면 좋겠다. 그것이 어렵다면 하루만이라도 주사를 쉬고 싶다."

마지막으로, 소아 환자와 청소년 환자 간에는 미래에 대한 기대도 다르다. 청소년 환자들은 자신들의 성장과 키가 더 크고 싶은 욕망에 관해 미래에 대한 전망을 더 분명하게 표현한다(32%의 청소년). "미래에 나는 충분히 자라서 다른 사람들과 더 이상 다르지 않은 모습이 될 것을 상상해 본다." "미래에 나는 키 크고, 힘세며, 나 스스로를 자랑스러워하게 될 것이다."

청소년의 부모들로부터 얻은 결과

환자 부모들은 이야기 안에서 질환의 경과에 대해, 처음 질환의 신호가 나타나고 의심을 가지게 되는 첫 단계부터 수년간 치료를 받으며 겪게 되는 여러 단계에 대해 자세하게 서술했다. 부모들 중 66%는 어머니, 34%는 아버지였는데, 생활이나 돌봄 경험을 말하는 데 두 집단 간의 차이는 없었다. 그들의 아이가 아들인가 딸인가에 따라서도 스토리의 차이는 없었다. 44%의 부모들의 경우 자식들이 초등학교 저학년일 때 아이의 성장이 동급생 아이들이나 친구들에 비해 느리다는 사실을 스스로 발견했다. 일부(11%) 부모들은 소아과 의사들이 문제를 과소평가하여 치료가 늦어졌다고도 말했다. "아들의 성장 문제를 즉시 알렸지만, 소아과 의사가 그건 정상이라고 해서 가만히 있을 수밖에 없었다." 40%의 부모들은 진단이 나오기까지 불안과 조기 치료의 위험에 대한 걱정 속에서 어떻게 기다렸는지에 대해 이야기했다. "진단을 기다리면서 매우 불안하고 초조했다. 치료를 받아야 한다는 사실이 무서웠다." "진단을 위해 시행하는 수많은 검사(표본채취, 심장검사, 신장검사, 내분비학적 진찰, 외래방문 등)이 걱정되고 미심쩍었다."

치료와 관련해서는 상반되는 감정들이 표현되었다. 29%의 부모들이 치료를 받을 수 있어 행복하고 마음이 놓인다고 서술한 반면, 30%의 부모들은 걱정이 앞섰고 치료를 완전히 믿지 못하고 있었다. 끝내 이러한 치료 의견이 유일한 해결책이라고 생각해서 치료에 따르기로 마음먹었지만 마음 깊은 곳에서 호르몬 투여로 야기될 수 있는 결과를 두려워하고 있었다. "비록 효과를 확신할 수는 없었지만 치료할 방법이 있다는 사실을 알고 약간의 희망을 가질 수 있었다." "치료에 대해 권유를 받고 나니 행복하다. 그러나 동시에 주저되는 것도 사실이다." "치료에 대해 의구심이 든다."

대부분의 스토리에서 호르몬 주사를 치료 기관의 문제인 적절한 약품 보관의 문제(33%) 혹은 자신의 아이들에게 통증을 주는 원인(21%)으로 기술하였다. 그러나 아이들의 성장에 관한 첫 번째 결과를 받아 본 후 50%의 부모들은 그 결과에 만족하였으며("내 아들/딸이 잘 자란다."), 13%의 부모들은 매우 만족하였다("내 아들/딸이 매우 잘 자란다."). '잘' 혹은 '매우 잘'은 스토리에서 서비스의 질이나 치료에 대한 일반적인 만족도를 나타내기 위해 흔히 사용되는 단어들 중 하나이다.

나아가, '전혀/아무 것도(nothing)'라는 단어는 가족들이 자신들의 생활에 생긴 변화에 대해 얘기할 때 가장 흔히 사용한다. GHD 상태와 치료가 매일매일의 일상이지만 아이들의 생활에 큰 영향을 미치지는 않았다. 20%의 부모들이 자신의 아들/딸의 자신감이 향상되었다고 기술했다. 성장이 부모들의 주된 목표였고 그 성공적인 결과를 처음으로 목격하였기 때문에 부모들은 스토리에서 치료의 가치를 강조하였다. "이젠 학교에서 아무도 내 아들을 놀리지 않는다." "내 아들의 자신감이 더욱 높아졌다." "그 아이가 이제는 친구들과 똑같이 성장하고 있다."

일반적으로 치료경과에 대해서는 이렇게 긍정적인 태도를 보이지만, 걱정거리에 대해 물어보면 치료의 후유증 문제가 다시 대두된다. 67%의 부모들이 앞으로 나타날 수 있는 부작용에 대해 걱정하는 것으로 나타났다. "종양이 발생할 가능성을 걱정하고 있다." "미래에 부작용 때문에 이 치료를 받지 못하는 일이 생기지 않았으면 좋겠다." "내 딸이 앞으로 아기를 가질 수 있을지 걱정이다." "앞으로 발생할 수도 있는 합병증에 대해 읽을 때 걱정이 된다."

표현된 의심들을 보면 부모들이 호르몬 요법의 신체적 결과에 대해 전반적으로 혼란을 겪고 있으며 잘 알지 못하고 있음을 확인할 수 있다. 다시 말해, 부모들은 진단 후 처음 시작하는 치료과정을 고분고분 따라가고 있고, 매일매일 주사를 맞는 생활 때문에 특별한 영향은 받지 않아서 그 결과에 만족하고 있지만, 그들의 생각 깊은 곳에는 항상 부작용에 대한 걱정이 있고 때로는 치료를 받기로 한 처음의 결정이 옳았는지에 대한 회의가 도사리고 있었다. 그들은 미래에 발생할 수 있는 치료의 이차적 효과들에 대해 충분히 안심하지 못하고 있었다. 성장 결과는 믿고 있었지만 그 대신 치러야 하는 대가가 있지 않을까 의심하고 있었다. 이야기 유형에 대해 살펴보면, 48%의 스토리는 치료과정이 가족과 사회에 미치는 감정적 영향에 대한 이야기를 하고 있어서 '질환중심' 스토리로 분류되었다. 25%의 스토리들은 이야기 전체가 과학적 용어와 표현을 사용하는 전문적인 언어로 쓰였고 더 개인적인 측면을 다루지 않고 질병의 경과에 대한 기술에만 국한되어 있어서 '질병중심' 범주에 속했다. 마지막으로, 나머지 27%의 스토리들은 내용에 전문적인 요소들과 함께 성찰과 느낌이 들어 있는 더 서사적인 부분들이 번갈아 나타나고 있어서 '질병중심과 질환중심 사이'로 분류되었다.

||||||||||||||||
성장호르몬결핍증 전문가인 의료인들로부터 얻은 결과

이 마지막 집단에는 소아내분비학자, 수석 임상의사, 대학원과정 학생, 간호사 그리고 심리치료사들이 포함되었다. 이들 전문의료인들은 20년 이상 경력자들까지도 모두 열의에 충만해 있었다. 소아의 성장 문제에 대한 관심(40%)과 열정(35%)이 그들을 열심히 일하게 만든 이유였고, 이런 사실은 다음과 같은 표현에서 확인된다. "작은 묘목들이 자라도록 도와주는 정원사의 모습으로 내 직업을 묘사할 수 있다." "나는 실력 향상을 위해 끊임없이 달리는 운동선수 같다." 전문의료인들은 그들의 이야기 속에서 자신들이 건설적인 방식으로 GHD 환자들을 처음 진료하며 돌보기 시작하던 때부터 환자와 가족들에게 평안함(39%), 접근가능성(31%) 그리고 공감(27%)을 주려고 노력했다고 말했다. 진단에 대해 설명할 때 가족들을 안심시키기 위해 자신들이 사용하는 말에 주의를 기울였고(52%) 치료를 위해 사용할 방법에 초점을 맞추었다고 서술했다(31%).

매번 경과관찰 때마다 조사한 바에 의하면, 치료에 관한 이들의 주요 관심사는 매일매일의 주사투여와 적절한 관리(38%), 치료과정 기간(23%), 소아 환자들의 반응(16%) 그리고 가족들의 순응도 수준(10%)이었다. 이들 중 53%는 치료가 실패하여 환자들이 실망할 때 어려움을 겪었다고 보고했다. 44%의 스토리에서는 소아 환자와의 관계가 진료에서 자신들에게 힘을 주는 중요한 요건이었다고 말하였다. 소아들과의 관계(35%)에 특별히 주의를 기울였는데, 이들이 치료과정에서 가장 약한 존재로 생각되었기 때문이었다. "나는 소아들이 표현하는 것, 그들이 말하지 않는 것, 그들의 공포와 희망에 특히 관심을 가졌다." "나는 내 꼬마 환자들과 놀아 주려고 노력했다." "나는 아이들을 편안하게 해 주려고 노력했고 그들을 나의 주된 관심 대상으로 삼았다."

치료 초기에 아이들에 대한 배려를 표현한 스토리들이 많았던 것에 반해서 청소년들에 관한 언급은 매우 드물었다. 이는 치료에 대한 청소년들의 순응도나 그들과의 관계에 관심을 덜 가졌을 가능성을 나타낸다. 소아 환자의 치료에 도움이 되는 중요한 요소들 중 하나는, 전문가들의 42%가 지적했듯이, 환자 가족과의 관계로 나타났다. 환자들의 스토리에 비해 전문가들의 이야기에서는 치료 부작용에 대한 관심을 찾아보기 어려웠다. 의료진 동료와의 관계 역시 긍정적으로 이용될 수 있는 잠재적 자산으로 중요시되고 있었고, 여러 분야 전문가들 간의 지식교환과 협력이 활성화되어 좀

더 강화될 필요가 있다고 기술했다. 그러나 그들은 미래에 대해서
는 긍정적으로 생각하고 있었다(44%).

  의료인들이 사용한 이야기 양식은 다양했다. 39%는 감정적인 고
려가 나타나는 '질환중심 스토리'였고, 33%는 경과기록지에서처럼
전문적인 언어로 작성된 '질병중심 스토리'였으며, 28%에서는 이야
기와 전문적 서술이 함께 사용되고 있었다. 질환중심 스토리들이
상대적으로 많은 것은 사실이지만, 가족들의 스토리들과 비교하면
질병중심 이야기들이 좀 더 많은 편이었다.

임상의사들의 병행기록

  병행기록에서 가장 관심을 둔 부분은 환자와 부모들의 순응도에
대한 추적관찰(41%), 아이들의 사회적 관계와 학교생활에 대한 관
심(24%) 그리고 가족 간의 상호관계(21%)였다. 스토리들을 살펴보
면, 치료를 받는 데 있어서 대부분의 청소년들(69%)이 아직까지 부
모에게 의존하고 있지만, 일부 청소년들의 경우(14%)에는 어느 정
도의 자율성을 확인할 수 있었다.

논의와 결론

  수집된 182개 스토리들 속에는 반복되는 단어와 표현들이 나타
나고 있다. 따라서 이 스토리들은 치료과정, 소통, 관계형성 그리고

이러한 상황의 구조화 등에 관한 새로운 전략에 대해 많은 권고를 할 수 있는 '스토리들의 스토리'가 될 수 있을 것이다. 이야기의 세 가지 관점들 사이에는 차이점보다 공통점이 더 많았다. 이야기를 쓴 모든 사람은 임상적 측면에서나 구조적 측면에서나 치료가 정말로 효과적이었다고 생각했다.

이야기들은 질환의 치료경과가 길고 힘들었다고 말하고 있음에도 불구하고 대부분의 경우 치유의 스토리들이었다. 아서 프랑크(Arthur Frank)의 질환 이야기 분류법(제2장 참조)에 따르면, 이 연구가 수집한 스토리들은 예전의 건강한 상태로 되돌아가는 과정을 담은 '회복' 스토리들이다. 즉, 고통과 희생 끝에 승리가 찾아와 치료에 의해 신체가 '회복'된다는 이야기이다. 성장호르몬결핍증에 대한 이번 연구의 경우, 만족할 만한 성장을 '성취'함으로써 평안함을 얻고 원만한 사회생활이 가능해 졌다는 스토리들이 주된 이야기이다.

이와 같은 공통적 요소들이 존재함에도 불구하고 치료와 관련하여 다양한 투병 양식이 관찰된다. 청소년들은 매일 주사 맞는 일에 대해 인내력이 한계에 이르렀음을 강조할 정도로 초조해 한다. 그들은 수년간 계속 치료를 받아 왔고 지금까지의 성장에 만족하며 아직은 조금 더 자라기를 바라지만, 그럼에도 반항의 조짐을 보인다. 이런 현상은 아마 그들의 나이와도 관련이 있을 것이지만, 치료과정에 청소년들이 적극적으로 참여하고 그들의 힘이 강화되는 것이 중요하다는 사실이 과소평가되고 있음을 나타내는 것일 수도 있다. 청소년들은 이러한 반항을 통해 부모나 의료인과의 새로운 관계형성을 요구하고 있다. 치료과정에서 자신들의 자율적 역할에 좀 더 초점을 맞춘 관계형성을 요구하고 있다. 청소년들이 자신들의 치료에 책임 있는 주체가 되도록 능력이 길러진다면, 치료를 지속할 힘과 의지가 높아질 것이고 그럼으로써 치료를 중단하거나 회피할 위험이 줄어들 것이다. 소아 환자들의 경우에는 특히 치료 초기의 어렵고 결정적인 치료단계를 잘 따라올 수 있도록 의료인들이 이들에게 더욱더 많은 주의를 기울였다.

이야기들을 전체적으로 살펴보면, 소아과 영역에서 임상의사들이 해야 할 일들이 점점 더 많아지고 있음을 느끼게 된다. 청소년 환자의 신체적 문제뿐 아니라 심리사회적 건강에도 관심을 가져야 하고, 건강에 해로운 행동을 예방하고 바로잡아야 하며, 환자들이 치료 권고사항을 잘 따르도록 이끌어야 한다. 청소년들은 한편으로 관심을 받고자 하는 마음과 다른 한편으로 좀 더 독립적이고자 하는 마음 사이에서 발생하는 공통된 '딜레마'를 가지고 있는데, 자신들이 원하는 만큼 키가 크지 않으면 나이에 걸맞은 재주와 자신들이 괜찮다는 느낌을 가지기 위해 이런 딜레마에 더욱더 예민해진다.

소아내분비센터들이 훌륭한 수준이 되려면 청소년 전용 프로그램을 가지고 청소년 환자들을 별도로 치료할 수 있는 특별정책을 수립해야 한다. 이들 센터들이 현재 환자의 검진을 위해 구비하고 있는 소아과 진료환경은 주로 소아들을 대상으로 설계되고 시설물들이 구비되어 있어서(건물벽 색깔, 가구, 장난감, 책 등) 청소년들은 진료환경이 자신들에게 어울리지 않다고 느끼게 된다.

부모들의 스토리들 중 67%에서 부모들은 치료 때문에 나타날 수 있지만 잘 알려지지 않은 부작용들을 계속 걱정하고 있다. 부모들은 처음 치료를 시작할 때부터 자신의 아이에게 성장 문제에 대한 해결책을 제공하여 '정상적인' 아이로 만들고자 하는 마음과 장기적인 호르몬 투여에 따른 의구심 사이에서 발생하는 갈등 속에서 살아가고 있다.

결론적으로, 이번 연구에 나타난 중요한 관찰 결과를 통해 다른 방법으로는 발견할 수 없었을 두 가지 중요한 사실들을 알게 되었다. 기본적으로 이번 연구의 결과는 관계 형성에 관한 두 가지 고려 사항을 강조한다. 스토리들이 보여 주듯이 의료진들은 소아와 비교했을 때 다른 방식으로 관심을 주어야 하는 청소년들과 좀 더 긴밀한 소통방법을 강구해야 하며, 치료에 대한 확신과 더불어 발생 가능한 부작용에 대한 의문점 해소 등에 대한 가족들의 지속적인 요구도 무시하지 말아야 한다.

이번 연구를 통해 의료인들이 이 특정한 질병의 치료과정에서 소통과 공감의 중요성을 깨닫게 되었으므로, 앞으로 높은 수준의 임상능력과 함께 관계형성 기술을 향상시키며 진료할 수 있는 비옥한 토양이 마련되었다고 생각한다.

이번 연구는 존재할 수 있는 편견을 극복하는 데에도 그리고 다양한 사례를 다룰 때에도 이야기의학이 도움이 되며, 환자 돌보미들이나 의료진 같은 다양한 관련자들에게 이야기의학이 적용될 수 있다는 근거를 제공하고 있다. 이 연구를 통해 드러난 결과들은 이야기근거중심의학의 대표적 사례들 중 하나로 이용될 수 있을 것이다.

☑ 참고문헌

Charon R, Wyer P, Chase H et al (2008) Narrative evidence based medicine.
    Lancet 371:296–297
Greenhalgh T, Hurwitz B (1999) Narrative based medicine in an evidence
    based world. BMJ 318
Farmelo G (2009) The Strangest Man: the Life of Paul Dirac. Faber and Faber,
    London
Kelle U, Laurie H (1995) Computer use in qualitative research and issues
    of validity. In: Kelle U (ed) Computer-aided qualitative data analysis:
    theory, methods and practice. Sage, London, pp 19–28
Marini MG, Chesi P, Guazzarotti L et al (2015) Creating through stories of
    experiences of care for GH deficiency the empowerment toward the
    excellence – The C.R.ES.C.E.R.E. project, Stories about life with GH
    deficiency. Submitted to Future Science open
Odifreddi P (1989) Classical recursion theory. North-Holland, Amsterdam
Sackett DL, Straus SE, Richardson WS et al (2000) Evidence-based medicine:
    how to practice and teach EBM, 2nd edn. Churchill Livingstone,
    Edinburgh
Strategic partnership delivers greater flexibility to qualitative researchers in
    the UK and around the world, National Centre for Social Research, 17
    Oct 2011

8

의료인문학에서
질환중심 영화의 자리

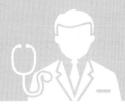

"시인의 역할은 일어난 일이 아니라 일어날 수도 있는 일을 말하는 것이다."
– 아리스토텔레스

겸손하게 이야기듣기(narrative humility)는 이제 막 발전하고 있는 개념으로서, 각각의 스토리는 단순히 사실이냐 허구냐로만 분류될 수 없는 진실과 환상이 얽힌 베틀기로 간주해야 한다는 전제에 따라, 이야기를 듣거나 읽거나 보는 사람들이 환자의 다양한 진실 가능성을 존중해야 한다는 개념이다(Shapiro, 2011). 사피로는 다음과 같이 기술했다. "환자의 말은 완전히 이해해야 할 대상이 아니라 우리가 그 이야기의 모호성과 모순에 열린 상태로 접근하고 참여해야 하는 역동적인 실체이다. 이는 자신을 재현하는 일이 다른 사람을 달래거나 즐겁게 해 주려고 하거나 지배 규범에 순응하거나 인정받고자 하는 동기로만 이루어지는 것이 아니라는 사실을 인정하는 태도이다." 정상성 개념(제6장)은 생물학적 법칙과 사회윤리적 규범 두 가지 모두에 의해 결정되는 것이라고 볼 수 있다. 스토리를 이야기함으로써 환자는 자신의 핵심적 정체성을 보여 줄 수 있고, "고통에서 의미를 만들어 내고, 자신의 가장 강렬한 개인적 열망과 연결하며, 가족과 사랑하는 사람들에게 자신이 남길 유산을 생각하게 된다. 이야기를 끌고 가는 것이 무엇인지와 상관없이 이야기는 환자가 말하고 싶었던 스토리이다. 심각한 질병과 대면한 환자들의 경우 자신의 스토리를 말하는 것이 그들의 삶에서 그들이 어느 정도 통제할 수 있는 몇 안 되는 삶의 측면 중 하나이다. 이것이 '진짜(true)' 스토리가 아닐까?"(Egnew, 2005). 좋은 돌보미-환자 관계를 위한 출발점으로서 스토리들은 그리고 스토리들을 함께 모으는 과정은 그 자체로 치유적인 역할을 할 수 있다. 스토리의 내용이 객관적 현실과 거리가 있는 경우에도 그러하다. 스토리들은 관습적인 지혜와 거리가 멀어 받아들이기 어려운 경우에도 일종의 진짜 진실(true truth)을 나타낼 수 있는데 이는 데이비드 미첼(David Mitchell)이 그의 포스트-아포칼립스 소설인 『클라우드 아틀라스(Cloud Atlas)』에서 말했던 바이다(Mitchell, 2004). 즉, 모든 사회적 규범이 실패하여 인류가 조상들의 진짜 진실로 되돌아갈 다른 방법이 없을 때, 남은 것들의 핵심 바로 그 안으로 들어갈 수 있는 방법은 바로 이러한 방법뿐이다.

윤리적 관점에서 보면 '진실 말하기'와 '신뢰하기'는 대인관계에서 기대할 수 있는 기본 규칙이다. 하지만 임상의사와 돌보미들은 때때로 환자를 위해 혹은 환자의 마음의 평화를 위해 사실의 전부를 말하지 않기도 한다. 이와 같이 이러한 규칙에 대한 위반이 흔히 발생하므로 이 문제는 재고되어야 한다. 일관성을 위해서라도 양쪽 모두의 위반이 용인되어야 한다. 환자는 자신이 적절하다고 생각하는 대로 (혹은 그들의 고통이 강제하는 대로) 덧붙이거나 생략할 수 있고, 상상의 스토리를 진짜 이야기처럼 말할 수 있도록 허용되어야 한다. 생명윤리에서 진실을 말하는 것은 제대로 알고 동의하는 문제와 긴밀하게 연결되어 있다. 위험할 수 있는 정보는 알려 주지 않을 수 있다고 생각하는 가부장적인 염려와 환자가 정보를 모두 알고 발휘하는 자율성 사이에서 각각의 장단점을 비교해 보아야 하기 때문이다. 의사는 정말로 순수하게 선의로 건강을 촉진하고 해를 막기 위해 완전한 진실을 환자들에게 말해 주는 것이 언제나 최선인가 생각해 보아야 한다(Gilon, 2001). 환자는 어느 정도로 자신의 병의 심각성에 대해 알 필요가 있는가? 이 의문은 거짓말의 도덕성이라는 문제를 제기한다. 사람들은 아마도 선택이 분명하다고, 정직함이라는 덕목이 거짓말을 하지 말라고 한다고 생각할 수 있다. 하지만 상황이 그렇게 단순하지만은 않다. 환자를 불필요한 스트레스에서 보호할 의무도 있기 때문이다. 거짓말과 속이기는 선을 행하는 것과 철학자들이 때로 '도덕적 측면 제약(moral side constraints)' 혹은 '비결과주의적 의무(non-consequentialist duties)'라고 부르는 것 사이에서 갈등을 일으키도록 한다. 독일 철학자 임마누엘 칸트(Immanuel Kant)는 상황에 따라 선을 행하기 위한 거짓말이 받아들여질 수 있다고 시사한다. 『실천이성 비판(Critique of Practical Reason)』에서 칸트가 말한 것처럼, 거짓말하는 행위는 그것이 최선의 안녕 상태를 가져올 때에만 허용되어야 한다(Kant, 1788).

의사와 환자가 모두 동의하는 지점, 즉 어느 정도까지 진실을 알아야 하는가 하는 문제에 대해 양편의 의견이 하나로 수렴되는 절대적인 지점은 존재하지 않는다는 사실을 고려한다면, 각각의 사례에 따라 가능한 최선의 도덕적 선택을 해야 한다고 결론 내릴 수밖에 없다.

질환중심 영화의 사용: 곧이곧대로 혹은 비틀어서?

환자 이야기들이 담고 있는 창조성은 우리 사회에 아주 특별한 보물이다. 여러 해 동안 많은 환자 이야기들이 극장의 관객과 독자들을 위해 영화로 제작되었다. 제작자와 영화감독들은 질환의 극적인 면에 기대어 관객들에게 격한 감동과 감정을 불러일으켰다.

문학과 드라마 그리고 수사적 예술에서 질환은 늘 환영받는 소재였다. 이 모든 산물은 의료인문학의 특유한 유산이다. 하지만 박애주의적 영감과 해석 그리고 수상경력에 빛나는 흥행작을 창조하려는 좀 더 야심찬 행위 사이에는 미묘한 경계선이 있다.

이제부터는 환자들의 극적인 이야기를 조작하고 착취하는 것이 비윤리적이라는 우리의 입장을 유지하면서, 이러한 예술이 어떻게 질환 상태라는 조건에 적용되어 왔는지 살펴보고자 한다.

영화에서 질환의 재현은 여러 다른 목적을 위해 사용될 수 있다. 여기에서 예술적 창조성은 한 사람의 삶과 그/그녀의 가족이 혹은 환경이 어떻게, 최선의 경우에는 아주 천천히 변화하면서 더 나쁜 경우에는 '쓰나미' 같은 효과를 내면서, 완전히 균형을 상실하는지를 섬세하게 드러내어 보여 줌으로써 인류에게 도움을 줄 수 있다.

시각적 예술은 여러 감각 중에서 주로 시각을 이용하는데, 시각은 우리 두뇌 자원의 50% 이상을 사용한다. 다른 말로 표현하면, 시각적 감각은 흔히 우리의 다른 감각들을 지배한다. 사람들이 잘 알고 있는 중국 속담에 "그림 하나가 천 마디 말보다 낫다."는 말이 있다. 한 단계 더 나아가서, 그 그림이 살아 움직이면 어떻겠는가? 정말로 감정적 영향이 클 것이다. 그것이 바로 영화의 아름다움이다(Schwertly, 2015). 바로 이러한 이유로 사람들은 질병을 중요하게 다루는 영화를 보고 그렇게 쉽게 감동을 받는 것이다. 영화는 막강한 힘을 가지고 우리 안에 도달하기 때문이다. 이제 시각만 활성화하는 것이 아니라 사운드트랙을 통해 우리의 청각 스위치도 켜진다고 생각해 보자. 음악과 시각 사이에 '연금술적 결혼'이 일어난다면 가슴 저린 상황을 만들어 낼 수 있을 것이다.

질환중심 영화들은 이야기의학에 관한 학술대회나 세미나에서 생생한 이미지와 사운드로 환자나 환자의 가까운 가족 혹은 돌보미들이 특정 장애 상태와 치료 과정을 겪으며 살아가는 사적인 경험을 묘사하는 도구로 널리 사용되고 있다. 영화의 세계에서 이러한 경험들은 주로 관객을 감동시키기 위해 그리고 슬픔과 기쁨의 감정을 촉발하고 관객이 주인공과 동일시하도록 만들기 위해 더욱더 강조된다. 교육적 핵심을 가지고 있는 이러한 영화들은 교훈적 사례들을 완벽하게 구축한 건축물이며, 그래서 일반인들의 마음을 넘어, 섬세하게 근거중심 의료서비스 제공자들의 '마음(hearts)'을 열 수도 있다. 영화적이라는 것은 이런 점에서 매우 강렬하다. 부메랑 효과가 일어나지 않는 한 그러하다. 영화가 너무 많은 눈물을 흘리게 하거나 사실을 왜곡하면, 순수 과학자들은 숫자와 통계로

이루어진 자신들의 확률과 신뢰 구간으로 돌아가고 싶어 한다. 유
도된 공감, 정서적 감정이입 그리고 동정심에서 한 걸음 뒤로 물러
나고 싶어진다.

어떤 영화들은 스스로가 순수 예술이라고 혹은 허구라고 드러내
놓고 선언한다. 데니스 아칸드(Denys Arcand)의 날카롭고 달콤한
〈야만인의 침략(The Barbarian Invasion)〉 혹은 팀 버튼(Tim Burton)
의 미래예시적 〈대어(Big Fish)〉가 그러하다. 이 두 작품은 모두 삶
의 '죽어 가는 단계', 즉 '이 세상을 떠나감'에 초점을 맞추고 있다.
어떤 영화 플롯들은 실화를 재현하고 있다고, 더 정확히 말하면 어
떤 질병에 대한 실제 스토리에 기반을 두고 있다고 주장한다. 그러
나 실화들이 영화의 설정에 영감을 주기는 하지만 그것들이 늘 진
실을 표방하지는 않는다. 음악을 생각해 보자. 음악은 가장 달콤한
감정, 가장 우울한 감정 혹은 화난 감정을 불러낸다. 하지만 이러한
음악이 언제나 실제 삶에 있었던가?

〈패치 아담스(Patch Adams)〉 영화의 스토리처럼 사회와 시대 풍
조에 큰 영향을 미치지만 현실을 재고하거나 왜곡하고 있는 영화
들은 또 다른 사례를 제공한다. 이 감동적인 이야기는 할리우드
형식을 가지고 있지만 그럼에도 불구하고 여러 세대의 돌보미들
을 감동시켰고 기관과 병원이 질병 관리에 새로운 접근을 할 수 있
게 했다. 광대 요법(clown therapy; *전문 광대들이 병원을 방문하여 환자
들의 기분을 향상시키는 치료)의 창시자인 헌터 도허티 아담스(Hunter
Doherty Adams)의 실제 스토리에서 영감을 받은 이 영화는 로빈 윌
리엄스(Robin Williams)의 천재적이고 자발적인 해석과 스토리보드
로 '현실을 비튼 그림'이 되었다. 따라서 우리는 이 영화가 기본적

으로 실제 스토리를 왜곡된 시각으로 바라보고 있지만 자신의 목
적을 완수했다고 인정할 수 있다. 칸트의 원리에 의하면 그것은 받
아들일 수 있는 방식의, 사회에 더 많은 평안함을 주기 위한, 선의
의 거짓말이다. 〈패치 아담스〉 덕분에, 이러한 환경에서 매일매일
자원봉사자들이 제공하는 웃음 기술 덕분에, 이제 병원과 요양원
이 훨씬 덜 슬픈 기관이 되었다.

　물론 질환경험에 좀 더 충실한 이야기들도 있다. 암과 7년 동안
투병하다 사망한 말기암 환자인 티지아노 테르자니(Tiziano Terzani;
위대한 이탈리아 전쟁 저널리스트)가 자신을 묘사한 다큐멘터리는 진
실한 스토리텔링의 뛰어난 예인데, 그렇다고 해서 실제 스토리와
비교되지는 않는다. 삶의 마지막 몇 달에 걸쳐 직접 이루어진 인터
뷰에서 티지아노는 내레이터로서 자신의 전기를 직접 이야기했다.
이는 자신의 마지막 생각과 의지를 남겨 두려는 의도였다. 그가 사
망한 후, 아들 폴코 테르자니(Folco Terzani)는 이 다큐멘터리를 기
반으로 영화를 만들기로 결정하고 영화 〈끝은 나의 시작(La fine è
il mio inizio)〉을 촬영한다. 이 영화는 인터뷰에 충실한 판본임에도
불구하고 실제 인터뷰만큼의 영향력은 없었다. 교훈적이고 영감을
주는 사례로 사용되기에는 인터뷰가 훨씬 더 강렬했기 때문이다.

　영화 이야기 중에는 〈다이빙 벨과 나비(The Diving Bell and the
Butterfly)〉(Bauby, 1999)처럼 영화에서 무엇을 허용하는가의 문제가
조금 더 미묘한 경우도 있다. 이 영화는 질병에 대해서는 정확히 묘
사하고 있지만 실제 이야기와 관련된 사람들에 대해서는 사실과
다른 요소들을 도입하고 있기 때문이다.

　줄리언 슈나벨(Julian Schnabel)이 감독한 이 프랑스 영화는 엘르

프랑스(Elle France)의 성공한 편집장이었던 장 도미니크 바비(Jean Dominique Bauby)의 일기를 중심으로 구성되었는데, 그는 갑작스럽게 뇌졸중으로 충격을 받아 '잠금 증후군(locked-in syndrome)'으로 인한 마비 상태에 빠지게 된다. 그는 유일하게 눈꺼풀만 움직일 수 있었는데, 놀랍게도 눈꺼풀의 깜빡임을 알파벳 문자로 번역할 수 있는 침묵 알파벳(silent alphabet)을 이용해서 의사소통하는 법을 배운다. 그가 버크-쉬르-메르(Berck-sur-Mer) 재활 센터에 있을 때 그를 도와주던 한 자원봉사자(영화 판본이 도입한) 덕분에 그는 의사소통을 할 수 있게 되었고 그의 일기 전체를 받아쓰게 할 수 있었다. 일기는 그 자체로 가슴 저미는 것이었고 아주 특별한 대처 전략을 기록하고 있다(바비는 기억과 상상력으로 어디든 갈 수 있었다). 기억과 상상력이라는 두 가지 힘 때문에 그는 이처럼 극단적인 조건에서도 기꺼이 살아갈 수 있었다. 불행하게도 저자는 일기를 출판한 직후 죽는다. 전반적으로 이 영화는 일기에 적힌 저자의 경험을 아주 가깝게 따라가며, 돌봄과 대처전략의 보기 드문 사례를 제시한다. 하지만 영화는 이러한 삶의 여정과 관련된 사람들, 그의 질병 경험에서 가장 중요한 역할을 한 사람들에 대해서는 아주 다르게 전달하고 있다. 실제 이야기 뒤에는 뇌졸중이 일어났을 때 그의 사무실에 있었던 새 여자 친구가 있었다. 하지만 불행하게도 그녀는 보비의 전 부인 때문에 두드러진 역할에서 배제되었다. 사실을 알지 못하는 관객들이 영화와 그리고 이야기의 인물들과 사랑에 빠지는 동안 그들은 인물들의 관계에 대해서는 완전히 오도되고 있었던 것이다. 이야기의학이라는 배경에서는 이러한 사실이 영화의 진정성을 의심하게 하고 영화를 인정하기 어렵게 한다.

흥미롭게도 이 이야기를 둘러싼 또 하나의 신비로운 일이 있다. 1962년에 아주 유사한 스토리가 이미 출판된 것 같기 때문이다 (Simenon, 1962). 「불행의 벨(The Bells of Bicetre)」이라는 글은 삶의 정점에 있던 사람에게 뇌졸중이 미친 영향을 분석한다. 매우 영향력있는 『파리 신문』의 출판인이었던 주인공은 갑작스럽게 자신이 파리의 어떤 병원에 말도 못 하는 마비 상태로 놓여 있음을 깨닫게 된다. 놀랍게도 정신은 멀쩡한 상태이다. 생전 처음 그는 멈춰서서 생각을 해야 하는 상태가 된다. 여기서 천사 같은 여성 인물들이 그를 돌본다. 심농(Simenon)이 이들을 묘사하는 말은, 바비가 나중에 재활 기관에서 일하는 아름다운 돌보미들을 묘사하기 위해 일기에 사용하는 말과 아주 유사한 '에로틱(erotic)'한 말들이다. 두 저널리스트가 자신들의 삶에 등장하는 여성들과 원래 가족 그리고 일에 대해 보여 준 태도들을 비교해 보면 둘 사이에 신기한 유사성이 있다. 이 책은 1963년에 출판되었는데 그러한 우연의 일치를 목격하는 것은 신기하다. 그것은 투시였을까? 누가 누구를 읽음으로써 영감을 받은 것일까? 바비 자신일까 아니면 영화감독인 슈나벨일까? 이야기의학 전문가들은 이 문제에 대해 여전히 논쟁 중이다. 진실에 대해 여러 가지 많은 다른 판본을 가지고 있는 아키라 쿠로사와 (Akira Kurosawa)의 영화인 〈라쇼몽(Rashomon)〉처럼 혹은 주인공에 대해 많은 다른 초상화를 가지고 있는 피란델로(Pirandello)의 연극 〈하나, 하나 아닌, 수많은(One, No One and One Hundred Thousand)〉처럼 우리가 진실을 절대로 모를 수도 있다.

앞에서 언급한 모든 사례를 보면서 우리는 진정한 환자 이야기들과 스토리들에 대한 최선의 자원을 어디에서 찾아야 할지 다시

한 번 생각하게 된다.

이 질문에 답하려는 시도의 일환으로 우리는 1927년부터 2012년까지의 영화들 중에서 신체장애나 정신질환을 가진 사람을 묘사하고 있으면서 남녀 주인공이 오스카상을 수상한 영화들을 간략하게 살펴보고자 한다(Kassenbrock, 2015). BBC 뉴스가 보도한 자료에 의하면, 오스카상을 받은 영화의 16%가 질병을 다루고 있으며 지난 몇 년 동안 그 빈도가 상승곡선을 나타내고 있다. 이는 이 상을 주는 기관이 병들고 아픈 사람들과 그들의 치료 과정을 자유롭게 표현하게 하는 것이 긴급하다고 여기고 있다는 증거일 수 있다.

〈사랑에 대한 모든 것〉(2014)

〈사랑에 대한 모든 것(The Theory of Everything)〉은 스티븐 호킹(Stephen Hawking)의 삶을 아주 가까이에서 묘사하고 있으며, 이론물리학에 대한 그의 전문적 기여 그 이상을 그리고 있다. 이 영화는 당시 아내인 제인(Jane)과의 관계를 묘사하면서 제인과의 관계가 어떻게 그의 몸을 쇠약하게 만드는 근위축성 측삭경화증(Amyotrophic Lateral Sclerosis: ALS; *루 게릭병; 수의근을 제어하는 신경세포가 소멸되는 병으로 근육이 딱딱해지고, 경련을 일으키며, 점차적으로 약해져서 그 크기가 줄어듬)에 대처하는데 도움을 주었는지를 보여 준다. 배우인 레드메인(Redmayne)은 4개월 동안 호킹의 삶을 연구하면서 자신의 역할을 준비했다. 호킹의 말과 움직임을 연구하고 내면화하였으며, 질병의 진행 상황을 도표화하여 영화를 찍는 내내 이

도표를 참조하였다고 한다. 배우가 탁월한 능력으로 해석했음에도 불구하고, 장애를 가진 인물의 역할을 몸이 성한 연기자에게 맡길 필요가 있었는지에 대한 논쟁은 있었다. 장애를 가진 사람 역할을 장애가 없는 사람에게 할당하는 이러한 경향은 환자와 환자를 돌보는 사람 모두에게 일종의 '알레르기' 반응을 일으킬 수 있다 (Zacharin, 2014).

|||||||||||||||
〈세션: 이 남자가 사랑하는 법〉(2012)

〈세션: 이 남자가 사랑하는 법(The Sessions)〉은 소아마비로 목부터 몸 아래까지 마비된 시인 마크 오브라이언(Mark O'Brien)의 「성적 대리자 만나기(On Seeing a Sex Surrogate)」라는 글을 기반으로 하고 있다. 이 감동적인 드라마는 흔히 간과하기 쉬운 장애와 성애 사이의 교차점을 살펴본다(Di Giovanni J). 기계호흡기로 살아야 했던 오브라이언[존 호크스(John Hawkes) 연기]은 한 번도 성관계를 해본 적이 없다. 죽음에 가까워졌다고 생각한 그는 '성적 대리자'라는 전문적 역할을 하는 체릴 코헨-그린[Cheryl Cohen-Greene; 헬렌 헌트(Helen Hunt) 연기]을 고용하는데, 이 사건이 그를 변화시킨다.

〈세션〉은 장애를 가진 사람들이 성의 표현에 관심이 없다거나 혹은 표현을 할 수 없을 것이라는 신화를 반박하고 있다고 칭찬을 받는다. "사회적 낙인과 장애에 대한 구조적 장벽에 더해서, 장애를 가진 사람들은 보통 무성적(non-sexual)이라고 간주된다." 뇌성마비를 앓고 있는 여배우 신디 알렌(Cindy Allen)은 호크스(Hawkes)의 연기가 인상적이었지만 그럼에도 불구하고 영화 제작자들이 장애를 가진 연기자에게 배역을 줄 수도 있었을 것이라고 말한다. "장애를 가진 역할을 한다는 것은 오스카상을 받느냐 여부의 문제가 아니라 장애를 어떻게 다루느냐의 문제이다." 이 말은 실제로 장애를 가진 사람들이 그들의 역할을 하는 장애 없는 사람들에 대해 느끼는 알레르기 반응을 확인하는 말이다. "그의 연기력에 대해 어떤 것도 비판하려는 것이 아니다. 그 역할에 진정성을 더 많이 부여할 수 있는 똑같은 자질을 가진 장애인 배우들이 수천 명 있다는 말이다."

|||||||||||||||
〈뷰티풀 마인드〉(2001)

〈뷰티풀 마인드(A Beautiful Mind)〉는 1998년에 출간된 실비아 나사르(Sylvia Nasar)의 전기를 바탕으로 한 작품이다. 영화는 조현병(schizophrenia)을 앓고 있는 뛰어난 수학자 존 포브스 내시 주니어[John Forbes Nash, Jr.; 러셀 크로우(Russell Crowe) 연기]를 따라간다. 영화는 내시의 정신을 괴롭히는 망상들과 그가 수학이론을 발전시킬 때 그 망상들이 그의 경력에 미친 영향에 초점을 맞춘다.

이 영화는 정신 질환을 지나치게 단순화하고 내시의 이야기를 너무 깔끔하게 만들었다고 크게 비난을 받았다. 하지만 내시 역할을 한 배우는 최우수 연기자로 골든 글로브상을 받았고, 정신분열증상을 잘 묘사했다고 칭찬을 받았다. 이런 견해는 마운트 시나이 의과대학(Mount Sinai School of Medicine) 정신의학과 과장인 켄 데이비스(Dr. Ken Davis)와의 인터뷰에서도 확인된 바 있다. 하지만

"다른 한편으로는, 의지력이 정말로 조현병을 극복할 수 있다는 생각은 터무니없다." 이 정신과 의사는 그의 신랄한 논평을 통해, 영화에서 존 내시가 특히 노벨상을 받을 때 부분적으로 회복되는 것을 봄으로써 관객들이 가질 수 있는 잠재적 환상을 지적한다. 영화를 보면 마치 존 내시가 그 질병을 극복하는 법을 배운 듯하다. 실비아 나사르의 전기를 읽으면 정신분열 상황이 러셀 크로우가 연기한 것보다 훨씬 더 심각하다는 것을 알 수 있으며, '검토책임자(caveat)'인 정신과 의사는 이 질병이 회복 가능하다는 약속을 과도하게 팔고 있다고 걱정했을 수도 있다.

〈작은 신의 아이들〉(1986)

사라 노먼[Sarah Norman; 말리 마틀린(Marlee Matlin) 연기]은 청각장애인 학교 학생이었다가 지금은 그곳에서 관리인으로 일하고 있는 청각장애인 여성이다. 새로운 선생님 제임스 리즈[James Leeds; 윌리엄 허트(William Hurt) 연기]가 왔을 때 그는 사라에게 크게 말하는 법을 가르쳐 주고 싶어 한다. 하지만 그녀는 저항한다. 남은 생애 동안 수화를 계속 사용하는 것에 만족한다. 곧, 두 사람 사이에 낭만적 감정이 형성되고 그는 그녀에게 음성으로 말하도록 계속 격려하지만, 그녀는 만약 그가 자신을 사랑한다면 그녀의 방식으로 소통할 것이라고 주장한다.

〈작은 신의 아이들(Children of a Lesser God)〉은 카메라 앞에서 청각장애인을 사실적으로 연기할 수 있는 청각장애인 여배우에게 배역을 맡겼다는 점에서 기억할 만하다. 하지만 똑같은 이유로 이 영화는 많은 비판을 받았다. 많은 비평가들은 그녀가 오스카상을 받은 것이 '동정표' 때문이라고, 그녀는 그 상을 받을 만한 가치가 없다고 생각했다. 왜냐하면 그녀는 청각장애인 인물을 연기하는 청각장애인이었고, 그것은 전혀 연기가 아니었기 때문이다. 그들이 그녀에 대해 말한 부정적 피드백은 장애를 가진 연기자들이 영화산업에서 만나는 차별대우를 두드러지게 보여 준다.

영화에서 연기는 호평을 받았지만, 억지로 꾸며낸 사랑 이야기에 관심을 끌기 위한 술책으로 청각장애를 이용하고 청각장애인을 기용했다는 비판을 받았다. 로저 에버트(Roger Ebert)는 이 영화에 대한 평론에서, 등장인물들 중 한 명이 장애를 가지고 있는 러브 스토리는 "그 핸디캡을 일종의 보너스로 취급하는 듯하다. 핸디캡을 가진 인물에게 더 큰 도덕적 진정성을 부여한다."고 말하면서 그것을 '일종의 미묘한 내려보기 형식'이라고 말한다.

결론적으로 오늘날 많은 연기자들은 아픈 사람의 역할을 연기할 수 있다면 마치 경력의 최고점에 도달한 것과 같다고 생각한다. 과거에 그 멋진 〈레인맨(RainMan)〉에서 더스틴 호프만(Dustin Hoffman)이 그러했듯이, 〈여전히 앨리스(Still Alice)〉에서 줄리앤 무어(Julianne Moore)나 〈달라스 바이어스 클럽(Dollas Buyers Club)〉에서 매슈 맥코너히(Matthew McConaughey)를 생각해 보자. 환자의 피부 안으로 들어갈 수 없다면 진정한 전문가가 아니라고 생각하는 연기자에게는 아픈 사람의 역할이 명연기자로서의 목표가 된다. 그것은 순수한 예술인가, 야망인가, 아니면 흥행의 착취로 전락한 그 무엇인가?

IIIIIIIIIIIIIIII
질환, 병든 상태 그리고 질병에 대한 열쇠를 이용해 영화 해석하기: 〈필로메나〉 사례

이제 인류학적 실험으로 들어가서, 1950년대 아일랜드를 배경으로 한 실화에 기반을 둔 책『필로메나 리의 잃어버린 아이(The Lost Child of Philomena Lee)』를 기반으로 한 〈필로메나(Philomena)〉를 분석해 보자.

이 스토리는 젊은 임산부 이야기이다. 가족에 의해 거부당한 그녀는 어쩔 수 없이 막달레네 수녀원에 들어가는데, 그곳은 여성들이 노예같은 상태로 있어야만 하는 곳이다. 막달레네라는 이름은 예수에게 용서를 구하고 잘못을 속죄한 죄인인 막달레네의 성 메리(Saint Mary of Magdalene)에서 따온 것이다. 그녀는 소위 '문란한 혼외정사'를 범했기 때문에 병에 걸리는 저주를 받는다. 영화 안에서 필로메나의 병든 상태는 아일랜드 사회의 독단적인 부분이 가한 차별대우를 나타낸다.

'다른 사람들'이 어떤 것을 비정상적인 상황이라고, 사회적 기준에서 벗어난 것이라고 인식하게 되면 그것은 흔히 사회적 낙인이 된다. 영화에서 수녀원 수녀들은 어린 소녀를 차별대우하면서 터무니없는 판단을 한다. 만약 필로메나의 아들이 태어나면서 죽는다면 그것이 올바른 해결일 것이라는 종교적인 믿음이 바로 그것이다. 죄인이라는 질병에 대한 올바른 해결이 미래의 고통이라면 아들이 태어나면서 죽는 것이 적절한 속죄라고 믿는다. 하지만 필로메나의 아들 앤소니(Anthony)는 태어나면서 죽지 않는다.

필로메나의 스토리가 전개되면서 그녀는 부유한 미국 가정에 팔려간 어린 아들의 상실로 고통받는다. 당시에는 불법이었지만 그런 일들이 이루어지곤 했다. 필로메나는 아들을 찾지 않겠다고 서류에 서명을 했지만 마음속으로는 언젠가 아들과 재결합하리라는 혼자만의 희망을 결코 버리지 않았다.

아일랜드인 필로메나는 아들을 찾기 위해 한 영국인의 도움을 받게 된다. 그는 냉소적인 저널리스트 식스미스(Sixsmith)이다. 후에 그는 『필로메나 리의 잃어버린 아들(The Lost Son of Philomena Lee)』이라는 전기를 쓰게 된다. 당시 마틴 식스미스(Martin Sixsmith)는 BBC(British Broadcasting Corporation) 방송사에서 퇴사하고 저널리스트이며 작가로서 자신을 새롭게 정립하기 위해 주목받을 만한 뉴스거리와 정서적 효과가 큰 실화를 찾고 있었다. 그러한 스토리는 슬프거나 행복한 결말을 가지고 있어야 한다. 결코 열린 결말로 남아 있어서는 안 된다. 독자들의 마음을 사로잡지 못하는 미약한 감정을 제시해서도 안 된다.

필로메나와 식스미스의 스토리는 무엇인가를 찾아가는 '추구' 이야기다. 이 이야기에서는, 옥스브리지(Ox-bridge; 그는 옥스퍼드와 캠브리지 두 대학교 이름으로 말장난을 하는 필라메나에 의해 놀림을 받는다.)에서 공부한 교양있고 명석한 식스미스가 필로메나로부터 인간애, 결단력 그리고 용서하는 마음을 배운다. 임신한 때부터 나이가 들어 어른이 될 때까지 자신이 받았던 대우에 대해 그녀가 분노까지는 아니어도 속상해하는 것이 당연해 보이지만, 그녀는 식스미스에게 너무나 다정하게 이렇게 말한다. "그렇게 화를 내는 것에 지치지 않나요?" 자신이 어떤 잘못도 저지르지 않았다는 느낌 때문에 그녀는 비극적 상황에서도 마음의 안정을 유지한다. 나아가 모성의 기쁨을 다정함이 가득한 것으로 기억한다.

필로메나는 나중에 간호사가 되었고, 그 사이에 계속 아들을 찾는다. 마침내 아들을 찾았을 때 그 아들도 지켜야 할 비밀을 가지고 있음을 알게 된다. 성공한 변호사로 정치에 입문한 필로메나의 아들은 자신의 성적 취향을 감추어야만 했고, 에이즈, 즉 후천성면역결핍증(AIDS)에 걸려 있다는 건강상의 문제도 감추어야 했다. 그도 역시 어머니를 찾고 있었는데, 병이 진행하면서 생긴 많은 어려움에도 불구하고 어머니를 찾아 화해하려고 했던 것이다. 요약하면, 필로메나와 식스미스는 앤소니가 여러 해 전에 미국으로 '배로 실려간' 사실을 알아냈고, 교육받지 못한 연로한 여인과 실존적 위기에 처한 중년 남자라는 이 이상한 한 쌍은 워싱턴에 도착한다. 하지만 앤소니가 이미 에이즈로 죽었다는 끔찍한 소식에 그들의 행복은 물거품이 된다. 앤소니는 질병의 마지막 단계에 이르렀을 때, 죽기 전에 어머니와 화해하고자 아일랜드로 날아간다. 그런데 아일랜드 땅에서 어머니와 마지막으로 만나고자 하는 그의 시도는 끝까지 죄와 속죄라는 이데올로기로 가득 차 있던 수녀들 때문에 물거품이 되었다. 필로메나와 식스미스는 아일랜드의 리메릭 주로 돌아와 수녀들이 매장한 앤소니의 무덤을 찾게 된다. 수녀들은 필로메나에게 그녀의 아들이 마지막으로 그녀를 보고 싶어 했다는 사실도 알려 주지 않은 채 그를 매장했던 것이다. 더 놀라운 일은, 필로메나가 무덤을 찾아간 후에도 수녀들은 계속 그녀가 죄인인 듯 행동했고 그녀가 아들과 화해할 자격이 없다고 말했다는 사실이다. 수녀원에서 나온 그녀는 더 이상 참을 수 없다고 말하는 저널리스트 식스미스에게 이 모든 이야기를 써서 세상에 알려 달라고 부탁한다.

인류학적인 틀에서 상황을 살펴보면, 우리는 이 스토리가 일어나는 세 나라, 즉 아일랜드, 잉글랜드 그리고 미국을 지배하는 주요 병든 상태(sickness)를 진단할 수 있다. 아일랜드에 대한 묘사는 사람을 조종하는 심한 편견을 나타낸다. 아일랜드 10대 소녀들의 병든 상태를 다루기 위한 속죄의식이 가하는 고통을 볼 수 있다. 편견이 가득한 사회에서 그들은 수도원에 격리된다(이러한 격리는 1995년에 법적으로 폐지될 때까지 합법적으로 운영되고 있었음). 그 결과, 아일랜드는 자신을 병든 영국과 구분하며 스스로 자랑스러워하는 전통적인 가치와 종교에 대한 찬양을 특징으로 하는 나라가된다. 아일랜드의 관점에서 볼 때 잉글랜드의 병든 상태는 전반적인 가치의 결여, 경력이 중요했던 (그리고 아직도 중요하다고 간주되는) 상황에서 이에 대한 과도한 허용, 합리적 무신론으로 변화한 문화 등이다. 이런 관점에서는 어떤 형태의 종교적 미신도 병든 상태이다. 바다 건너에 있는 미국 사회의 병든 상태(청교도적 금권정치)도 드러난다. 미국의 유명하고 부유한 집안은 아일랜드에서 푸른 눈의 금발 아이들을 돈으로 산다. 마치 한 세기 전에 노예무역에서 그랬듯이 말이다. 너무나 보수적이고 논란이 많은 미국은 많은 자유를 허용하고 있음에도 편견이 난무하여 가난이나 동성애에 대해 사회적 낙인을 찍는다. 그것들이 어떤 가치도 가지고 있지 않다고, 병든 상태라고 주장한다.

이 세 가지 시나리오에 필로메나라는 인물이 더해진다. 그녀는 자신의 질환에서 치유된 사람이다(사람이 질병에 반응하는 방식, 필로메나가 일어난 모든 것에도 불구하고 자기 자신의 스타일을 발견하는 방식을 의미함). 허약한 막달레네 소녀는 단호하고 수완 많은 여자로 진화한다. 그녀는 간호사로서 능력과 경력을 발전시키는 내적 적응 기전, 즉 극복하기를 통해 희망의 특성을 보여 준다. 이러한 희망은 행복한 결말을 가진 '쓰레기 문학(trash literature)'인 로맨스 소설을 읽으면서 얻게 되는 특성이다. 또한 그녀가 살아가는 내내 믿었던 신과 성자들에 대한 남다른 신앙이 나쁜 일을 당하면서도 그녀의 삶을 의미있게 만든다.

필로메나는 삶에 의해 호되게 단련된다. 울고, 웃고, 놀라고, 묻고, 생각하고, 포용하고 또 받아들여진다. 그녀는 결코 정면으로 대결하지 않는다. 미국에서는 모든 사람에게 "당신은 특별합니다."라고 말한다. 그녀는 그들을 특별하게 만드는 방법을 알고 있다.

수녀들이 말로 표현한 일반화(그래서 우리가 신경언어학적 프로그래밍라고 부를 수 있는 일반화)인 "너희는 모두 죄를 지었다. 그래서 너희 모두는 회개해야 한다."는 슬로건은 책 전체를 통해 거의 강박적으로 반복된다. 필로메나는 이 문장을 간단히 무시하고 힐데가드 자매에게, 자신의 아들을 빼앗아갔고 마지막 만남조차 막았던 바로 그 수녀에게, "당신을 용서합니다."라는 빛나는 말을 해 준다.

"당신을 용서합니다."라고 말하고 그녀는 막달레나 집에서 나온다. 그녀가 어떻게 분노를 달랠 수 있는지 의아해하는 식스미스에게 분노가 없기 때문이라고 말해 준다. 이러한 플롯은 가난한 주인공이 가족의 적대감이라는 일종의 질병 상태에도 불구하고 부유한 소녀와 결혼하는 끝이 행복한 로맨스가 될 만한 플롯이다. 하지만 그녀는 그에게 더 큰 행동을 요구한다. 저널리스트 식스미스에게 그 장소에서, 리메릭의 로즈크레아(RoseCrea at Limerick)에서 일어났던 일을 전 세계가 알도록 이야기해 달라고 요청한다. 주체로서 자신의 질환으로부터 잘 회복하는 것, 침묵을 벗어나는 것은 '이야기(narrative)'라는 말이 'gna'와 'agere'를 합성해서 나왔다는 사실과 관련되어 있다. '알려지게 하다' '학문적으로 만든다'는 말의 어근인 'gna'에서 g를 빼고, 행동을 의미하는 라틴어인 'agere'에 해당되는 'igare'와 합성하여 '말하기에 대한 인식의 정도를 상승시키다'는 의미가 되었다(어원학 사전). '이야기하기(narration)'의 어원들은, (단지 사실인) 이야기와 (단지 학문인) 패러다임적 사유가 분리되어 있다는 피상적인 가정과 달리, 사실과 학문 사이의 조합이 가능하다는 것을 보여 준다.

필로메나의 이야기는 비극적인 상황에서도 다시 대면해서 극복한다는 적응 전략과 행복한 결말의 가능성을 가르쳐 주는 선물이다. 영화의 끝에서 필로메나는 마음이 안정되어 있는 여성으로 그려진다. 진실을 발견했기 때문이다. 그녀는 진실을 소화해냈고 마침내 승리자로 등장한다. 수치를 당했음에도 행복과 활력을 찾아내는 이 모순어법적('귀를 먹먹하게 하는 침묵'처럼 의미상 서로 양립할 수 없는 말을 함께 사용하는 수사법) 능력을 지켜보면서 식스미스는 성장한다. 우리는 이와 같이 진실된 스토리와 진실된 인물을 통해 사회가 병든 상태라는 딱지를 붙이는 그런 공동체적 환경에서 어떻게 빠져나올 수 있는지를 배운다. 이러한 딱지는 일종의 주홍글자이다. 우리는 주인공이 자신의 질환을 경험하면서 치유를 위한 자원들을 발견해 나가는 것을 보면서 많은 것을 배운다. 그러한 자원들은 무엇보다도 의지력, 밝음 그리고 좋은 감정 등이다.

이야기의학은 병든 상태라는 주홍글자를 가지고 있는가? 근거중심의학은 병든 상태라는 주홍글자를 가지고 있는가? 조금이라도 그렇다고 생각한다면 우리는 주홍글자를 그렇게 대단한 드라마로 만들 것인지에 대해 알려 주는 필로메나의 역할을 다시 한 번 기억해야 한다. 모든 것들은 왔다가 다시 돌아간다. 마치 파도가 그러하듯이. 이야기의학과 근거중심의학 사이의 벽을 허무는 일은 우리가 할 수 있는 일이다. 내가 이 글을 쓰고 있는 동안에도 이 두 접근법은 이미 계속해서 변화하고 있다.

✓ 참고문헌

Bauby JD (1999) Le scaphandre et le Papillion. Robert Laffont, Paris

Di Giovanni J. The real story of the diving bell and the butterfly. http://www.theguardian.com/lifeandstyle/2008/nov/30/diving-bell-butterfly-florence-bensadoun

Egnew TR (2005) The meaning of healing: transcending suffering. Ann Fam Med 3:255e62

Gillon R (2001) Telling the truth, confidentiality, and respect for autonomy. In: Harris J (ed) Bioethics. OUP, Oxford, pp 507-528

Shapiro J (2011) Illness narratives: reliability, authenticity and the empathic witness. Med Humanit 37(2):68-72

Kant I (1788) Kritik der praktischen Vernunft

Mitchell D (2004) The Cloud Atlas, editor Paperback

Kassenbrock R (2015) 9 Oscar nominated film that got disease and disability (mostly right), BBC news. www.themighty.com

Schwertly S (2015) https://blog.slideshare.net/2015/04/27/cinemagraphs. 27 Apr 2015

Simenon G (1962) Le Anneaux de Bicetre. Press de La Cité

Zacharin J (2014) Stephen Hawking give his approval to 'The Theory of Everything'. https://www.yahoo.com/movies/watch-stephen-hawking-give-his-approval-to-the-102542644887.html

9

환자들의 요구와 권리를
존중하며 진료하기

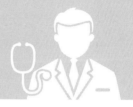

돈은 가난보다 낫다. 하지만 단지 재정적인 이유에서만 그러하다.

– 우디 알렌

이야기의학은 민주적이다. 어떤 사람이나 특정 역할에 속해 있지 않고 편향되어 있지도 않다. 누구나 일생에 최소한 한 번은 어떤 형태로든 건강과 질환의 불균형 상태를 마주하게 된다. 이야기의학은 필연적으로 모든 역할과 전문영역을 포괄하며, 환자, 돌보미, 친구, 고용주, 교사 등으로부터 스토리를 청취하고 수집하여 통합함으로써 일치된 견해에 도달하기 위하여 체계적으로 접근한다.

협치 혹은 거버넌스(Governance)라는 용어가 위에서 아래로 명령이 전달되는 소위 하향식 접근법을 가진 정부(government)라는 말과 상향식 방향성을 인정하는 동맹(alliance)이란 단어의 합성에서 유래되었다면, 이야기의학은 진정코 의료체계와 환자들 사이에

양방향성을 가진 협치 수단이라고 정의할 수 있다. 실제로 거버넌스란 정책을 수립하고 그 정책들이 잘 이행되는지 조직을 운용하는 구성원들이 지속적으로 살펴보는 것이다. 여기에는 구성원들의 권리(동반되는 책임과 함께)와 조직의 번영과 생존능력을 향상시키기 위한 일차적 의무 사이에 균형을 잡아 나가는 메커니즘이 필요하다.

이야기의학을 진료에 적용하는 문제에 대해 생각해 보면, 환자와의 치료적 유대가 임상적으로 당연히 이로울 것이라고 생각하지만 미래세대와 충돌하지 않으면서 접근하기 쉬운 양질의 의료를 제공하는 생태친화적으로 유지가능한 의료체계를 구축하기 위한 잠재적 수단으로서 이야기의학을 고려하는 일은 매우 드물다. 의료를 지속적으로 유지하려면 복합성 관리에 포함된 다양한 특징들을 고려해야 한다. 웰빙을 계속 유지하려면 환경, 회복력, 환자 교육의 전반적인 영향 및 이익과 함께 의료행위에 따르는 비용을 종합적으로 고려해야 한다. 이들 가운데 회복력(resiliency)은 지금까지 별로 관심을 끌지 못한 분야이지만 최근 들어 점점 더 주목받고 있는 아주 흥미로운 주제이고 개념이다. 지속가능성 개발국(Sustainability Development Unit)의 책임자이고 영국 국민보건서비스(NHS England)와 영국 공중보건(Public Health England) 자문위원인 데이비드 펜천(David Pencheon) 박사가 말했듯이 "의료체계는 회복력이 큰 사회를 만드는 일이 중요하고 유익하다는 사실을 점점 더 이해해 가고 있다. 회복력은 안정되어 있을 때나 위기에 처해 있을 때나 건강과 웰빙을 유지하는 데 필수적이다." 실제로 트라우마를 겪은 환자나 환자를 돕는 돌보미들의 회복력(혹은 허약회복 기술)을 향상시키는 데 이야기의학, 이야기로 푸는 진료가 널리 이용되고 있다(Porter, 2010).

펜천 박사는 말한다. "의료체계는, 예방할 수 있는 것은 예방하고 관리할 수 있는 것은 관리하기 위해 늘 사람들과 함께 보조를 맞추어야 한다. 다시 말해, 우리 모두가 가정과 사회에서 우리 자신의 건강과 질환 그리고 삶의 가능성을 이해하고 통제할 수 있도록 도와야 한다는 의미이다. 건강했다가 병이 들고 치료를 받아 나아지는 전통적인 모델은 이제 점차 시대에 뒤떨어진 것이 되어 가고 있다. 우리들 가운데 대다수는 의료체계로부터 개선된 정보, 통합, 협력 및 기술을 통한 도움과 지침을 받아 우리 자신을 충분히 관리할 수 있는 다양한 조건하에서 살게 될 것이다." 이야기의학은 환자를 총체적인 의미에서 포괄하기 때문에, 다양한 조건에서 오랫동안 병들어 있는 상황은 환자들을 통해 더 잘 이해될 수 있을 것이다. 환자들은 글쓰기를 통해 깨달음을 얻고 자신의 상황을 되돌아봄으로써 회복능력을 키워 나갈 수 있을 것이다. 환자들은 자신을 되돌아보는 글쓰기를 마친 후에 더욱더 적극적으로 자기자신을 드러내고, 진료 스토리들을 디지털 네트워크를 통해 다른 사람들과 공유하게 될 것이다. 펜천 박사는 이렇게 덧붙인다. "이러한 상황에서는 대중, 환자, 특히 전문가들을 위한 문화적 전환이 필요하다. 의료인들을 위해서는 좀 더 다양한 비즈니스 모델이 필요할지 모른다. 의료인들이 사망률을 낮추고 보건 불평등을 개선하고 생존기간을 늘려 주는 것에 대해 혹은 환자들의 경험을 개선해 주는 것에 대해 우리는 그들에게 대가를 지불해야 할 것이다. 보건의료를 의뢰하는 사람들은 점점 더 치료의 성과에 상응하는 대가를 지불하는 쪽을 선택할 것이다."

펜천 박사는 거시경제적 요소들과 역학을 언급하고 있지만, 일상의 생활환경에서도 생태친화적이고 지속가능한 진료가 시작될 수 있다. 이러한 관점에서, 의사와 환자가 소통하는 순간에 대한 생각을 출발점으로 삼아 보자고 제안하는 랑게비츠(Langewitz)와 그 동료들의 연구는 흥미로운 결과를 보여 준다. 의사가 환자를 처음 만날 때 환자가 자유롭게 말하도록 내버려 두면 환자의 문제에 집중하기 어렵다고 흔히 생각해 왔다. 하지만 이 연구의 결과를 보면, 80%의 사례에서 환자들이 방해받지 않고 (전문가의 적극적 청취와 함께) 자신들의 질환 스토리를 이야기하는 데 걸린 시간은 단 2분이었고, 이를 이야기 속에는 진단에 유용하고 중요한 요소들이 다수 포함되어 있었다(Langewitz, 2002). 따라서 이 연구가 서양의 의료서비스에서 진단 과정을 개선하고 시간과 비용의 낭비를 줄이기 위해 받아들일 수 있는 완전히 생태친화적이고 지속가능하며 실행가능한 진료의 한 예를 제시한다고 볼 수 있다.

진료 결과들은 환자와 의료인을 위해 생태친화적 의료체계라는 정원에 물을 주는 가치를 포함해야 한다. 하버드 대학교 경영학대학원 교수이자 전략과 경쟁력 연구소 소장인 마이클 포터(Michael Porter) 교수가 지적한 바에 따르면, "가치는 의료체계가 추구하는 확실한 목표여야 한다. 가치는 결국 고객들(환자들)에게 이로운 것이고 체계 내에서 움직이는 모든 이들의 이익을 묶어 낼 수 있는 것이기 때문이다. 가치가 향상되면, 의료체계의 경제적 지속가능성이 개선되는 동안 환자, 보호자, 의료인 그리고 의료용품 공급자 모두가 도움을 받을 수 있다. 가치는 이미 진료에 망라되어 있는 여러 가지 다른 목표들(질, 안전, 환자중심, 비용절감 등)을 통합하여 함께 이루어지도록 한다. 또한 공정성을 향상시키고 적절한 비용으로 많은 환자들이 치료받을 수 있도록 도와주는 등 다른 중요한 목표들을 달성하는 데 근본적으로 기여하는 것이기도 하다."(Porter 2010) 여기서는 반드시 거버넌스가 고려되어야 한다. 즉, 환자들을 위한 가치가 중요하기 때문에 환자들은 의사결정자들에게서 멀리 떨어져 약간의 영향을 미치는 것에 그치지 말고 자신들을 위한 의료체계를 결정하는 데 주된 영향력을 발휘해야 한다.

거버넌스의 실천에 기초하여 진정으로 지속가능한 의료서비스로 전환하는 일은 정직과 협조 그리고 대중적 관심을 통해서만 가능하다. 그리고 또한 (이미 사회의 다른 영역에서는 더 안전하고 더 공정한 미래를 보장하기 위해 폭넓게 이용되고 있는) 혁신적인 비즈니스 모델과 기술이 반드시 필요하다. 놀랍게도 지속가능성 개념을 구축하기 위해 영국과 미국에서 각각 전적으로 도입한 펜천 박사의 시각과 포터 교수의 시각 모두 우선적으로 환자들의 목소리를, 그 다음으로 의료인들의 목소리를 강화하고, 마지막으로 경영자들에게 관심을 두는 도덕률이라는 점에서 유사하다. "지속가능하고 체계적인 접근을 하게 되면, 예컨대 아이들을 위한 활기찬 사회보다 경제성장이 더 중요하다는 잘못된 선택과 생각의 덫에서 벗어날 수 있다."

지금까지 지속가능한 의료체계의 개발을 강력하게 제한해 온 중요한 요소들 중 하나는 방어의료의 사용과 남용이다. 의료 과실과 책임에 대한 클레임에 대비하기 위해 불필요하거나 특정 환자에게만 최선인 진단검사와 치료를 권하는 진료가 문제인 것이다. 연구에 의하면, 불필요한 병원방문들 중 34%(Scherz & Oliver, 2013)가 왜곡된 방어의료 때문이라고 한다. 미국에서 세 번째로 많은 수의 보건관련 직원을 둔 잭슨 헬스케어에서 최근에 시행한 미국 임상의사들에 대한 조사에 따르면, 75%의 의사들이 소송을 피하기 위해 의학적으로 필요한 것보다 많은 검사, 처치 및 약물을 처방했다. 갤럽은 미국에서 의료 비용의 4분의 1, 즉 연간 6,500억 달러가 방어진료로 볼 수 있는 진료에 사용된다고 보고한다. 이 비용은 곧바로 각 개인들에게 전가되어 의료보험의 할증은 물론 공공의료보험 프로그램을 위한 세금, 공동부담 그리고 현금지급 비용을 증가시킨다. 유럽, 특히 영국의 경우를 살펴보면, 병원 의사들을 대상으로 한 조사에서 78%(n=159)의 의사들이 이런저런 방법으로 방어진료를 시행하였음이 밝혀졌다(Ortashi et al., 2013). 이탈리아의 경우, 2015년 3월에 발간된 의료당국의 보고서에 따르면, 약 80%의 임상의사가 최소한 한 달에 한 번 정도 방어진료를 관행적으로 시행하였다. 약 80%의 이탈리아 의사들이 고소당할까 하는 두려움을 가지고 불필요한 약물, 병원방문 검사 혹은 입원기간 연장을 처방함으로써 이탈리아 국민들에게 국내총생산(Gross Domestic Product: GDP)의 1%에 해당하는 금액을 부담시키고 있다(보건성, 2015). 거버넌스의 틀에서 보면, 시민들이 공적 혹은 사적 의료서비스의 비용부담자이기 때문에, 방어의료를 시행하면 그들의 돈이 지혜롭게 사용될 수 없고 낭비될 수밖에 없다는 것은 자명한 사실이다. 이것은 타락하고 지속될 수 없으며 생태친화적 서비스와 동떨어진 체계를 유지하는데 소모되는 불필요한 비용 낭비이다.

의료체계에서 투자경제학과 관련한 환자 이야기

이야기의학이 제기하는 딜레마들 중 하나는, 대중을 위한 대단위 결정이 필요한 경우, 개별 사례에 기반을 두는 치료의 개별화로부터 일반적 수준으로의 전환이 불가피하다는 점이다. 지금까지 이전의 장에서는 환자, 돌보미 그리고 임상의사에 초점을 맞추어 왔지만, 이제부터 이어지는 장에서는 거버넌스와 지속가능성 개념을 강조하게 된다. 따라서 이야기의학의 범위에 두 가지 형태의 또 다른 주요 관련자들, 즉 의료경제학자와 의사결정자가 포함된다. 의료체계에는 어떤 진료과정은 보상하고 어떤 과정은 보상하지 않을지를 결정하고 복지체계를 위해 어떤 혁신적인 방법, 약물 혹은 새로운 도구들을 도입할지 여부를 결정하는 사람들이 있다. 현재 국가, 지역, 구역 혹은 병원 차원에서 투입되는 예산이 점점 줄어들면서 복지체계가 파산에 이를 수도 있는 위험에 빠져 있다. 이 문제와 관련된 전문가들은 인구, 역학적 예측 및 치료에 대한 반응 등에 관한 자료에 기초하여 어려운 결정을 내려야 한다. 얼핏 보면 이 과정에 진료의 개별화를 고려할 여지가 분명하게 보이지 않는다. 의사결정자들은 계산과 숫자를 필요로 하고 확고한 근거중심 소견에 크게 의존한다. 따라서 다른 종류의 근거가 지닌 잠재력은 보지 않는다. 이전의 여러 장에서 살펴보았듯이, 근거중심의학(EBM)은 최적의 환자관리에 흡족하지 않은 약점을 여러 면에서 드러내고 있고, 새로운 해결책을 위해 이야기의학이 또 하나의 사고방식이 될 수 있다. 유럽의 주요 국가들에서 온 보건경제학자들과 이야기의학의 사용에 대해 허심탄한 토론을 벌였던 자리에서, 이야기의학이 보다 명확한 의사결정을 위한 도구가 될 수 있을지에 대해 논의를 한 적이 있다. 그 결과 분명한 합의점에 도달할 수는 없었고, 이야기의학의 사용에 대해 각기 다른 의견이 있음을 확인하였다. 어떤 보건경제학자의 기본적인 주장은 다음과 같았다. "모든 환자의 스토리는 똑같다. 우리 모두가 자라서 어른이 되고 늙어서 죽는 것 같이 자연의 동일한 물리적 법칙을 마주해야 하기 때문이다." 물론 큰 그림은 똑같다. 비록 일부가 다 성장하기 전에 죽는다 할지라도 그러하다. 하지만 실제 삶의 복합성을 다루는 데 이렇게 일반론적이고 지나치게 단순화한 접근법에 멈추어 있을 수는 없다. 삶이란 어떤 이에게는 직선이고, 다른 이에게는 원형이며, 또 다른 이에게는 나선형일 수 있기 때문이다. 그리고 설사 우리 모두가 삶과 죽음에 대해 동일한 자연법칙에 직면해야 하는 것이 사실이라 할지라도, 어떤 특정한 전환점에서 우리가 약간씩 다르게 반응한다는 것 역시 사실이다. 전환점이란 중요한 변화나 사건이 일어나는 결정적인 지점 혹은 결정을 내려야만 하는 지점이다.

이야기의학은 우리 삶의 스토리를 다룰 뿐만 아니라, 말하자면 평안함과 아픈 느낌 사이의 균형이 깨진 상태인 질환도 다룬다. **질환 스토리들, 즉 질병과 더불어 사는 삶의 스토리들이 모두 똑같을 수는 없다.** 두 개의 똑 같은 이력서가 존재할 수 없는 것처럼 말이다. 스토리들이 비슷할 수는 있다. "하지만 물방울 두 개 사이의 차이만큼 다르다(고 우리가 동의한다) 해도, 완전히 똑같을 수는 없다."(Bandker & Grindler, 1976) 환자들의 스토리는 똑같다(그럴 가능성이 있음을 나타내는 동사인 그럴지도 모른다는 표현이 아니라, 확실하다는 강도로)는 말을 처음 들었을 때, 나는 신경언어학적 프로그램에 따라 만들어진 지나치게 거친 일반화와 왜곡 앞에 서 있는 느낌이었다(Bandker & Grindler, 1976). (소통을 단순화하도록 돕는) 보편적 수량형용사/수량대명사인 **전혀, 언젠가, 모든, 항상, 아무도, 똑같은, 동일한, 모든 것, 누구나** 같은 말들은 우리에게 고정관념을 갖도록 만든다. 영화 〈공중에서(Up in the Air)〉에서 조지 클루니(George Clooney)가 신나는 어조로 "나는 정형화한다. 그게 더 빠르다."고 말했던 것처럼 정형화는 물론 결정을 빠르게 내릴 수 있게 한다. 공항에서 그는 가장 **빠른** 대기줄을 선택하기 위해 자기 앞에 일본인을 포함한 동양인들이 얼마나 많이 있는지, 아이들을 데리고 있는 부인들이 얼마나 있는지를 꼼꼼히 살핀 후 **빠른** 결정을 내린다. 그러나, 불행히도 이런 정형화는 더 나은 삶을 도모할 도구를 개발할수 없게 만들기 때문에 완전히 실패한다는 것이 이 영화의 말미에 드러난다. 정형화는 현실에서 무엇인가를 **빼내어** 실제 세계를 제대로 이해하지 못하게 한다. 역학자들과 보건경제학자들이 빈약한 정보에 기반해서, 각 시스템과 환경에 대한 애매한 지침 그리고 모든 환자에게 강제적으로 적용시킬 보편적 진실에 대한 결정을 내려야 한다는 사실을 우리는 잘 알고 있다.

　이와 관련된 글을 읽을 때 우리는 햄릿만큼 의심해야 한다. '평균값과 중앙값'을 사용하여 지나치게 단순화하는 경향이 복지시스템의 붕괴를 초래한다면, "그러면 어떻게 되는 것인가?" 나에게 맞는 보상 정책이 나와 전혀 다른 사람에게도 적절하다고 누가 말할 수 있는가? 수천 명의 환자를 대상으로 한 거대 임상시험으로 확립된 근거중심치료에 의해서만 우리가 완치될 수 있다고 누가 말할 수 있는가? 어떤 이가, 불행하게도 그 효과의 근거를 입증하는 데 자금을 지원할 회사가 없는 보조의학을 찾아가고자 한다면, 그것에 대해 무조건 반대할 수 있는가? 우리 어머니는 효과가 입증된 EBM 항고혈압제로 치료받고 그녀의 친한 친구는 요가로 스스로를 돌보았는데, 어머니와 친구 두 분 모두 약과 요가 둘 다 가치가 있다고 깨달았다면, 그런데 요가 비용이 약값보다 저렴하다면, 왜 의사결정권자들은 약값만 보상해야 하는 것인가? 이러한 의문들이 바로 수집된 스토리들에 나타난 것들이다. 이러한 의문들은 사람들의 변덕스러운 기분에 맞추어 줌으로써 그들을 망가뜨리려는 것이 아니라, 환자들이 진정으로 필요로 하는 것과 가치에 따라 의료서비스를 조정해 주려는 시도이다.

질병관리로부터 지속가능한 질환관리로의 변화

환자의 여정을 확인할 수 있는 로드맵을 통해 맞춤 접근법을 적용할 수 있다. 이는 더 이상 90년대에 사용하던 '질병관리 프로그램'이 아니라, 환자들이 무엇을 하고자 하는지, 그들이 무엇보다 치유되기를 원하는지, 그들이 어떻게 치료받기를 원하는지에 초점을 맞추는 접근법이다. 복지가 약국에서 파는 그리고 나중에 환급받는 수없이 많은 약들이라고 누가 말하는가? 삶의 질을 개선하기 위해 좋은 식량을 제공하는 것으로부터 복지를 시작할 수는 없는 것일까? 무료 운동 과정을 개설함으로써 시작할 수는 없을까? 시간관리 같은 우리 시대 노이로제에 대처하기 위해 혹은 실업에 대처하기 위해 무료 상담이나 심리치료의 기회를 늘리는 것부터 시작할 수는 없는 것일까? 나는 복지에 대해, 무엇이 진정한 복지이고 무엇이 아닌지에 대해 우리가 다시 한번 생각할 필요가 있다고 본다. 또한 대중의 관점에서 볼 때, 날마다 가치가 높아지고 있는, 스스로를 돌보는 새로운 방법들에 좀 더 관심을 가져야 한다.

요크대학의 마이클 드러먼드(Michael Drummond) 교수가 말한 바와 같이(Drummond, 2009), **환자들과 의사결정권자들 간의 거리를 좁히기 위해 질적 연구와 정량적 연구를 종합하여 결정을 내려야 한다. 의료에서 우리는 사람들과의 질적 면담, 즉 경험의 수집을 너무 도외시하고 있는데, 이러한 질적 자료들이 정량적 경제자료와 함께 통합되어야 한다.** 이 작업에 도움이 될 만한 방법은 사람들과의 면담을 통하여 정보에 근거한 의견을 수집하는 구조화된 방법인 숙의 민주주의(deliberative democracy; *숙의 민주주의란 투표뿐만이 아니라 논변이나 심의와 같은 숙의 과정이 의사 결정에 중심이 되는 민주주의 형식임. 이는 단순히 다수결의 원칙(투표)에 의한 결정만이 아니라 실제적 숙의가 입법 과정의 적법성을 판별하는 중요한 근거가 된다는 점에서 전통적 민주주의 이론과 차별화됨)를 도입하는 것이다.

숙의 민주주의는 집단적 결정에 영향을 받는 사람들 간의 신중한 토의 과정에서 이루어진다. 우리가 옹호할 수 있는 민주주의 이론은 확립된 권력에 비판적이고, 다원론적이고, 확립된 전통에 이의를 제기하고, 국경을 넘어 확장할 수 있다는 점에서 초국가적이며, 생태학적이고, 민주화에 대한 억제나 민주화를 위한 기회를 변화시킬 수 있다는 점에서 역동적이다. 의료에 관한 투자에 대해 민주적인 합의에 이르기 위해 우리는 숙의 민주주의 같은 방법론들을 확립하였다. 여기저기에 다양한 방법들이 존재하지만, 숫자와 환자들이 이야기한 풍부한 경험을 통합함으로써, 복지에 관한 피상적인 의사결정으로부터 좀 더 새롭고 정교한 접근법으로 옮겨 갈 수 있다. 환자들이 이야기한 경험들은 어떤 면에서는 매우 비슷하고 또 어떤 면에서는 상당히 다르지만, 모두가 환자 집단에 속해 있는 경험들이다. 우리가 진정 미래의 성공적인 복지를 바란다면, 개인이 선택할 수 있는 부분은 자유롭게 선택하도록 내버려 두고, 유사성에 좀 더 초점을 맞추어야 할지 모른다. 통계를 보고 있노라면 로마 시인 트릴루사(Trilussa)의 '닭 우화(chicken fable)'가 생각난다. 창작 연도가 알려져 있지 않은 이 이야기에서는 두 사람이 1년에 두 마리의 닭을 가질 수 있었다. 평균으로 보면 한 사람당 한 마리가 된다. 하지만 실제로는 A 씨가 닭 두 마리를 모두 먹었으며, B 씨는 타다 남은 날개 조각밖에 구경할 수 없었다. 이 풍자시를 통해 트릴루사는 통계가 얼마나 잘못 적용되어 거짓을 말할 수 있는지를 표현하고 있다. 그리고 평균적 겉모습이 아니라 전체 양상을 이해하기 위해서는 통계자료 그 이상을 읽어 낼 필요가 있다는 것을 말하고 있다. 통계와 이를 통한 일반화는 잘못된 정보를 줄 수 있고, 통계자료를 해석하는 데 도움이 될 수 있는 이야기들과 통합되지 않으면 복지시스템이 적절하게 사용되지 못하도록 만들 수도 있다.

의사결정자들에게 작은 조언을 하고 싶다. 만약 복지 상태를 변화시키고 싶다면, 누구에게나 동일한 치료를 제공해야 한다는 고정된 틀에서 벗어나야 한다고 말해 주고 싶다. 모든 환자들에게 동일한 치료를 적용하는 것은 다양성을 부정하는 것이요, 현실을 감추는 일이다. 현실에 존재하는 다양성은, 비록 통계적으로 측정되기는 어렵지만, X%는 유전자 즉 자연에 의해, Y%는 교육에 의해 그리고 Z%는 환경에 의해 결정된다(Dryzek, 2003). 이러한 비율은 측정하기가 매우 어려울 뿐만 아니라 환경에 따라 크게 다를 수 있다. 그러나, 그 안에는 우리들이 모두 똑같지 않고 우리 스토리들 역시 동일할 수 없다고 주장하게 하는 세 가지 중요한 요소들이 포함되어 있다. 복지 시스템이 모든 환자들에게 해당하는 것들만 고려하면, 진료지침과 방어진료 때문에 막대한 비용을 낭비하게 되고, 개별 환자의 요구사항과 사정을 그리고 심정을 이해하지 못하게 된다. 바로 이러한 이유 때문에 의료서비스는 지역적으로 이루어져야 하고 너무 중앙집중화하지 말아야 한다. 정말로 인류학적인 차이가 존재하기 때문이다. 그렇지 않으면 세계화의 회복될 수 없는 과정이 지속되어 우리의 다양성이 사라지고 말 것이다. 지구에 사는 우리 인간에게 필요한 기본적인 것들은 생존과 자기표현 수단인 식량과 물 그리고 일자리이다. 그리고 잠자리에 들 때 마음의 평화로움도 필요하다. 여기에 긍정적인 인간관계도 덧붙여야 할 것이다. 긍정적인 인간관계는 질환 스토리들을, 더 나아가 삶에 대한 스토리들을 서로서로 나누면서 깊어질 수 있다. 이 모든 것들이 생태친화적이고 지속가능한 복지 시스템을 더 나은 방향으로 그리고 더 현명하게 재설계하는데 필요하다.

이야기의학은 과학소설이 아니다: 이미 현실에서 구체적으로 이용되고 있다

이야기의학이 통합적인 도구로 인정받으려면 앞으로 좀 더 검증

되어야 하고, 과학공동체에서 그것이 가지고 있는 잠재적인 임상
적 효능을 입증해야 한다. 최근 들어 의료인들은, 이야기를 통해 환
자들을 좀 더 잘 치료할 수 있으며 또한 의료체계가 정신없이 서두
르는 관리 때문에 '빼앗겼던 무엇', 즉 개별 환자가 가지고 있는 전
체적 문제를 고려하여 치유에 이를 수 있다는 인식을 되찾게 되었
다. 이야기는 쉽게 일반화하거나 지나치게 단순화하지 말아야 한
다. 이야기는 복잡하게 만드는 무엇이 아니라 복합적인 것이다. 새
로운 그룹의 임상의사들은 이러한 움직임에 대해 긍정적으로 생각
한다. 이런 활동은 그들에게 시스템에 빼앗겼던 영혼을 되찾아 주
고 있다. 진정코 이야기는 영혼을 위한 양식이다.

이야기의 경제적 가치, 근거 1

골수섬유증에 관한 '삶으로의 복귀(back to life)' 연구에서(Marini,
2014), 우리는 환자들의 투병 전략을 평가하기 위해 이야기를 이용하였는
데, 여기에서 나온 결과들 중 하나는 스토리의 전개 유형과 비용 문제 사이
에 상호연관성이 있다는 사실이다. 긍정적으로 재구성을 하고 있고 '발전적
스토리(story in evolution)'라고 정의될 수 있는 패턴에 따라 이야기를 서
술한 환자들은 평균보다 소득 감소가 적었다. 긍정적으로 투병한 환자들은
평균 연간손실액과 비교해서 1,365파운드(-18%)를 절약하고 있었다. 신
약으로 골수섬유증을 치료한 환자들의 경우에는 그 절약액수가 3,491파운
드(-45%)까지 치솟았다. 다른 치료를 받는 환자들 중 발전적 스토리를 가
지고 있는 경우 평균보다 연간손실액이 819파운드(-10%) 적었다고 서술
했다. 더욱이 센터의 의사들과 서로 신뢰와 지지를 주고받는 관계에 있는
환자들은 자신들이 앓고 있는 질병의 경과에 대해 잘 이해하고 있었고, 담

당의사가 정직하고 명확하게 대해 줄수록 환자들이 더 많이 안심하고 스스로 돌봄을 받고 있다고 느꼈다. 그 결과 환자들은 치료를 신뢰하게 되고 그것이 할 수 있는 최선의 방법이라고 생각하게 되었다. 이와 같이, 비용 이외에도, 임상의사들이 발휘하는 진료의 질 역시 생태친화적으로 지속가능한 의료 모델을 구축하는 데 영향을 주고 있었다.

반면, '고착된(stuck)' 스토리를 가지고 있는 환자들 중 22%만이 자신의 담당의사가 전문적이고 기술적으로 잘 준비되어 있으며 친절하고 다정하게 도움을 준다고 서술했다. 이 수치는 '발전적' 스토리를 가진 환자들(48%)의 경우와 비교하면 매우 낮았다. 이러한 연구관찰들은 임상의사들에게 보내는 경고일 수 있다. 왜냐하면 임상의사들의 지식이 아무리 풍부해도 환자가 느끼는 바에 따라 인간성이 부족한 의사로 여겨질 수 있기 때문이다.

근거 2. 낭비와 방어진료를 찾아내는 탐침인 이야기의학: 만성 자발성 두드러기 환자들의 스토리(Marini, 2015)

만성 자발성 두드러기(Chronic Spontaneous Urticaria: CSU)는 아직도 잘 조절되지 않고 치료가 어려운 질병들 중의 하나로 인식되고 있으며, 이 질병이 삶의 질에 미치는 부정적인 영향 역시 잘 알려져 있다. 이 연구는 이 질병의 의학적, 정서적 그리고 상호관계적 차원에 초점을 맞추어 CSU 환자들의 생활을 규명하기 위해 시행되었다. 이야기의학의 방법론을 이용하여 CSU 환자들로부터 이야기들을 수집하였다. 2014년 6월부터 11월까지, CSU로 진단된 환자들에게 자신의 스토리를 쓰도록 하였다. 물론 사전에 참여와 관련된 정보를 제공하고 동의를 받았다. 세 명의 연구자들이 먼저 스토리들을 각자 읽고 해석하였다. 그 다음에 미리 정해진 대로 근거이론 방법론에 따라 언어적 구조와 단어, 동의어 그리고 은유의 발생 빈도를 분석하는 말뜻소프트웨어(NVIVO 10)로 처리하였다.

결과: 155명의 이탈리아 환자들(51% 북부, 25% 중앙, 21% 남부 이탈리아)이 자신들의 스토리를 적었다. 자신들의 경험을 서술한 사람들은 평균연령 46세로 주로 여성(74%)이었으며 평균 8년간의 CSU 병력을 가지고 있었다. 가려움증이 가장 흔한(82%) 증상이었다. CSU를 표현하는 은유들은 주로 '불' '바늘' 혹은 '벌레'와 관련이 있었다. 81%의 사례들은 치료과정이 만족스럽지 못했다고 기술하였다. 73%의 환자들은 최종 진단을 받기까지 세 명 이상의 의사들을 만났으며, 22%는 열 명 이상의 의사들로부터 자문을 받았다고 함으로써 상당한 시간과 자원의 낭비가 있었음을 파악할 수 있었다. 이 이야기들의 82%에서 의사들과의 관계가 대체적으로 부정적이었다고 표현하였다. 치료경과조차 대부분의 사례에서 불만족스러웠다고 묘사하였다. 85%의 환자들이 좀 더 쉽고 빠른 치유를 희망했다. 환자들은 스트레스와 피로감도 호소하였다. 82%의 환자들은 생활을 지배했던 감정이 분노였다고 말했다(신뢰수준 95%, 신뢰구간 ±6.05%). 친밀한 관계까지 질환에 의해 부정적인 영향을 받았다. 17%의 환자들만이 가족 내에서 지지를 받았다. 외부와의 상호관계에서 수치심(63%)을 느껴서 직장생활은 물론 사회생활에도 부정적인 영향을 받았다.

결론적으로, 93%의 환자들은 자신들이 받은 불규칙한 치료와 직장이나 가정에서 보이지 않게 격리되었던 생활이 전반적인 관심 부족 때문이라고 주장하면서, 자신들의 스토리를 말하고 내적 감정을 표현할 기회를 얻은 것에 고마워했다. 이와 같은 결과를 보면, 임상의사들과 일반 시민들로 하여금 CSU 환자들이 얼마나 불편한 삶을 살고 있는지를 알도록 하는 캠페인이 필요하다는 사실을 그리고 이 피부질환을 치료하기 위해 여기저기 다른 의사들을 찾아다니는 환자들이 얼마나 많으며 치료현장에서 행해지는 방어진료의 사례가 얼마나 많은지를 깨닫게 된다.

|||||||||||||||||
2008년부터 두드러기를 앓고 있는 42세 여성 이야기

이 이야기를 보고하면서 우리는 비록 문장에 오류가 있더라도 이 여성 환자의 원문을 가능하면 충실하게 그대로 전달하고자 한다.

2008년 4월. 다리가 가려워서 보았더니 도드라진 붉은 물집들이 생겼어요. 그때 뭔가 잘못 먹은 게 있나 하는 생각이 먼저 들었어요. 그리고 혹시 벌레에 물린 것은 아닌지 생각했어요. 그 당시 난 승마를 위해 자주 밖에 다녔기 때문이죠.

3주 정도 지난 후에, 그때까지도 물집이 없어지지 않아서 내 가정의에게 갔어요. 그랬더니 의사가 두드러기라고 진단하고 항히스타민제를 처방해 주었어요……. 난 그때 그것이 단지 그냥 지나가는 하나의 에피소드라고 생각했어요.

시간이 흘렀지만 상황은 점점 더 나빠졌어요. 그래서 피부과 의사들과 알레르기 전문의들 그리고 면역학 전문의들을 여러 차례 찾아갔고. 그들의 반응은 한결같이 똑같았어요. 만성 자발성 두드러기라는 거였어요.

의사들은 내게 검사를 하자고 했고, 코티손과 항히스타민제를 함께 써 보자고 했어요. 그때 나는 코티손이 앞으로 다가올 수 년 동안 내 인생의 동반자가 될 줄은 전혀 몰랐어요……. 두드러기는 완화시켜 줄 지 모르지만 여러 문제들을 동시에 가지고 있는 불편한 동반자.

코티손을 쓰면서 수 일 내에 두드러기는 좋아졌어요. 그런데 내 몸은 부어올랐고 피부의 다른 곳이 붉고 기름기가 번드르하게 변했어요. 어쨌든 난 좋아졌다고 느끼지 못했어요.

반점들은 상상할 수 없는 때에 예기치 않게 나타났어요. 저녁에 많은 사람들을 한꺼번에 만났었고 밤에 편안히 잠자리에 들었어도, 다음 날 아침에 내가 어떤 모습으로 깨어날지 전혀 알 수 없었지요. 일어나 보면 크고 두터운 두드러기들이 여기저기에 돋아나 있었어요. 머리에, 몸통에 그리고 입안에 돋아나고 눈이 부어서 아무 것도 볼 수 없을 정도로요……. 이런 두드러기들은 나아지지 않고 여러 날 동안 계속되었지요……. 다리 관절에 생긴 것들은 없어지면서 흉터를 남기기도 했어요.

아무래도 세상을 제대로 잘 살아가지 못할 것 같았어요. 이 모든 것들 때문에 정상 생활을 할 수 없었고 신경에도 영향을 주어서 신경안정제를 찾아야 했지요……. 이 병이 있는 사람들은 정상 생활을 하지 못할 거라는 생각이 자꾸 들어서 계속 정상 상태를 찾아 다니는 거였지요.

시간이 흘러 2009년, 그때까지 난 신의 은총을 빌며 병원 외래에 1년 이상 꾸준히 다녔어요. 여러 가지 검사를 받았고 항히스타민제와 함께 면역억제제를 투여 받았어요. 그 당시는, '친구이자 적'인 코티손과 아주 나쁜 사이인 때였어요. 코티손 치료에도 불구하고 상태가 점점 더 나빠졌으니까요. 1년 간의 치료 후에, 검사와 자문을 통해 병을 악화시키는 원인을 찾으려 했어요. 정말이지 나는 희망적이지 않았고 점점 더 우울해졌고 악몽을 꾸며 살고 있었지요……. 그러다가 결국에는 내가 항복을 했고 담당의사들도 어떻게 해야 할지를 알지 못했어요……. 인근 병원 응급실을 찾아가 열흘 동안 입원하기도 했어요…….

알레르기 전문의들을 만나 보기도 했어요. 그런데 그들은 온

갖 검사들을 다 하고 나서 아무것도 찾아내지 못했어요. 그리고 는 기관지염을 치료한다고 항생제 주사를 놓고 두드러기 약이라 고 코티손과 항히스타민제도 처방하고 항우울증 약까지 또 주었 어요. 젠장……!!

그 동안 집에서도 사정이 나아지지 않았어요. 식구들이 어느 지점까지는 견뎌 주었지만, 난 점점 더 신경질적이 되어 다른 사 람들과 자꾸 부딪치게 되었어요. 결국 이 문제에 대해 더 이상 다 른 사람들과 대화하지 않는 지경에 이르렀어요. 왜냐하면 나만 이 내가 어떻게 느끼는지를 아는 유일한 존재이기 때문이었죠.

직장에서는 악몽이었어요. 내 최대 관심사는 아침에 일어나 상태가 좋지 않으면 직장에 갈 수 없지 않을까 하는……. 혹은 부 은 눈을 감추려고 색안경을 쓰고 나가야 하나 하는 혹은 화장실 로 가서 피부를 긁고 나빠진 상태를 확인한 후 실컷 울고 나서 괜 찮은 척하며 일하러 돌아가야 하나 하는……. 최악인 것은 더 이 상 내가 정상 생활을 할 수 없게 된 지 이제 6년이라는…….

두드러기의 원인을 이해하려고 노력해 보아도 잘 모르겠고 현 재까지 아무도 모르는 것 같아요……. 민간요법으로 치료받으려 고 돈도 써 봤고 침도 맞아 보았어요……. 이젠 해 볼 만한 것은 모두 다해 본 것 같아요……. 의사들도 음식, 옷, 생활양식, 갑상 선 등 모든 원인들을 배제하더니, 더 이상 원인을 모르겠다고 해 요. 정말 절망적이라고 느껴져요.

그래서 나는, 여러 차례 종합병원의 P 의사로부터 진료를 받 은 후(그곳 사람들도 D 의사와 같은 의견이었어요.), 2010년부 터 인터넷으로 찾은 피부과 전문의 M 의사한테 치료받기로 결심 했어요. 거기서 세 주기의 현기증 치료 약물을 투여받았어요. 약물투여 사이에 7일 간의 휴식기를 가지면서. 그리고 코티손 현탁액도 함께 투여받았어요. 그렇지만 상태는 더욱 나빠졌고 나중에는 코티손 결핍증으로 의심되는 일종의 금단증상을 겪기도 했어요……. 이게 아마 마지막 시도였던 것 같아요……. 2011년부터는 의사가 매일매일 두드러기 상태에 따라 약의 용량을 늘리고 줄이고 해 주고 있어요.

지금 나는 두드러기와 더불어 살고 있어요. 만약 당신이 오랫동안 만성 질환을 앓고 있다면 병과 함께 사는 방법을 배워야 한다고 말해 주고 싶어요……. 난 그러지 못했지만……. 난 내 안에 있는 모든 고통을 소리쳐 내뱉고 싶은 완전히 절망적인 순간들을 지내 보았지요. 그리고 나서 어느 정도 희망을 되찾았고 조금 편안해졌지요. 그렇지만 아무것도 달라지지 않았어요. 날이 바뀌면 또 다른 위기, 아픈 두드러기가 나타나고 코티손 용량을 늘려야 좀 나아졌어요. 코티손 양이 부족하면 하루 종일 힘들었어요. 너무 힘들었지만 다른 사람들이 이해하지 못하니 마음을 열수 없었지요……. 심리학자들도 만나 보았어요. 지금 내가 좋아하는 사람은 S.G. 병원의 피부과 전문의예요. 누구도 내게 신경을 쓰지 않아서 나 홀로 싸워야 했던 시간, 지난 수 년의 시간이 흘러간 지금 난 돌봄을 받고 있다고 느껴져요. 어떤 피부과 전문의가 동료들과 함께 만성 두드러기가 무엇인지에 대해 좀 더 알아내려고 열심히 연구하는 것을 보았어요. 그러나 아직도 이 질병은 관심을 많이 받지 못하고 있고 고약한 병이라는 사실을 아는 이들이 많지 않은 것도 현실이지요. 나는 지금 병원에 정기적으로 잘 다니고 있고 의사들이 나에게 희망을 주고 있으니 행복해요. 그 희망이 확실한 것은 아니지만 내게는 이미 충분해요. 그

리고, 의사 선생님들이 내게 기회를 주고 혼자 질병과 싸우지 않
도록 해준 것에 감사해요. 오늘에 이르기까지 걸어온 길을 되돌
아보면, 지치고 아프고 쓴 돈이 생각나지요……. 저를 위해 쏟아
부어 주신 당신의 시간, 열정 그리고 배려에 정말로 감사드려요.

☑ 참고문헌

Governance, http://www.businessdictionary.com/definition/governance.html

Bandler R, Grindler J (1976) The structure of magic: a book about language and therapy. Science and Behavior Books, Palo Alto, CA

Drummond M (2009) Toward a consensus of the QALY. Value Health 12(s1):S31–S35, Special Issue: Moving the QALY Forward: Building a Pragmatic Road

Dryzek J (2003) Deliberative democracy and beyond: liberals, critics, contestations. Oxford University Press, New York, NY

Langewitz W et al (2002) Spontaneous talking time at start of consultation in outpatient clinic: cohort study. BMJ 325(7366):682–3

Marini MG (2014) Back to live – living, treating, managing myelofibrosis: the burden of illness for patients and their families. In: European Hematological Association congress. Poster session

Marini MG (2015) Living with chronic urticarial: a study through narrative medicine to improve the quality of care. In: European academy of allergy and clinical immunology, Barcelona, 9 June 2015. Oral communication

Ortashi O, Virdee J, Hassan R et al (2013) The practice of defensive medicine among hospital doctors in the United Kingdom. BMC Med Ethics 14:42

http://www.quotidianosanita.it/governo-e-parlamento/articolo.php?articolo_id$\frac{1}{4}$26843. Accessed 26 March 2015

Porter M (2010) What is value in health care? N Engl J Med 363:2477–81

Scherz H, OliverW (2013) Defensive medicine: a cure worse than the disease. http://www.forbes.com/sites/realspin/2013/08/27/defensive-medicine-a-cure-worse-than-the-disease/, Forbes

Trilussa– Poesie, XX century

10
경제적 투자와 의료인문학 사이를 잇는 다리: 극복해야 할 두려움

"나의 어머니는 쌍둥이를 낳았다, 나와 두려움을."

- 토마스 홉스

|||||||||||||
"나의 어머니는 쌍둥이를 낳았다, 나와 두려움을.": 토마스 홉스

토마스 홉스(Thomas Hobbes)는 스페인 함대 아르마다(Armada) 의 공격이 임박했다는 소식이 그의 어머니에게 들려왔던 시기 인 1588년 4월 5일 조산아로 태어났다. 똑같은 이름의 그의 아버 지 토마스 홉스는 잉글랜드 글로스터셔의 웨스트포트(Westport at Gloucestershire) 교구 목사였다. 그는 자기 교회 바깥에서 다른 목사 와의 싸움에 연루된 후, 아내와 두 아들 그리고 딸을 두고 런던으로 도망쳐야 했다.

최근의 세계적 경제 위기는 아주 빠르게 사회와 문화적 전통의 방향을 변화시키고 있다. 미래 세대에 급격한 영향을 미칠 수 있는 미묘한 변화들이다. 전반적으로 불확실성이 확산하고 가난과 실업에 대한 두려움이 커져 가고 있다. 점점 더 세분화되는 사회가 사회의 태도에 전반적으로 영향을 미치고 있고, 그러한 영향이 불가피하게 건강관리 체계와 사회적 서비스에도 나타나고 있다.

최근의 실물경제는 의심할 여지 없이 금융경제의 지배를 받고 있고, 공공 부문과 민간 부문 양쪽 모두에서 문화와 복지 서비스에 투여되는 투자와 기금이 위험할 정도로 감소하고 있다. 나아가, 금융경제 시스템이 실물경제 시스템을 지배하면서 여러 나라와 대륙을 망라하는 연쇄적 금전채무의 고리가 만들어지고 있다. "동시에, 위기 자체가 잠재적 성장을 압박하고 있으며, 낮은 인플레이션이 부채 감축을 막는 장애물이 되고 있다. 위기 국가들이 이룬 발전을 평가절하하는 것은 아니다. 하지만 부채의 지속가능성이 모든 곳에서 악화하고 있는 것도 사실이다. 경제 발전과 금융 발전 사이의 간극이 너무 오래 벌어져 있을 수 없다는 것은 분명하다. 조만간 하나가 다른 하나에 맞춰져야 한다. 물론 가치평가가 실망스러운 경제 발전에 맞춰지기보다는, 경제 발전이 시장의 암묵적 기대에 맞춰지는 편이 훨씬 바람직할 것이다."(Liebold 2014) 사실 여기서 시장은, 서브프라임 모기지나 채권 혹은 현실경제를 반영하는 주식시장이 아니라, 실제 상품과 서비스 생산을 의미해야 하지만, 불행하게도 손쉬운 투기 때문에 실제 시장 경제와 아주 거리가 먼 방향으로 나아가고 있다.

물론 서구의 경제 위기가 서구 사회의 복지에 영향을 미쳐서, 사회적 서비스들과 일반적으로 부유하고 발전된 사회의 '표식'으로 간주되는 '요인들'이 가장 먼저 일괄적으로 삭감되고 있다. 문화적 위기도 유럽위원회(European Commission)의 2012 유리디스 보고서(2012 Euridice report)에서 공식적으로 확인되고 있다. 이 보고서는 경제 위기가 유럽 교육 시스템에 미치는 영향을 숫자로 기록하고 있는데(Euridice, 2012), 학교 수, 대학 기금 그리고 교사 급여의 급격한 감소와 교육 프로그램에 대한 투자 감소를 지적하고 있다. 수많은 다른 연구 분야와 마찬가지로 인문학 연구도 영향을 받았으며, 그 정도는 과학 연구나 기술 연구 분야보다 훨씬 컸다. 서양의 모든 국가에서 대학 시스템에 대한 투자 삭감에 대해 맹렬한 비난이 퍼부어지고 있다. 예를 들어, 호주에서는 "2014년과 2015년에 걸쳐 9억 달러의 대학 지원자금이 감소하였다. 이는 지역 대학들이 학생수요-중심 체계를 최대한 활용하고 학생 수를 증가시키고 고등교육에 참여하여 결과적으로 호주지역의 발전을 가져오는 데 기여할 수 있는 능력을 크게 약화시킬 것이다."(Perkins, 2014) 스코틀랜드에서는 "스코틀랜드 대학들의 연구기금이 1,300만 파운드 삭감되었다. 에딘버러의 한 대학만 해도 2015/2016년에 800만 파운드에 가까운 금액을 삭감하였는데, 그 삭감액수는 이후에 1,400만 파운드로 늘어나게 된다. 글래스고에서도 240만 파운드가 삭감되는 어려움을 겪고 있다. 에딘버러 대학교 총장인 티모시 오셔 교수(Professor Sir Timothy O'Shea)는 '결과적으로 스코틀랜드 미래의 직업과 밝은 전망에 대한 투자를 삭감한 것'이라고 말한다."(Johnson, 2015). 미국 대학도 비슷한 상황이다. 위스콘신에서 루이지애나 대학까지 일괄적인 삭감이 발표되고 있다. 이탈리아에서는 소위 '안정법(stability law)'에 따라 교육이 엄청난 일괄 삭감에 직면해 있는데, 이는 경제위기가 유럽 전역으로 확산하는 것을 어느 정도 막아내기 위해서이다. 이와 같이, 서구 세계에 닥친 엄청난 규모의 위기가 문화와 교육 시스템에 지대한 영향을 미치고 있다.

평생 교육이 심각한 위험에 빠지게 되면, 전문기술 과정에 의해서뿐만 아니라 주로 교육에 의해 발전하는 학문인 인문학은 멸종위기에 처하는 신세가 된다. 특히 이탈리아, 프랑스, 포르투갈, 스페인 그리고 그리스처럼 심각한 부채 문제를 가지고 있는 나라에서는 더욱 그러하다. 지금 교육에 가장 적은 투자를 하는 나라들이 바로 고전적 인문학을 만들어 낸 바로 그 나라들이며, 이들이 오늘날 기술정치(technocracy)와 금권정치(plutocracy)의 세계화 열풍으로 고통받는 바로 그 나라들이라는 사실은 신기하다. 금권정치의 출현은 지난 20년 동안 민족국가들과 중산층에 타격을 준 세계화 물결과 직접적으로 관련되어 있다. 그들의 부는 세계적인 기업이 만들어낸 막대한 이익의 부산물이며, 세계경제 성장이 거의 일어나지 않았을 때에도 계속해서 두 자리 숫자의 성장을 기록해 왔다. 회사들은, 고용인을 위한 투자는 말할 것도 없고, 연금, 의료와 장애 그리고 환경적 결과처럼 한때는 대차대조표에 표시했던 비용들을 외부화하거나 위탁할 수 있게 되었다. 결과적으로 민족국가는 비용 부담으로 힘들어하게 되고 기업은 이익이라는 은혜를 받아 왔다(Karebell, 2012). 민주주의 체제의 기반인 교육, 보건, 퇴직기금 같은 기본적 공공 서비스 비용을 부담해야 하는 복지국가와 사기업인 세계적 회사들의 금권정치 체제에 숨겨진 패러다임 소유자 사이에서 타협점을 찾는 일은 정말로 어려운 딜레마이다. 인도주의적 경영은 단기수익과 장기투자 사이에서 균형을 찾으려 하지만, 공격적이면서 어물쩍 넘어가는 경영은 장기적 돌봄에 관심이 없고 미래를 고려하지 않을 뿐만 아니라, 더 나쁘게는 지속가능하지 않은 경제에 미래의 부채를 떠넘기고 매일매일의 결과에만 집중할 뿐이다. 특히 지금과 같은 위기의 시기에는 (소수가 아닌 사회를 위해) 부와 건강을 촉진하기 위한 대규모 문화적 변화에 투자하는 것에 많은 두려움을 가지고 있으며, 발전보다는 생존전략에 더 초점을 맞추게 된다. 이러한 상황은 사회적 고령화에도 불구하고 심각하게 일괄 삭감의 충격을 받고 있는 보건 서비스에도 적용된다. 대부분의 노력이 점점 더 과학 기술과 시스템을 지배하는 데에 집중되고 있는 반면, 보건체계, 돌봄 제공자들 그리고 환자들과 관련된 인간들을 형성하는 일에는 충분한 시간을 투자하지 않고 있다.

객관적인 경제위기와 그에 따른 두려움을 언급하는 이 도입글이 이야기의학이나 웰빙과 무슨 관련이 있는 것인가? 우리는 오래된 자동반응들을 제거하고, 낡고 쓸데없이 시간과 돈이 많이 드는 습관들을 제거하기 위해 노력해야 하는 것은 아닐까? 그렇다면 이 모든 과정의 시작이 다음에 소개하는 '사람은 사람에게 늑대'(Homo Homini Lupus) 개념임을 다시 한 번 생각해 보아야 한다.

'사람은 사람에게 늑대'

이 장을 시작할 때 언급했던 영국 철학자 토마스 홉스는 '사람은 사람에게 늑대(Home Homini Lupus, a man is a wolf to another man)'

라는 개념으로 유명하다. 다른 말로 하면, 네가 죽어야 내가 산다 (Mors Tua, Vita Mea)는 개념이다. 홉스는 이 늑대성(lupitudo) 개념을 이용해서 우세한 개인적 이기주의를 통제하고 서로에게 행해지는 악행을 저지하기 위해서 법을 확립하는 일이 정당하다고 분명하게 주장했다. 그럼에도 불구하고, 토마스 홉스조차 "좋은 일이 일어날 수도 있다."는 것을, '인간의 본성이 어떻게든 변모할 수도 있을 것' 이라는 사실을 여전히 믿었다. 홉스는 또한 서로 분리된 세계에서 사는 사람들이 아니라 서로를 아주 잘 아는 사람들 사이에서는 '사 람은 사람에게 신(Homo Homini Deus)'이라고도 말했다. 물론 이때 꼭 필요한 것은 서로에 대한 상호적 지식이다.

여러 연구들이 보여 주는 바에 따르면, 환자와 상담할 때 대부분 의 의사들은 평균적으로 18초 후에 환자의 말을 중단시키고 검사 와 약을 처방하기 시작한다고 한다. 심지어 환자가 말하는 바를 잘 듣지도 않고, 질병이 생긴 이유나 인간적인 차원을 생각해 보지 않 으면서 마치 고장난 기계의 기계학적 측면에만 초점을 맞추는 듯 하다(Mavromatis, 2012). 컬럼비아 대학교 의과대학에서 의학사를 연구하는 데이비드 로스만(David J. Rothman)에 의하면, "의사들은 한 눈으로 환자를 보고 다른 눈으로는 시계를 본다." "언뜻 생각해 보아도 짧은 진료시간은 좋은 진료의 핵심 요소인 의사와 환자 관 계에 치명적이며, 이로 인해 환자가 자신의 건강에 더 적극적으로 관여할 기회를 놓치게 될 수도 있다. 연구에 의하면, 환자와 의사 사이에 대화가 적을수록 환자들이 진료실을 떠날 때 좌절 상태일 확률이 증가한다. 짧은 진료시간은 체중을 몇 파운드 빼기 혹은 체 육관에 가기와 같이 환자의 행동을 변화시키기 위한 처방보다 단

지 약처방만 가지고 떠날 가능성을 높인다."(Rabin, 2014)

의사들에게 환자와 의사 관계를 좀 더 긴밀하게 할 기회가 주어질 경우, 의사들은 일반적으로 이에 저항하면서 "시간이 없어요. 각 환자에 할애할 시간은 단지 몇 분에 불과해요."라고 자신들을 합리화한다. 하지만 제9장에서 보았듯이, 대부분의 경우, 2분의 시간이면 환자는 방해받지 않고 하고 싶은 말을 할 수 있고 의사는 적절한 해결책을 찾을 수 있다. 그렇다면 의사들은 왜 환자진료 시 충분히 좋은 결과를 낼 정도로 시간이 주어지지 않을 때, 관리자들이 부과한 이렇게 못마땅한 시간 제약에 저항하지 않는 것일까? 많은 나라에서(이탈리아도 포함해서) 간호사들(환자와 가장 밀접하게 상호작용하는)에게 환자의 요구에 따라 치료의 변화를 제안하거나 수립하는 역할이 법적으로 허용되지 않고 있는 이유는 무엇일까?

이러한 물음에 대한 답은 아마도 **두려움**인 듯하다. 두려움. 인간이 다른 인간에게 늑대라는 공포. 뭔가 부당한 일이 일어날 수 있다는 두려움의 유령, 예를 들면 법적으로 불만을 표현하고 화가 난 환자들, 실직에 대한 불안, 과학계와 자신이 속한 소수집단에 의해 비난받을 수 있다는 두려움, 자신의 특권을 상실할지도 모른다는 공포 등이다.

먼 옛날이지만 1966년에는 '우수한 돌봄(excellence of care)'(Donabedian, 2003)의 정의가 구조, 과정 그리고 결과라는 개념에 기반을 두고 있었고, 여기에서 결과란 웰빙, 치료 그리고 치유를 의미했다. 반면에, 오늘날 우수한 돌봄의 초점은 주로 효율성, 더 나쁘게 말하면 치료의 우수함이라는 개념 자체를 위험에 빠뜨릴 정도로 '과도한 효율성(hyper-efficiency)'을 지향한다. 오늘날에는 인간 자원의 일괄 감축, 진료 시간의 단축, 교육비용의 절감 등에 경제적 보너스와 인센티브를 주는 방식이 보다 더 손쉬운 듯하고 그래서 좀 더 일반적으로 행해지고 있다. 하지만 환자들의 경험이 목격하고 말해 주는 것, 즉 환자에게 행해지는 치료의 질에 기반을 두어 성과를 측정하는 정책을 시행하는 것이 보다 더 현명한 일일 것이다.

환자 관리에 부주의한 사례들 중 하나는 병원예산과 신탁기금이 가을 초에 이미 바닥이 나서 그해 나머지 기간 동안에는 사용할 자원이 전혀 없던 경우이다. 이러한 사실은, ISTUD 재단이 병원 의사와 간호사들을 대상으로 수행한, 출간되지 않은 인터뷰에서 강조되어 있다. 이 조사는, 가을 이후에 수술을 하면 위험도가 높으므로 (가능하다면) 다음 해 초로 수술을 연기하라고 충고하는 일반인들의 믿음을 사실로 확인해 주었다. 2009/2010 회계연도 동안 영국 국립의료서비스(National Health Service: NHS)로 입원했던 모든 환자들에 대한 후향적 관찰 생존연구들에 나타난 통계자료들을 보면, 주말입원 그리고 주말치료가 사망위험의 증가와 관련이 있었다(Fremantle, 2012). 결과를 보면, 분석에 포함된 4,217,640명의 입원 환자들 중에서 입원 후 30일 이내에 사망한 예들이 187,337명이었다. 결론적으로, 주말입원의 경우 주중입원에 비하여 사망위험이 의미 있게 높은 것으로 나타났다. 일요일의 위험비율 대 수요일의 위험비율은 1.16(95% CI 1.14-1.18; P<.0001)이었고, 토요일과 수요일의 위험비율은 1.11(95% CI 1.09-1.13; P<.0001)이었다. 즉, 주말입원이 입원 30일 이내 사망 위험의 증가와 관련이 있었다. 가능한 원인으로 연구자들은 주말입원과 관련된 돌봄의 측면을 제시하고 있다. 주말입원의 경우 환자들은 인력의 감소와 변경, 기술 혼선 등

의 불이익을 받는다. 또한 교대 시스템의 영향과 변화된 젊은 의사들에 대한 훈련 방식, 진단방법 가용성의 부족, 사례를 검토하고 감독할 선임 의료진에 대한 접근성 부족 그리고 급성 질환 부서에 익숙하지 않은 의료진의 경우 투약, 치료, 소통 그리고 정책에 대한 숙지 부족 등이 그 원인으로 제시되고 있다. 이는 임상 환경 내부의 인적 자본에 대한 투자가 감축되었다는 또 다른 증거이다.

사망률같이 매우 '확실한' 결과에서 위험이 증가할 정도로 위기인 순간에 인적 자원이 고갈되면, 정보기술 투자, 전자기록 체계, 신축 병원건물 등을 갖춘다고 해도 생명을 살리기에 충분하지 않다. 그럼에도 불구하고, 정보기술, 새로운 병원 시설과 건축에는 투자가 이루어지고 있는 반면, 인적 자원, 훈련 그리고 교육 같은 분야에는 거의 투자가 이루어지지 않고 있는 것이 현실이다.

의료진 간 그리고 의사–환자 간의 잘못된 소통으로 인해 발생하는 의학적 오류를 예방하기 위해 시행한 전향적 다중센터 연구(Starmer et al., 2014)의 일환으로 미국의 9개 병원에서 '레지던트 임무교대 개선 프로그램'을 만들었다. 여기에는, 구두 및 서면 임무교대 표준화를 위한 연상기호, 임무교대와 의사소통 훈련, 의료진 개발 및 관찰 프로그램 그리고 지속가능성 캠페인 등이 포함되었다. 오류 발생률은 적극적 감시를 통해 측정되었다. 개입 전과 개입 후를 비교한 결과, 10,740 입원 사례들에서 개입 후 의료과실률이 23% 감소했고(입원 사례 100례당 24.5 대 18.8, P<.001), 예방 가능한 부작용 발생 비율이 30% 감소했다(입원 사례 100례당 4.7 대 3.3, p<0.001). 모든 현장에서 임무교대 동안 작성된 문서들과 구두로 이루어진 의사소통에서 분석한 핵심요소들의 유의미한 증가가 관찰되었다(9개

의 문서작성 요소들과 5개의 구두 요소들, 총 14개 비교에서 p<0.001). 의사소통 기술의 구현은 의료 과실의 감소 그리고 예방 가능한 부작용들의 감소와 밀접한 관련이 있었고 치료과정에 부정적인 영향은 없었다.

이러한 결과들은, 의료인문학, 이야기의학, 의사소통기술 등의 방법을 도입하고 실행하면 의료에 긍정적인 결과를 가져올 수 있으리라는 기대를 하게 한다. 우수한 치료라는 관점에서 이러한 방법들은 환자관리의 경제적 가치를 창조할 뿐만 아니라 도덕적 가치도 증가시킬 수 있을 것이다.

사실 이야기의학이 의료의 더 나은 결과를 도출하고 실수를 줄이며 의료팀의 관계를 향상시킨다는 것은 이미 증명된 사실이다. 다른 말로 표현하면, 더 나은 직업 환경을 제공하고 돌봄 기술이 가진 소명의 의미를 재발견하는 데 매우 바람직한 상태인 행복을 증진시킨다는 사실이 이미 가시적으로 드러나고 있다. 이는 환자를 돌보는 방식에 가져온 획기적인 변화이다. 과학기술을 통한 변화뿐만이 아니라, 의사를 법정으로 데려갈 수도 있었을 혹은 가장 좋은 상태에서 당신이 처방한 치료법이 전혀 효과가 없었다고 말할 수도 있었을 **잠재적인 '두려운 늑대'** 뒤에 존재하는 사람을 이해하고 그 사람에게 귀를 기울임으로써 이루어낸 변화이다. 귀를 기울여 듣는다는 것은 환자들―그리고 돌보미들― 뒤에 각자의 두려움과 희망, 인간적 약점과 자원의 짐을 짊어진 한 인간이 존재한다는 사실을 보여 주는 것일 수 있다.

이제 괄호를 열고 홉스의 문장을 다시 한 번 읽어 보자. "나의 어머니는 쌍둥이를 낳았다, 나 자신과 두려움을." 잠시 동안 홉스의 어린 시절을 상상해 보자. 분명히 아주 즐거운 시절은 아니었을 것이다. 일반적으로 누군가가 어떤 특정한 개념을 언급할 때 우리가 말하는 이의 마음구조를 이해하는 핵심적 방법은 그 사람의 전기로 되돌아가 보는 것이다. 그리고 나서 질문을 하고 관심을 보이는 것이 타당하다.

이야기의학은 환자, 의사, 간호사 그리고 관련된 다른 많은 전문가들의 이야기를 수집한다.

정신적 참조 틀에서 어린 시절은 매우 중요한 역할을 한다. 모유와 더불어 늘 두려움을 같이 먹었을 토마스 홉스의 경우처럼 말이다. 인간의 인지 행동을 연구하는 매사추세추 공과대학교(Massachusetts Institute of Technology: MIT) 연구자들의 최근 연구들은 대부분의 기본적 반응에 대한 자동화가 어린 시절에 형성된다는 것을 보여 준다.

우리는 외부세계를 살기 좋고 놀기 좋은 멋진 세계로 간주할 수도 있고 우리 자신을 방어해야 하는 적대적인 환경으로 간주할 수도 있다. 심지어 양쪽 모두로 인식할 수도 있다. 어떤 경우이든 간에, 에릭 번(Eric Berne)의 교류분석에 따르면, 어른이 된 후에 두려움이 우리를 지배하고 있다는 것을 발견하면 그때마다 우리가 어린 시절로 되돌아가고 있음을 늘 기억해야 한다(Berne, 1962). 우리가 되돌아가는 그 오래된 패턴은 태어나서 처음 몇 해를 지배하던 참조 틀로서 어른의 삶에 재출현하여 우리를 다시 지배하게 된다. 건강관리 분야에서 일하는 성인들은 일상에서 두려움을 겪게 된다. 건강관리는 위험으로 가득한 영역일 수 있기 때문이다. 환자들은 '망가진' 몸으로 두려움을 느끼고 건강관리 공급자들은 자신들의 실수로 환자들의 고통과 아픔을 완화하지 못할까봐 두려워한다. 실존적으로 큰 두려움도 있다. 통상의 일과에 가려져서 올바른 자원을 발견하지 못할지 모른다는 두려움, 치료할 수 있는 질병과 맞서 싸울 힘이 부족할지 모른다는 두려움이다.

홉스의 어린 시절을 탐색하여 이 시기가 두려움이 확장한 그의 마음 틀에 얼마나 큰 영향을 미쳤는지를 이해하였다면, 이제 우리가 변화를 만들어 내야 한다. 우리들의 자동반응에 맞서 의료의 변화에 대한 두려움과 맞서 싸워야 한다.

의료는 이제 변해야 한다. 기술과 건축물에 대한 판매만 추진할 것이 아니라, 돌봄에 대한 타고난 소명을 다시 불러내야 하고, 그 뒤에 존재하는 인간성을 다시 살려내야 하며, 만질 수 없는 언어의 중요성을 생각할 수 있어야 한다. 사적 그리고 공적 부문의 후원자들은 행복을 매개하는 여왕인 세로토닌(serotonin)을 유도하기 위해 약물 연구에만 투자할 것이 아니라, 아주 힘든 질병 상황에서나 제약이 심한 위기에서도 행복을 만들어 내는 세로토닌의 생산을 자극한다고 과학적으로 입증된 말과 행동에 대한 지속적인 교육(Young)에도 투자를 해야 한다. 한편 적대적 행위는 세로토틴의 생산을 감소시키고 결과적으로 행복도 격감시킨다.

2002년에 작가 셀리아 엥겔 밴드맨(Celia Engel Bandman)은 버몬트에 있는 지역암센터에서 학제 간 건강관리팀의 일원이 되어달라는 요청을 받았다. 의료인문학자(그녀 스스로 자신을 이렇게 정의함)인 그녀는 진료소에서 시 쓰기를 통해 의료인문학을 발전시키는 데 큰 공헌을 했다. 환자들과 그들의 가족뿐만이 아니라 의사들도 성찰적 글쓰기와 창조적 글쓰기로 자신을 표현하도록 권유받았다. 암센터에 시인을 포함시키는 이러한 작업은 확실히 대담한 행동이었다. 이 일은 그녀가 기관과 맺은 공식계약이었다. 창조적 예술을 개발하여 '영성(spirituality)'을 불러내는 그녀의 작업은 치료법으로서 가치가 있음이 인정되었고, 환자들과 의료진 모두가 암의 객관적이고 극적인 상황을 받아들이는 데 도움이 되었다고 인정하였지만, 예산 부족으로 인해 그녀의 자리는 연장되지 못했다. 2008년 JAMA에 실린 그녀의 편지, 병원을 그만두면서 쓴 그녀의 인상적인 작별 편지를 읽어 보자. "의료진 동료들에게, 오늘날 의료기관들은 어려운 예산 상의 결정을 내려야 하는 상황에 직면해 있습니다. 그 결과 암센터의 의료인문학 자리는 곧 끝날 것입니다. 환자들을 돌보는 과정에 이 역할을 기꺼이 통합해 준 여러분께 감사 드립니다……. 되돌아 보니, 인문학자의 역할이 의료서비스의 전달 방식을 변화시키는 데 촉매가 됨을 우리가 보여 주었습니다." 셀리아는 이 편지를 보냈고, 곧바로 한 의사가 메일로 답을 했다. "슬픔, 말없는 부인, 목에 무언가가 걸림. 이것이 당신의 편지를 읽으며 제가 느낀 감정입니다. 그리고 결국에는 정중함, 친절함, 명확한 초점 그리고 미래의 약속에 미소를 지었습니다. 저를 위해 그리고 우리가 함께 돌본 환자들을 위해 당신이 베풀어 주신 모든 것에 감사를 드립니다. 저에게 정말 의미있는 일이었습니다."(Bandman, 2008)

가장 열린 마음으로 새로운 것을 받아 들이는 환경에서도 예산안을 짤 때 **추상적인** 인간적 측면에 대한 투자를 희생하면서 좀 더 전통적인 접근법을 선호한다는 사실은 명백하다. 하지만 경제학자들이 우리에게 알려 주듯이 자원부족이 분명한 상황에서 '의료인문학자'의 역할을 줄이면서 좀 더 구체적인 자원들을 위해 지불하는 비용을 정말로 절약하고 있는 것일까? 제9장에서 보았듯이, 방어 진료는 의료서비스의 낭비를 초래한다. 아마도 우리는 법적 소송을 피하기 위해 사용하는 비용의 낭비를 줄일 수 있을지 모른다. 아마도 우리는, 한 해가 끝나갈 때, 줄어든 법적 소송 덕분에 절약한 돈으로 해결점을 찾을 수 있을지 모르겠다. 센터의 학제 간 의료팀에 투자를 할 수 있는 여지도 만들 수 있을 것이다. 의사들과 환자들이 좀 더 자유롭게 자신들을 표현할 것이고, 환자들이 기술과 열망, 소망, 믿음, 가치 그리고 질병에 대처하는 새로운 스타일을 습득하면서, 좀 더 탐색적인 방식으로 질병이 그들에게 그리고 의사들과 간호사들에게 의미하는 바를 이해하게 될 것이기 때문이다. 아파서 고통받는 사람들과 너무 지쳐버릴 위험에 놓여 있는 돌봄 제공자들이 더 나은 감정을 느끼도록 만들 수 있을 것이다. 사적 그리고 공적 의료는 나날이 관료화되고 기술적으로 변해 가는 돌봄 과정을 다시 인간화하는 데 예산을 투자할 수 있을 것이다.

의료인문학은 치료될 수 없고 치료할 수 없는 수많은 만성 질환들 사이에 자리잡고 있어야 하지만 지금은 잃어 버린 연결고리이다. 하지만 여기에 투자를 하지 않는다면, 의료인문학은 늘 '꼭 있어야 하는 것'이 아니라 '있으면 좋은 것' 정도로만 여겨질 것이다. '이야기의학에 기반을 둔 근거'들이 드러나고 있음에도 그러하다. 소송비용이 감소하고, 의사 쇼핑도 줄어들며, 진료 후 환자의 기분이 좀 더 나아지고 좋은 진료를 받았다는 인식이 더 많이 나타날 수 있음에도 불구하고 그럴 것이다(Marini et al., 2014). 우리는 재정적 기여를 통해 의료서비스 비용을 지불하고 있기 때문에, 한 사회에서 이런 결정은 궁극적으로 의사결정자들에게 맡겨져 있다. 그러므로 우리는 임상 센터들과 의료 제공자들에게 인간적 결정을 보여 달라고 요구해야 한다. 나아가 우리의 가치에 상응하는 대접을 해 달라고 요구해야 한다. 이를 위해 우리의 돌보미들은 적절한 훈련을 받아야 한다. 보살핌을 통해 치료하는 능력에 대해 교육과 훈련을 받아야 한다.

제약회사, 생명공학회사, 생의학회사 같은 민간 기업들은 환자, 의사 그리고 모든 의료서비스 제공자의 가장 깊은 곳이 있는 욕구들을 잘 이해하기 위해 이야기의학에 기금을 투자할 수 있다. 이야기는 좀 더 적절한 치료로 나아가는 데 이용할 수 있는 도구이다. ISTUD 재단의 의료 부문은 감사하게도 학회 후원이라는 다소 낡은 활동에만 돈을 투자하지 않고 우리의 이야기의학 연구 활동이 철저하게 윤리적이고 독립적인 방식으로 수행될 수 있도록 기금을 마련해 주고 있다. 교육과 연계된 연구는 이야기의학과 의료인문학이라는 문화를 발전시키기 위한 연료이다.

우리는 이 마지막 문단에서 미래에 희망이 있다고 확신시켜 주고자 한다. 지난 몇 년 동안 의료인문학과 이야기의학은 의료 전달 체계가 훨씬 나아질 수 있음을 증명해 왔다. 경제적 결과도 나아지고 있고, 의료 환경도 조금씩 변화하고 있다. 우리는 변화의 시대에 살고 있다. 그 안에서 임상과학과 인간 사이를 연결하는 다리를 놓을 기회뿐만 아니라, 의료조직과 의료경제를 연결하는 다리도 놓을 수 있는 기회를 맞이하고 있다.

하지만 우리는 반드시 기억해야 한다. 통치 철학에 따라 우리는 납세자이면서 동시에 공공의료 서비스의 사용자이다(오바마법 이후 미국에서도 점점 더 그러하다). 그런 우리는, 개인적으로든 혹은 적극적으로 시민권을 이용해서든 혹은 환자 협회를 통해서든 우리의 목소리를 내어 치료에 영향을 줄 수 있는 힘을 가지고 있다는 사실을 반드시 기억해야 한다.

베듀타 프로젝트

미개척지와 같았던 이야기의학을 구체적으로 임상에 적용한 것은 2012년 ISTUD재단에 의해서였다(Marini et al., 2012). 2010년까지 이탈리아에서는 통증관리 수가가 부분적으로만 적용되었고, 구조적이고 질적인 매핑(mapping)은 확립되지 않았다. 베듀타 프로젝트(The VEDUTA Project)는 통증치료사들을 국가적으로 통합하는 도구를 제공하기 위한 것이었다. 187명의 통증치료사들이 참여하였고(평균 연령 50.9세, 남성 64%, 여성 36%), 이탈리아 북부, 중부, 남부 지역을 균등하게 대표했다. 87명(46%)의 참가자들이 적극적으로 참여하여, 동화 이야기의 고전적 구조에 따라 충실하게 구술된 이야기를 제공했다. 즉, 고통과 싸움마을에 도달하는 길, 중간의 우연한 만남들, 장애물 극복하기 그리고 상상할 수 있는 해피엔딩에 대해 이야기했다. 이 상상여행을 이용해서 각 기관의 내부와 외부에서 일하는 통증치료사들의 믿음을 해석하였다. 이 이야기 도구와 더불어, 직무스트레스 측정도구(Maslach Burnout Inventory: MBI) 검사도 함께 이루어졌다. 이야기들을 분석한 결과, 사람에 대한 네 종류의 유형이 확인되었다. 즉, 후원자, 정신없이 일하는 전문가, 구세주 영웅 그리고 죄수 유형이었다. 마지막 유형을 구성한 사람들은 자신들의 조직이 심하게 타협하고 있다고 생각하는 사람들이었다. 이야기들이 공통적으로 드러내는 가치들은 도움 주기, 환자, 가족 그리고 동료 같은 다른 사람들 돌보기, 사명감 그리고 억제되지 않는 학구열 등이었다.

이야기의 '마을' 안에서 인식되는 장애물들은 치료 부족, 예산삭감으로 인해 그곳을 떠나는 치료자들, '관료제도'를 강요하는 외부 영주들이 벌이는 전쟁 그리고 일상의 고통에 대처할 수 없고 기관의 지지를 제대로 받지 못해 병에 걸리는 치료사들이었다.

그럼에도 불구하고, 기뻐할 만한 성공 요인들도 드러난다. 적절한 양의 치료약을 갖추기 위해 지속적으로 협력하고, 과도한 지출을 막기 위해 협상하고, 아픈 치료사들을 치료하기 위해 마을 주민들이 협력하는 것, 그런 것들이 바로 성공 요인들이었다.

우화를 현실 세계로 옮겨 보면, 통증 치료사들과 새로운 의료관리자들이 지닌 강력한 소명의식에도 불구하고, 아직까지 환자의 권리에 충분히 귀를 기울이고 있는 상태는 아니었다. 통증관리법의 제정으로 통증치료 외부에 있는 의료 제공자들의 인식은 개선되었다. 하지만 그 법은 병원과 재단의 행정적 의사결정자들을 일깨울 정도로까지 그렇게 강력하지는 않았다.

직무스트레스 측정도구를 이용하여 분석한 결과, 관련된 건강전문가들 중 39%는 소진상태가 낮은 것으로, 51%는 중간의 위험상태인 것으로 평가되었다(Maslach et al., 1997). 높은 직업적 동기와 훌륭한 가치체계가 소진상태 발생을 억제하고 있었다. 응답자들 중 11%만이 높은 소진상태의 징후를 보였지만, 이러한 수치를 과소평가해서는 안 된다. 소진상태의 발생을 증가시키지 않기 위해 그리고 새로 진입한 통증치료사들을 보호하기 위해 신속한 조치가 취해져야 할 것이다.

이 사례에서 사용한 이야기 방법은 문화적 분석을 가능하게 해 주었다. 소진상태 평가를 포함한 정량적인 측정과 이야기 플롯이라는 두 가지 방식을 통해 통증치료사들의 내면에 숨겨진 가치를 탐색할 수 있었다. 다시 말해서, 치료공동체의 '건강상태'를 평가하기 위한 이번 사례가 보여 주듯이, 정량적 연구와 질적/정성적 연구의 상호 보완작용이 가능하다는 사실을 알 수 있다. 제1장에서부터 우리가 기도문처럼 계속 반복해서 말하는 '만트라(Mantra)'는 바로 이것이다. 즉, "정량적 방법과 질적/정성적 방법은 서로 대립되어 있지 않다. 그것들은 함께 더 깊은 지식들을 창조한다."

이 분석은 나중에 이탈리아 통증치료사연맹이 지도자 스타일을 검토하고 통증치료사들 사이에 존재하는 유대감의 틈을 메우는 데 이용되었다. 이는 통증치료사들이 더 적극적으로 참여하는 공동체, '다시 활력을 찾은' 공동체를 만드는 방향으로 나아가는 데 도움이 되었다. 이 연구에는 민간 제약회사가 기업의 사회적 책임을 다하기 위한 사업의 일환으로 기금을 지원했다. 이것이 우리가 공유하고 싶은 최선의 방식이다. 깨어 있는 의료관리자들이라면 실제로 이러한 대안적 접근방식을 믿고 의지할 수 있으며 결과적으로 더 나은 의료체계의 확립을 도울 수 있다고 나는 굳게 믿는다. 이는 의료인문학에 기금을 마련해 주거나, 비영리적인 사고방식을 가지고 독립적으로 지지 프로그램들을 지원함으로써 가능할 것이다.

여기서 나는 동화에 나오는 짧은 인용문을 함께 나누고 싶다.

"옛날 옛적에 의학을 기술적인 과정으로만 여기던 의사가 있었습니다. 아주 긴 여정을 통해 그는 자신의 진짜 사명에 의문을 가지기 시작했습니다. 그는 사람들이 고통을 받고 있는 마을에 도착했습니다. 그리고 거기서 환자들이 무엇보다도 그들 자신의 삶 그 자체를 경험하는 사람들이라는 사실을 깨닫게 되었습니다." 이 이야기가 우리에게 말해 주는 것은 의학이 단지 과학기술이기만 한 것이 아니라는 점이다.

"옛날 옛적에, 마술치유사가 있었습니다. 그는 지구상에서 가장 외진 곳에 있는 나라들을 통과하는 긴 여행을 통해, 알 수 없는 병으로 고통 받는 사람들을 돌보는 나라에 도착하게 되었습니다. 그 나라는 분명히 깨끗한 물이 샘솟는 언덕 위에 있었습니다. 마술치유사는 그 나라에서 치료에 몰두하고 있는 사람들의 얼굴을 보았고 그들의 표정이 친절한 영혼을 가진 사람들의 표정이라고 생각했습니다. 왜냐하면 그들은 마음을 다해 환자들을 돌보고 있었으니까요. 그리고 그들의 손을 보고는 그러한 손이 고통을 덜어 주려고 애쓰는 황금손이라고 생각했습니다. 그 후에, 고통받는 사람들을 보았고, 고통에 신음하고 경련하는 그들의 말에 귀를 기울였습니다. 그리고 이 끔찍한 병의 원인을 발견하는 데 도움을 줄 수 있으리라 생각하고 그 나라에 머물겠다는 결심을 했습니다. 그런데 어느 날 그 자신이 그곳의 많은 사람들처럼 아프기 시작한 것을 깨닫게 되었습니다. 그리고 우연히 식물 하나를 발견했고 그 잎을 씹어 먹자 병이 나아지는 것을 알았습니다." 이 이야기가 말해 주는 것은 의사의 허약함이다.

"한 소년이 있었습니다. 그는 친구들인 꿈, 열정, 결단과 함께 긴 여행을 한 후 어느 마을에 도착했습니다. 그 마을에는 멀리 떨어진 곳에서 온, 유리로 된 환자들이 있었습니다. 또 그곳에는 그들이 사랑하는 사람들도 함께 있었는데 그들은 진흙으로 만들어져 있었습니다. 그 마을에는 거기에 머물면서 필요한 사람들을 돌봐주는 수많은 사람들이 있었는데, 그들은 목화솜으로 만들어져 있었습니다. 그는 결국 그 나라에 머물기로 결정했습니다. 목화솜 사람들이 하듯이 유리와 진흙을 부수지 않고 어루만지는 법을 배울 수 있었습니다. 진흙에는 견디는 힘이 있지만 유리는 너무나 쉽게 깨집니다. 하지만 유리는 섬세하고 투명했습니다. 어느 때는 너무 쉽게 안을 들여다볼 수 있었습니다. 이제 마을에는 전 세계에서 모여든 진흙, 유리 그리고 목화솜 사람들이 거주하고 있고, 이들은 서로 다른 언어로 말하지만 원활하게 소통할 수 있습니다. 목화솜 사람들이 그렇게 섬세한 유리를 조금도 긁히지 않게 어루만지고 치유할 수 있어서 마을은 행복합니다." 이 이야기가 우리에게 가르쳐 주는 것은 바로 의료에서 다양성을 관리하는 능력이다.

‖‖‖‖‖‖‖‖‖‖‖
독자에게 마지막 인사를 드리며

반드시 변신이 필요하다. "땅과 바다와 공기가 있었습니다. 하지만 불안정한 땅이었고, 수영할 수 없는 물이었고, 빛이 필요한 공기였습니다. 하나가 다른 하나를 방해하기 때문에 그 어떤 것도 제 모습을 유지하지 못했습니다. 한 몸 안에서 추위는 열기와, 습기는 건조와, 부드러움은 단단함과, 무게가 있는 것들은 무게가 없는 것들과 싸웠습니다. 이러한 갈등을 끝낸 것은 신과 자연의 위대한 질서였습니다. 왜냐하면 그는 땅과 하늘을 가르고, 바다와 땅을 가르고, 투명한 하늘과 밀도 높은 공기를 갈라 놓았기 때문입니다. 자연요소들을 분리해 모호한 덩어리로부터 해방시킨 후에, 그는 분리된 공간들 안에서 그것들을 연결시켰습니다. 조화로운 평화 속에."(Ovid)

땅과 바다 같은 자연요소들이 덩어리로 뭉쳐 있는 비생산적 무질서 속에 혼란스럽게 섞여 있었는데, 지극히 높으신 신께서 오셔서 평화로운 조화를 이루어 주셨다. 즉, 임상과학, 의료인문학, 보건경제학 그리고 의료조직에 공간을 할애해 주고 규칙을 정해 줌으로써 그렇게 만들었다. 너무나 소란스럽게 얽혀 있는 구조 안에서 서로 의존하는 다리도 없이 각기 다른 학문들 간에 전쟁을 벌이던 상태는 끝이 나고, 이제는 의료 체계가 헌신적인 의료진들, 환자들, 그들의 가족들, 그들의 삶의 환경 그리고 시민권 모두를 위한 훌륭한 형태로 번성할 수 있게 되었다. 이야기의학이 쓸데없이 책임을 회피하려는 것이 아니다. 이야기의학이 어른스럽지 못한 환자나 돌보미들의 욕망만을 채워 주려는 것이 아니다. 절대로 그렇지 않다. 이야기의학은 숨겨진 잠재적 자원들을 찾아내기 위해서, 사람들이 절박한 상황에서도 웰빙을 위한 자신들의 행동에 좀 더 책임을 가지도록 만들기 위해서 그리고 너무 오랫동안 침묵 속에 있던 영혼의 잃어버린 목소리를 회복시키기 위해서 이 자리에 있는 것이다. 종국에는 돌봄 행위가 시(poetry)로 승화할 수 있도록 하기 위해 이 자리에 존재하는 것이다. 시라는 말은 그리스어 어근인 포이에시스(poiesis)에서 나온 것인데, 이 말의 의미는 '창조'이다. 돌봄 행위는 곧 창조이다.

| ☑ 참고문헌 |

Bandman CE (2008) A Medical Humanist says good-bye. JAMA 300(2):149–150

Berne E (1962) The basic script of transactional analysis. Games people play

Donabedian A (2003) An introduction to quality assurance in health care, vol 1, 1st edn. Oxford University Press, New York, NY

Freemantle N et al (2012) Weekend hospitalization and additional risk of death: an analysis of inpatient data. J R Soc Med 105(2):74–84

Hobbes. http://www.notablebiographies.com/He-Ho/Hobbes-Thomas.html

Johnson Simon, www.telegraph.co.uk/education/universityeducation/11455882/Scottishuniversities-research-funding-cut-by-13-million.html. March 2015

Karebell Z (2012) Reuter's, Use plutocracy to broaden our economic debate, October 22, 2012

Liebold A. Financial markets and the real economy: the inevitable recoupling, Il Sole24 Ore. http://www.ilsole24ore.com/art/english-version/2014-04-06/financial-markets-and-the-realeconomy-the-inevitable-recoupling-145201.shtml?uuid=ABRJMm8. Accessed 6 Apr 2014

Marini MG et al (2014) Narrative medicine to highlight values of Italian pain therapists in a changing healthcare system. Pain Manag 4(5):351–362

Marini MG et al (2012) Medicina Narrativa per una Sanità Sostenibile. Edizione Lupetti, Milano

Maslach C et al (1997) The truth about burnout. Jossey-Bass, San Francisco, CA

Mavromatis J (2012) Why Doctors Interrupt, by Juliet, thehealthcareblog.com, June, 2012

Ovid – The methamorphoses – 1–8 AD

Perkins C (2014) http://www.run.edu.au/cb_pages/news/Funding_cuts_response.php

Rabin RC (2014) 15-Minute visits take a toll on the doctor-patient relationship. http://kaiserhealthnews.org/news/15-minute-doctor-visits/. Accessed 21 Apr 2014

Starmer A, et al for the I-PASS Study Group (2014) Changes in medical errors after implementation of a handoff program. N Engl J Med. 371:1803-1812

11

이야기 모음

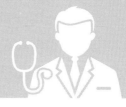

이 장에서는 신경학, 종양학, 혈액학, 피부과학, 안과학, 주산기 집중치료 그리고 소아내분비학 분야의 이스터드(Fondazione ISTUD; 이탈리아어 'Istituto Studi Direzionali'의 약자, 경제학연구소) 연구 프로젝트에서 얻은 이야기들을 모아서 정리하였다. 다양한 질병, 다양한 상황, 다양한 연령대를 망라하려고 노력하였고, 환자들의 스토리는 물론 돌보미, 간호사 그리고 임상의사의 스토리들도 함께 수록하였다.

연구윤리에 의거하여 환자들에게 반드시 연구 관련 정보를 제공한 후 동의서를 받았다. 필요한 경우 지역윤리위원회나 의료관리총괄연구소에 보고한 후 이야기를 수집하였다. 대부분의 프로젝트가 전체 주민들을 대상으로 역학적 관찰연구를 위해 산출된 표본수에 따라 계획되었기 때문에 수집된 이야기들 중 아주 일부만 여기에 수록하였다. 스토리들은 인터넷 혹은 서면으로 직접 작성되었다.

국제연구 프로젝트에서 이야기를 수집할 때 가능한 한 원래 스토리의 말투나 의미를 글쓴이들이 서술한 그대로 유지하고자 했다. 그러기 위해 대부분의 스토리들을 편집하지 않고 그대로 수록하였다. 격식을 차리지 않은 언어, 문법, 운율, 쉼, 감탄 등을 원문에 사용된 그대로 놓아두었다.

이야기의학을 믿고 귀중한 경험을 우리와 우리 공동체에 제공해 주신 모든 연구자, 의료인과 환자들께 감사드린다.

스토리를 읽기 전에

독자 여러분, 이 이야기들을 실제 진료에 이용해 보면 어떨까요?

첫 번째 단계: 그냥 스토리들을 훑어보고 그것들이 말하는 것을 통해 당신 스스로가 자연스럽게 무언가를 느낄 수 있도록 해보십시오. 검증하고 싶은 어떤 가설을 확인하려고 노력하지 말고 조건 없이 관찰만 하는 읽기를 해봅시다.

두 번째 단계: 용어해설에 적어 놓은 분류법을 이용하여 스토리들을 분류하면서 읽어 봅시다.

- 질병, 질환 혹은 병든 상태? 아니면 이들 중 두 가지 혹은 세 가지의 혼합?
- 회복, 혼돈 혹은 추구?
- 퇴행, 안정 혹은 진전?
- 우발적, 도덕적 혹은 핵심적?

- 사용된 장르는?
- 당신이 보기에 진단과정이 합리적인가요? 잘못되었나요? 혹은 애매한가요? 의료인들과의 관계가 생산적이고 공감적이라고 생각합니까?
- 대처인자는 무엇인가요?
- 스토리에 나타난 사실과 허구의 수준은 어떤가요?
- 스토리가 해당 환자의 내면세계로 들어가기에 유용한 수단이 된다고 생각합니까?
- 몇몇 스토리에서는 투병 경험을 서술하는 과정을 안내하기 위하여 간단한 길잡이가 제공되기도 했습니다. 스토리를 읽으면서 어떤 것이 완전히 자유롭게 쓰인 이야기인지, 어떤 것이 '과거, 현재와 미래' 시제에 약간의 도움을 받으며 작성된 것인지 구별해 봅시다.

앞에 적은 것들은 환자와 돌보미의 이야기를 읽으며 생길 수 있는 많은 의문들 중 아주 일부만 나열한 것입니다. 다음 두 단계를 더 시도해 볼 수 있습니다.

세 번째 단계: 스토리를 읽은 후, 그 스토리가 당신에게 어떤 느낌을 주었는지, 분류법의 핵심단어들을 통해 무엇을 배웠는지, 스토리에서 얻은 새로운 사실은 무엇인지 그리고 마지막으로 당신이 생각하기에 스토리의 의미는 무엇인지에 대해 적어 볼 수 있습니다.

네 번째 단계: 당신이 원하면 이런 진료를 실제로 시행할 수 있으며 당신의 경험에서 얻은 고려사항들을 다른 의료인, 학생, 환자, 관리자, 시민 그리고 개인들과 공유할 수 있습니다.

|||||||||||||||||||
신경과 환자 이야기

2006년 다발성경화증으로 진단된 34세 여자 환자 이야기: 2014년 인터넷에 기록

대학을 졸업하고 1년쯤 지나 뭔가 잘못되었다는 걸 알았어요. 몸 왼쪽이 욱신욱신했고 왼팔이 저렸지요. 그건 내게 큰일이었어요. 난 왼손잡이여서 사인조차 할 수 없었기 때문이죠. 가정의는 내게 말했지요. 그건 단지 피로 때문이니 좀 쉬면 나아질 거라고. 사실 그때 난 항상 피곤한 상태이긴 했어요. 그 후 내가 다발성경화증(*뇌와 척수에 있는 신경을 싸고 있는 미엘린이 손상을 받아 다양한 신경증상을 일으키는 질병임. 특히 시력저하, 근력저하, 감각이상 등의 증상을 일으킴. 완치를 위한 치료는 없고, 증상을 완화시키거나 예방하는 보조요법을 사용함.) 환자라는 얘기를 들었고, 그 뒤로 수년간 자문을 구하기 위해 여기저기 뛰어다녔지만 아무 소용이 없었어요. 정말로 뭔가 큰 문제가 생겼다는 걸 알게 되었는데 아무도 내 문제를 심각하게 받아들이지 않았어요. 그때까지……. 2006년 10월 어느 날 아침에 일어나니 오른쪽 눈이 안 보이는 거예요!!! 응급실로 달려갔지요. 그랬더니 안과 의사가 곧바로 무슨 일인지 알아냈어요. 그가 안됐다는 듯 나를 쳐다보더니 신경과에 입원하라고 했어요. 그가 말하는 소리가 들렸어요. '소견들' 열흘 정도 검사하는 동안 '유발전위' '척수천자' 그리고 '컴퓨터 검사' 그리고 신경과 과장과 함께 온 의사들이 내게 이렇게 저렇게 하라고 얘기했어요. 그런데 그때 무슨 말을 들었는지 도통 기억나지 않아요. 그때 어떤 느낌이었는지도 잘 모르겠어요. 의사들은 상황을 설명했어요. 계속 반복해서 포기하지 말라고 얘기했어요. 네 번 아니 다섯 번? 난 계속 살아야 한다고, 그런데 완치가 있을 수 없는 이 병에 나았다는 말은 없다고……. 그래요, 나는 단지 그때 내가 한 말은 기억해요. "언제부터 주사를 맞을지 알려 주세요." 그리고 일주일 후 첫 번째 잽(주사)을 맞았어요.

난 앞으로 어떤 일이 일어날지 알 수 없었어요. 그저 싸워 나가야 하고 "왜 나야?"라고 투정하며 낭비할 시간이 없다는 것만은 알 수 있었어요. 답이 없잖아요. 입장 바꿔 한번 생각해 보세요. 당장 무엇이라도 해야 했을 걸요? 내일은 없는 것처럼. 나는 그때 내 친구 심리학자와 함께 투병을 시작했어요. 그의 도움이 필요하다는 걸 그때 알았어요. 언젠가는 화가 나서 미쳐 버릴 것이라는 걸. 진단받고 며칠 내에 치료 연구에 참가해서 주사 몇 방을 처음으로 맞게 되었어요. 곧바로 일주일에 피하주사 세 차례. 정말 힘들었어요. 난 금방 알아차렸어요. 주사기와의 생활이 그렇게 만만하지 않을 거란 것을. 다른 사람들에게 내가 걱정하는 것을 보이고 싶지 않아서 언제나처럼 '반항적'인 모습을 보였지요. 그러나 유니폼의 권위에는 꼼짝 못했고 거기에 의존했지요. 그런데 내 가족들에겐 아니었어요. 절대 내가 걱정거리가 될 수는 없었지요. 이미 집에서 300마일쯤 떨어져 살고 있었고요……. 내게 있는 뭔지도 모를 불안 때문에 다른 사람들을 힘들게 할 수는 없었어요. 내 주변 다른 사람들은 어쩔줄 몰라했고 걱정했어요…… 아무튼 나에겐 절실했어요. 그런 후에 알았지요. 내가 이렇게 투병하듯 다른 사람들 또한 똑같이 겪고 있다는 사실을.

내 여정은 험난했고 피곤했으며 의문으로 가득했어요. 내 생활에서 어느 정도는 내 옆에 내 편이 아무도 없을 수 있고 혼자일 수 있다고 생각했지요. 하지만 **고독**의 여인인 이 질환을 앓게 될 줄은 꿈에도 생각해 보지 못했어요. 나는 다발성경화증이라는 병을 평생 함께해야 할 귀신이라고 생각했어요. 그리고 내 예상대로 그것은 '나의 영원한 동반자'였어요. 아무에게도 '예.'라고 말하고 싶어 하지 않던 사람인 나에게 그것은 나의 죗값이었어요. 확실한 것이 거의 없는 일은 포기해야 했어요. 고정된 월급이 나왔지요. 그래야 내 사정이 나빠졌을 때 쓸 수 있게 따로 떼어 둘 수 있으니까요.

다른 사람과의 관계에서 더 이상 잃을 것이 없었기 때문에 생긴 약간의 무모함 때문이었어요. 그때 서른다섯의 나이에 첼로를 배우겠다는 용기!!! 내가 다른 사람들과 함께…… 다른 사람들에게 부탁을 해야 했지요. 나에게 남겨진 몇 안 되는 친구들. 친구들은 나하고 함께할 수 있는 일들을 기꺼이 같이해 주었어요. 하지만 그들도 그들의 문제가 있었어요. 가정도 있고 애들도 있고……. 난 짐이 되고 싶지 않았어요. 점점 내 주변에는 일과 음악밖에 남지 않았어요. 그래도 난 괜찮아요. 파트너를 만드는 것이 제일 좋겠지요. 그런데 알잖아요. 우린 누구나 모든 것을 다 가질 수 없다는 것을요. 노인들이 무어라고 하던가요? 믿을 것은 건강뿐이라고!!! 헤헤!

첼로를 연주하고 나서는 편안해졌어요. 오케스트라에서 연주할 수 없다해도 무슨 상관이 있겠어요! 내 손은 키보다보다 나앗고 내 몸도 악기와 잘 맞았어요. 신통하게도!! 요즘 나는 새로운 치료를 받고 있어요. 그리고 에어컨이 들어오는 작은 아파트로 이사합니다.

나에게 다발성경화증은 내 몸에 들어온 불청객이에요. 나를 얽매는 대표적인 손님. 이 평생의 친구는 내가 새로운 시도를 계속하도록 밀어붙여요. 내 일상은 피로 회복제 알파 리포산이나 비타민 D 같은 작은 일들로 가득하지요. 쉬지 않고 몇 계단을 올라갈 수 있을지 내기를 해요. 난 오래 걷지 못해요. 뛰지도 못하고, 열 가지 할 일을 하나하나 순서대로 해내지도 못해요. 난 하고 싶어요. 그러나 괜찮아요. 솔직히 내가 다발성경화증 환자인 것을 알고 나서 얻은 것은 많지 않다고 생각해요. 그러나 얻은 것들 중 하나는 내 몸에 대해 좀 더 많이 알고 있고, 원치 않는 일에 시간을 낭비하고 싶지 않다는 사실이에요……. 직장에서는 이제 다 알아요. 직장동료들이 내 편이 되도록 노력해야지요. 그래서 그들이 내게 아무 소리도 하지 않게 되고, 내가 걱정 없이 병하고만 싸울 수 있었으면 해요.

내 미래를 상상해 보면, 나와 더불어 같이 걷는 누군가와 함께였으면 좋겠어요.

2008년 다발성경화증 진단을 받은 25세 여자 환자 이야기: 2014년 인터넷에 자신의 이야기를 스스로 남김

어느 날 왼쪽 눈이 잘 안 보인다는 사실을 알았어요. 모든 것들이 안개 낀 것처럼 아른아른하게 보였어요. 그때 다른 사람들은 한결같이 피곤해서 그럴 거라고 말했어요. 사실 여러 시간 쉬지 않고 책을 보곤 했거든요. 며칠이 지나도 나아지지 않아 응급실을 찾아갔어요……. 그리고 신경과에 입원하여 15일을 지냈어요. 그동안 여러 가지 검사를 받았고 시신경 염증을 코티손으로 치료했어요. 2005년부터 1년에 한 번 꼴로 아마 금년 2~3월까지 시신경염을 앓아 왔어요. 그때마다 언제나 외래에 가서 경화증을 코티손으로 치료했던 것 같아요. 병원에 가면 항상 물어보았어요. 무슨 병이냐고? 그런데 아무도 확실하게 말해 주지 않았어요……. 그래서 2008년에 병원, 의사 그리고 치료방법을 바꿨어요. 그랬더니 드디어 진단이 나왔어요.

그때 의사들이 말했어요. 내가 다발성경화증을 앓고 있다고. 그 얘기를 듣고는 죽을 것 같았어요. 난 이 병이 무엇인지 정말 잘 몰랐어요. 그래서 인터넷에서 찾아보기 시작했어요……. 17세의 나이에 정보를 얻기에는 좋은 장소였지요. 무슨 대가를 치르더라도 내가 어떻게 해야 하는지 알고 싶었어요.

여기저기에서 정보를 얻으려 애를 썼어요. 블로그를 읽고 백과사전도 찾아보고 뭐 다른 곳도……. 그 당시 나는 누구한테나 화를 냈어요……. 내가 얼마나 화났는지 아무도 이해하지 못했어요……. 이렇게 될 때까지 아무 말도 못했던 나 자신이 미웠어요. 나보다 훨씬 큰 무엇 앞에 내가 혼자 서있다고 느꼈어요.

그 후 여러 날 동안 나는 쉬지 않고 속에서 끓어대는 화를 참으며 아무 영향을 받지 않은 척 괜찮은 척 했어요. 하지만 밤마다 혼자 침대에서 엉엉 울곤 했어요.

다른 사람들 특히 가족과 아무 말도 하지 않는 친구들에게 화가 났어요. 내가 달라졌다고 느꼈어요……. 젖먹이……. 가족이나 친구들을 즐겁게 해 줄 아무것도 가지고 있지 않은…….

내 주변 사람들은 조용했어요……. 아무도 아무 말을 하지 않았죠. 위로의 말, 도움을 주겠다는 말 혹은 설명해 주는 말 어느 것도……. 담당의사들조차 내가 아니고 엄마하고만 얘기하는 걸 보고 그들이 나를 무시한다고 느꼈어요……. 엄마는 언제나 내 옆에 있어야 했어요. 18세가 넘었는데……. 그건 내가 참을 수 없었던 일들 중 하나였지요……. 엄마에게 거의 반항을 하기도 했지요. 예전에는 내게 뭔가 잘못된 것이 있다는 사실을 몰랐는데, 지금은 나에 대해 아무것도 알고 싶지 않아요.

나의 생활이, 인간관계가 그리고 미래가 앞으로 어떻게 될지 난 알 수 없었어요……. 난 공부를 계속하지 못할까 직업을 갖지 못할까 두려웠어요. 나에게 다발성경화증은 판결, 이해할 수 없는 형벌이었지요.

치료 때문에 친구들과의 많은 일들을, 고등학교 수학여행, 휴일에 여가 즐기기 등을 포기해야만 했어요. 18~19세에 내 생활은 치료와 그 결과에 따라 결정되어야만 했어요.

하지만 여러 가지를 이루기도 했어요……. 법과대학에 들어가 공부를 계속했고 일도 조금 했어요. 그동안 많은 사람들을 만났는데, 내 질환에 대해 함께 얘기를 나눌 새 친구들도 만났어요. 그들은 내가 피곤할 때마다 언제나 도와주고 격려해 줄 준비가 되어 있었어요. 그리고 또 일주일에 두 번 이상 수영을 했어요.

나는 경화증에 대해서 충고나 제언을 해 줄 수 있는 사람들 그리고 내 어려움과 기분을 이해하는 사람들하고만 얘기해요. 가족들은 그것에 대해 나에게 거의 말을 하지 않아요. 만약 해야 할 경우에는 '네가 앓고 있는 병'이라고 말해요……. 이름 없이 위대한 것, 아!!!…….

이제 다발성경화증에 대해 나는 항상 생각을 하게 되었어요…….

매일매일 나는 궁금해요. 치료가 잘되고 있는지, 계속해서 치료를 받을 수 있는 것인지, 치료에 실패했는지 아니면 언제 실패할지 등등……. 그것은 늘 답을 얻을 수는 없는 의문들이지요.

내 일상은 매우 조용해요……. 공부할 때 최고도로 집중하지 못해요. 집이나 정원에서 일을 좀 하려 할 때에도 피곤해서 쉬어야만 해요……. 하지만 누구나 중간에 좀 쉴 수 있는 거잖아요…….

내 여정을 돌아보면, 도움을 받은 만큼 장애물도 많았다고 생각해요……. 자가주사요법은 불편했어요. 정맥주사는 효과가 좋았던 것 같은데 부작용 걱정 때문에 중단하고 먹는 약으로 바꾸었어요. 이 방법에 대해서는 설명을 잘 듣지 못해서……. 언제나 그랬듯이 인터넷을 찾아보아야 했어요…….

내일을 위한 계획은 없어요……. 난 그냥 그날 그날 살아요.

종양 환자 이야기

이탈리아 병원에서 암 치료를 받은 35세 여자 환자에 관한 이야기들: 2013년 병원에서 의료진과 환자 자신이 기록지에 서술

첫 번째 간호사

그 환자가 처음 약물투여를 받을 때 만났습니다. 그녀는 두려운 얼굴을 하고 있었고 오만한 소녀 같은 모습이었습니다. 나는 환자에게 정맥이 부실해서 프로그램을 위해 정맥주사 포트를 넣어둘 필요가 있다고 얘기해 주었습니다. 그때 그녀는 막 화를 냈습니다.

나는 화학요법으로 인해 환자에게 화학적 정맥염이 생기지 않기를 진심으로 바랐습니다. 석 달이 지나 환자를 다시 만났습니다. 그때는 아주 상냥한 소녀 같았고, 나서서 먼저 대화하려고 했습니다. 아마도 이 시기에는 증상을 잘 견뎌 내고 있었고 전반적으로 질병을 잘 이해하고 있었던 것 같았습니다. 그 환자는 내가 실수 없이 약물을 투여해 주는 직업적 임무를 다해 주기를 바라는 동시에 서로 존중과 신뢰를 가질 수 있을 만큼 내가 어느 정도 인간적 에너지를 주었으면 하고 기대하는 것 같았습니다. 지금까지 이 환자는 치료프로그램의 힘든 단계를 잘 견뎌 왔습니다. 예전부터 그래왔던 것처럼 그녀에게 계속해서 나의 지지를 보내고 싶습니다.

두 번째 간호사

그녀는 불안장애 환자여서 들은 말을 이리저리 재는 경향이 있기 때문에 나는 단어선택에 신중을 기하고 있습니다. 그녀는 내가 자신의 치료과정에 관한 기술적 정보를 잘 다룰 수 있는 유능한 간호사이기를 기대하고 있습니다. 질병이란 무언가 잘못을 저지른 자신의 죄에 대해 종교적 관점에서 행해지는 일종의 징벌이라고 그 환자는 생각합니다. 그녀에게 그리고 항상 그녀와 동행하는 그녀의 어머니에게, 가능한 한 조용하고 평화스러운 분위기를 만들어 주어 그녀의 기분이 많이 완화될 수 있기를 바랍니다. 환자가 침착해지면 엄마도 그렇게 될 겁니다.

세 번째 간호사

나는 이전에 찍은 전산화 단층촬영(Computerized Tomography:

CT) 결과가 어떠했는지 알아보는 일을 위해서만 그 환자를 만났습니다. 환자는 대부분의 경우 어머니와 함께 왔습니다. 나는 내 업무 밖의 일을 하고 있는 듯한 느낌을 받았습니다. 환자가 매우 젊어서 치유가능성에 대한 희망을 꺾는 말을 할까봐 두려웠습니다……. 우리가 대화할 때 난 언제나 부정적인 상황에 대해서 농담으로 넘기며 다른 곳을 쳐다보았습니다. 집에서 시행한 치료에 대해 의심이 생기면, 증상의 악화를 막기 위해 무엇을 해야 하는지 무엇을 하지 말아야 하는지에 대해 설명해 주었습니다. 환자가 부작용을 잘 견뎌서 좋은 성과를 얻기 바랍니다. 환자는 말이 없고 겉으로 보기에 조용합니다. 환자를 대할 때는 그녀의 젊은 나이를 감안해서 항상 긍정적이고 차분하려고 노력합니다. 그리고 가끔 그녀와 언제나 함께 있으며 그녀를 보호하는 어머니를 대하기도 했습니다. 의심이 들 때마다 언제나 그것들을 해소하려고 노력했고, 우리는 함께 그녀가 건강하게 지낼 수 있도록 최선의 해결책을 찾아 내려고 노력했습니다. CT의 잠재적 부작용들을 피하면서.

네 번째 간호사

나는 주간 병원에 입원했던 그녀를 만난 그날 아침을 기억합니다. 그녀는 공포에 싸여 큰 눈망울이 촉촉해진 채로 남편과 함께 있었습니다. 항암주사를 맞기 시작한 후 얼마 지나지 않아 그녀는 울기 시작했고 남편은 그녀를 달래느라 애를 쓰고 있었는데 동료 간호사가 진정시키기 어려울 지경이었습니다. 주사투여가 끝나갈 때쯤 그녀에게 다가갔지만, 단지 "모든 게 다 잘될 거예요!!"라는 말밖에 해줄 수 없었습니다. 그로부터 2주일이 지난 후에 그녀를 다시 만났습니다. 그녀는 아직도 슬퍼 보였고, 머리카락이 빠진 것 그리고 혈관이 없어서 주사포트를 어디에 넣을지 결정해야 한다는 사실을 걱정하고 있었습니다. 몇 달이 더 흘렀고 나는 교대시간이 달라져서 그녀를 다시 만나지 못했습니다. 두 달 후 어느 일요일, 남편과 호숫가를 산책하고 있었는데 그녀가 먼저 나를 알아보았습니다. 그녀가 나를 부르더니 조용히 말했습니다. "모든 게 다 잘될 거라는 당신의 말이 옳았어요." 그 뒤 항암치료과에서 그녀를 다시 만났습니다. 그때 그녀는 잘 참아내고 있었고 그래서 그녀에게 더이상 해 줄 말이 없었습니다. 그녀는 우리 간호사들을 많이 신뢰하였습니다. 몇 주일 전에 다시 직장에 나가게 되어서 행복해하던 그녀를 보았습니다. 머리카락이 다시 자라기 시작했고 매우 좋아졌다고 느끼고 있었습니다. 항암치료 초기 이후에 그녀에게 발생한 변화에 대해 듣고 매우 기뻤습니다. 우리 간호사들은 앞으로도 이런 변화를 가져다주는 데 도움이 되어 그녀의 삶이 보다 평화롭고 차분해지기를 진심으로 바랍니다.

첫 번째 의사

이 여성분은 내가 직접 경과를 추적하던 환자가 아니고, 몇 달 전에 마지막으로 만났기 때문에 그녀의 임상적 그리고 감정적 상황을 정확하게 기억하지 못합니다. 내 기억으로는 나 자신이 그녀의 상황을 측은하게 생각했던 것 같습니다. 그녀는 불임 때문에 호르몬 치료를 했는데 결과가 좋지 않았고 유방에서 악성 종양이 발견되었습니다. 그녀의 심리상태를 짐작하고 그녀의 삶을 걱정스럽게 지켜볼 수밖에 없었습니다. 비록 그 환자와 접촉이 많지는 않았지만, 나의 목표는 그 환자가 부작용을 참지 못해 생활이 방해되지 않도록 돕고 치료를 효과적으로 받을 수 있도록 약을 처방하는 것이었습니다. 정말로 그 환자는 아직 너무나도 젊기에 이 치료 때문에 일상을 영위하지 못하는 일이 발생하지 않기를 진심으로 바랐습니다.

두 번째 의사

이 환자의 스토리, 엄마가 되고 싶은 여성이 힘든 검사를 받고 새 삶을 얻기 위한 치료법을 선택하는 차분함, 성과를 얻지 못한 것에 대한 실망감, 암으로 인한 불편한 느낌 등에 대해 듣고 나는 이내 우울해지고 반항적인 감정을 갖게 되었습니다. 나는 그녀를 통해 삶이 여러 잣대로 평가될 수 있다는 사실을 알게 되었습니다. 우리는 함께 걷고 있지만 서로 말할 필요가 없었습니다. 한 사람은 엔진이고 다른 사람은 휘발유입니다. 낙하산을 타고 뛰어내릴 때는 피부가 서늘해지는 것을 느끼게 되고 머리카락을 가르는 바람을 사랑하게 됩니다. 그렇게 되면 당신은 독수리가 되어 피와 땅을 지배하게 되며, 종국에는 삶을 되찾을 수 있을 것입니다. 매시간 지금 이 순간을 의미 있게 잘 살아 내 보십시오.

환자

나는 늘 건강하게 살아온 여자예요. 검사결과도 완벽했고 생활과 하는 일도 재미있었어요. 내 생활은, 지난 13년간 나에게 모든 것을 다 해 주었던 한 남자와 함께 사는 동안, 정상적이고 조용했고 편안했으며 즐겁고 재미도 있었어요. 우린 서로 사랑했고 삶을 즐겼어요. 그렇게 많이 사랑하며 여러 해를 함께 살아온 후에 우리는 아기를 갖기로 결심했어요. 하지만 마음처럼 아이가 찾아오지 않았고 인공보조출산을 시작했어요. 세 차례의 인공수정과 호르몬, 약물 그리고 주사의 폭격 후에도 그토록 바라는 아이는 아직까지 찾아오지 않고 있어요. 이런 쓴맛과 아픔을 겪었는데도 2012년의 시작은 좋지 않았어요. 우리 가족들 중 한 사람이 무서운 암으로 돌아가셨지만 우린 이것도 잘 이겨 냈어요. 그런데 불행하게도 그해 4월 초에 우연히 나 자신에게 생긴 유방암을 발견했어요. 겨드랑이에까지 전이가 되어 있었어요. 그해가 잘 시작되진 못했지만 난 스스로에게 얘기했지요. '강해지라'고 그리고 '사랑하는 가족들의 도움을 받아 앞으로 나아가 보자'고.

4월 중순쯤 수술을 받았고 결과도 좋았어요. 난 다시 안정되었고 차분해져서 다시 꿈을 가지고 살게 되었어요. 조직검사 결과도 걱정하지 않았어요. 이제 최악은 면했다고 생각했지요. 그런데 불행하게도 그렇지 않았어요. 조직검사 결과가 나왔는데, 그 암이 쉬운 종류가 아니었어요. 그건 제멋대로 마구 자라는 놈이었어요. 더욱이 수용체를 가지고 있지 않아서 나는 항암치료를 받아야 했어요. 정말 무서웠지만 치료받을 수밖에 없었어요. 그 단어가 지금도 나를 떨게 만들고 있는데, 불행하게도 나는 수 개월 내에 '대머리'가 되고 말 거래요. 내가……. 내가……. 내가……. 내 긴 머리를 모두 잃어버릴 거랬어요. 그리고 나서는 눈썹, 속눈썹 아니 모든 털이 내 몸에서 사라질 거랬어요. 난 내 털들을 잃고 싶지 않았어요. 가발을 쓰고 싶지 않았어요. 난 정말 항암치료를 받고 싶지 않았어요. 그런데도 난 받아야 했어요. 죽지 않고 살아야 하기 때문이에요. 대머리가 된다는 생각에 익숙해지면서 머리카락을 자르기 시작했어요. 단발머리, 군대머리 그리고 마지막에는 다 밀어 버리기로 작정했어요. 어차피 머지않아 모두 잃어버릴 거니까요. 머리카락이 없는 나를 거울로 보는 일이 쉽지는 않았어요. 받아들이기가 정말 힘들었어요. 많은 눈물을 흘린 후에야 겨우 '새로운 헤어스타일'을 받아들이고 웃었어요. 암치료의 결과가 끔찍하고, 메스꺼움, 구토 그리고 피로감이 참기 힘들다는 것을 잘 알아요. 여기에 비하면 머리카락이 빠지는 것쯤이야 아무것도 아니라는 것도 잘 알아요. 화가 나는 순간들이 찾아올 때마다 생각했어요. 이 모든 것들을 참아 내기 위해 그러는 거라고, 내가 병이 생겨 고약해진 거라고 그리고 애당초 난 신에게 화가 나 있었노라고.

 난 아이를 원했는데 끝내 얻은 것은 암이었어요. 항암 효과들은 임신의 증상과 비슷했지만 그 차이는 엄청났어요. 난 암으로 고통받고 있고 애기가 없는 고통도 함께 겪고 있어요. 난 정말로 항암 후에 찾아오는 고통을 참을 수가 없어요. 그날이 되기 전에는 괜찮아요. 악몽도 끝난 것 같고요. 그런데, 일단 항암주사를 맞으면 그게 곧 되돌아와요. 그러면 다시, 아프지 않으려고, 정신을 잃지 않으려고, 울지 않으려고, 내가 할 수 있는 한 이 시련을 최선을 다해 이겨 내려고 싸워야 해요. 그래요. 그건 시련이지요, 삶의 시련, 이해하기도 참아 내기도 힘든 시련. 암은 사람을 바꾸어 놓아요. 사람들이 성장하도록 만들지요. 또 암은 사람들로 하여금 특별한 사람들 그리고 나와 똑같이 투병하는 사람들은 물론 나와 일종의 공감과 이해를 함께 나누는 사람들을 만나게 하지요. 난 병을 얻은 후 계속 변해 왔어요. 당연히 더 강해졌고 예전에 가지고 있던 어리석은 공포도 사라졌어요. 극강의 용기를 가지고 극한의 공포, 암이라

불리는 적과 맞서야 했기 때문이지요. 나는 항상 한 사람의 인생을 통째로 바꿔 버리고 죽음을 가져올 수 있는 암이라는 존재가 너무 무서웠어요. 그래서 언제라도 거기서 도망치고 싶었지요. 관련된 내용을 알고 싶지도 않았어요. 아니 무시해 버리고 싶었어요. 그렇게 함으로써 암이 내 인생의 한 부분이 되는 것을 막을 수 있을 것 같았어요. 얼마나 잘못 생각한 것인지……. 나는 아직까지도 항암치료를 받고 있어요. 다행히도 부작용이 없는 생물학적 제재로요. 내 머리카락은 되살아나고 있고 나는 평온해졌어요. 나는 서서히 예전의 삶, 암이 내게서 빼앗아 가 버리려 했던 생활로 되돌아가고 있는 중이지요……. 그러나 아직도 나는 그놈과 싸우고 있습니다.

이탈리아 병원에서 치료받은 46세 남자 췌장암 환자에 관한 이야기들: 역시 2013년 병원에서 의료진과 환자 자신이 기록지에 서술

첫 번째 간호사

첫 번째 항암치료 중에는 그 환자를 가까이에서 보지 못했습니다. 그 후에 알게 되었는데, 그는 아주 밝은 사람이었습니다. 그는 이미 병과 예후에 대해 잘 알고 있었다고 기억합니다. 그는 치료를 위해 병실에 오래 머물러 있지 않았습니다. 여기 병동에 오래 머물지 않았지만 그래서 얘기할 시간이 채 5분도 되지 않았지만 난 그의 건강에 대해 잘 알고 있습니다. 내 동료들한테서 들은 것이기 때문에 확실하지 않을 수 있지만 그는 딸이 하나 있고 재혼한 상태였습니다. 그는 여러 가지 생각으로 마음이 복잡하더라도 마음껏 표현할 수 없는 홀아비이기 때문에 쉽지 않은 가족관계를 가지고 있었다고 생각합니다. 내가 생각하기에 환자는 항상 차분했다고 기억합니다. 지금 나에게는 계속해서 그를 돌보는 간호사로 남는 것 이외에 다른 목표가 없습니다.

두 번째 간호사

그는 항상 밝고 친근해서 대하기에 정말 좋은 환자였습니다. 그런데 그의 가족사(아이를 하나 가진 홀아비라는)를 알게 되면서, 그가 지금 결혼해서 함께 하고 있는 여인은 물론 자식에게도 계속 의지할 곳이 되어야 한다는 사실을 확실히 알게 되었습니다.

세 번째 간호사

그 환자와 얘기하는 데에는 문제가 없었습니다. 처음부터 그의 스토리를 알고 있었고, 그는 그 모든 것에도 불구하고 언제나 긍정적이어서 나도 긍정적으로 느껴지게 한답니다. 그는 자신이 가지고 있는 질환에 대해 크게 기대하지 않는 것 같습니다. 그러나 그는 어떤 경우에라도 부정적으로 말하지 않습니다. 새 가족 특히 어린 딸을 보호하기 위해서일 것입니다. 언제나 겪었던 일들 중 가장 아름다웠던 것만 얘기합니다. 솔직히 그의 긍정적인 태도에 동의해 주는 것 이외에 그를 위해 무엇을 더 해 주어야 할지 모르겠습니다.

네 번째 간호사

그가 항암주사를 처음 맞기 시작할 때 만났습니다. 그때 그의 스토리를 듣게 되었는데 마음이 편하지 않았습니다. 그는 '부인' 그리고 학교에 다니는 딸과 함께 살고 있었습니다. 수 년 동안 홀아비였지요(전 부인은 암으로 사망했습니다). 나에게는 그 부인이 환자의 딸에게 쏟는 애정이 인상적이었습니다. 환자는 치료에 대해 이미 잘 알고 있었지만 낙천적이었고 항상 희망적으로 생각하고 있었습니다. 내가 들었던 소식들 중에서 가장 좋았던 것은, 12월 항암치료를 받던 중, 파트너가 청혼을 받아들였다고 그가 말했던 일입니다. 나는 지금도 그를 계속 돌봐 주고 있습니다. 그의 경과는 치유에 대한 갈망이 있어서 언제나 긍정적입니다. 그리고 그는 아직 건강합니다. 환자는 편안해져서 여자친구 그리고 어린 딸과 좀 더 시간을 함께 보내고 싶다고 말합니다. 나는 그가 좋아져 나을 수 있을 것이라고 생각합니다. 그렇게 되어, 이미 엄마를 잃은 딸에게 더 이상의 고통을 주지 않게 될 것이라고. 나는 X씨와 얘기하는 것을 좋아합니다. 그는 항상 말할 거리를 가지고 있으니까요……. 이 가정에 '항상 함께하는' 여인이 생긴다면 분명 그가 좀 더 편안해질 것으로 생각합니다.

환자

안녕하십니까? 내 이름은 X입니다. 마흔다섯 살이고요. V에 살고 있고 열두 살 된 딸이 하나 있습니다. 딸은 4년 전에 엄마를 잃었습니다. 얼마 동안 병을 앓다가 갔습니다. 지금 우리는 새 아내와 같이 살고 있는데 아주 좋습니다. 평화롭게 잘 살고 있습니다. 아니, 최소한 2012년 6월까지는 그랬습니다. 그때 새로운 사건이 우리 생활을 뒤집어 놓을 때까지는요……! 내가 병원에 입원해서 검사를 받은 결과 췌장암으로 진단되었습니다……. 삶이 바뀌는 이 순간에 아내와 딸이 가장 먼저 생각났고, 모든 일들을 어떻게 처리해야 하나 하는 생각도 들었습니다. 천 가지 일들이 마음속을 스쳐 갔고, 천 번 그리고 또 천 번의 '왜?', 그러나 답이 없었습니다. 첫 번째 장애물은 수술이었습니다. 그다음은 고단한 수술 후 기간 그리고 지금은 이런 저런 암 관리, 다시 말해 내 정맥으로 떨어지는 항암 주사 방울들과 가볍고 무거운 부작용들 말입니다. 상태가 좋아서 좀 나아지기도 하는데, 그럴 때에도 계속해서 한 가지 의문이 부글거립니다……. 매일매일 왜…… 왜 나냐고요!! 그래 난 몰라요. 모른다고요!! 답이 없는 일이지만 하여튼 일어났습니다……. 그게 나한테 일어났다고요!! 물론 다른 사람한테도 일어나지요, 젊은 사람, 늙은 사람. 어떤 사람은 이런 암, 다른 사람은 다른 암. 하지만 나같이 아직 살아야 할 시간이 많이 남은 사람들에게…… 암이 생기면 생활이 모두 뒤죽박죽이 되는데…… 암은 알아차리지 못하는 사이에 찾아와 사는 동안 내내 싸울 수밖에 없도록 만듭니다. 마음이 움직여 사랑하는 사람들과 얘기하고 스스로의 감정을 강하게 만들게도 합니다. 마음속에서는 계속해서 평범한 의문들이 생기고 수많은 공포들이 피어오르지만, 내가 더욱더 강하게 변화할 수 있는 것은 오직 '믿음!!'뿐이라고 확신하게 됩니다. 의사와 간호사들이 하는 일에 대한 믿음. 무슨 일이 일어났을 때, 이런 저런 모양으로 증상이 나타났을 때, 그들은 어떻게 그리고 무엇을 해야 할지를 즉각 파악해서 헌신적으로 우리를 도울 수 있습니다……. 원하지 않고 믿지 않으면 반밖에 치료되지 않는다는 사실을 알기 때문에, 치료에 효과가 있을 것이라고 나는 믿어 왔습니다. 그리고 지금까지 살아갈 힘과 용기를 찾아왔습니다. 나 자신을 불쌍히 여기지 않고 '왜?'라는 의문부호에만 매달려 방황하지 않으면서. 앞으로 용감하고도 낙천적으로 미래를 내다보면서 내게 닥친 도전들과 맞서 싸울 겁니다. 사랑으로 X가.

IIIIIIIIIIIIII
혈액 환자 이야기

환자인 아내를 돌보는 어느 남자의 이야기: 2014년 기록지에 서술

아내가 뭔가 불편하다고 느끼기 시작했을 때, 그녀는 가족과 앞날을 생각하며 자주 울곤 했습니다. 우리는 문제가 무엇인지 알아보려고 애썼습니다. 무슨 일이 일어났는지 검사하기 위해 전문 센터를 찾았고, 그 결과 골수섬유증(myelofibrosis; *골수 등에서 조혈모세포의 비정상적 클론이 과증식하여 발생하는 골수ㆍ혈액암)이란 병을 알아냈습니다. 확실히 믿을 수 없어 P병원으로 옮겨 보았지만 진단은 달라지지 않았습니다. 아내는 X로 치료를 시작했고 처음에는 검사수치가 좋아졌습니다. 아내가 울면서 문제를 받아들이지 못하는 것을 보며 마음이 아팠습니다. 그러나, 나는 그녀의 마음을 돌리고 그녀를 심리적으로 돕기 위해 그녀가 긍정적인 생각을 갖게끔 애를 썼습니다.

아내가 신체적으로 고통받는 것을 그냥 지켜보면서 내가 참 무력하다고 느꼈습니다.

나는 아주 의기소침한 상태였습니다. 내 위에 떠다니는 분리된 기분 속에 싸여 있었습니다. 그녀가 희망을 갖지 않고 몹시 비관하고 있어서 그녀를 돌보기가 점점 더 힘들었습니다.

아내는 센터에 입원했고 그때 의료진들이 적절한 치료와 함께 그녀를 잘 돌봐 주었다고 생각합니다. 그녀는 좀 더 정확한 진단을 받으려고 다른 센터에도 여러 군데 다녔습니다. 그동안 나는 내가 의료팀의 일원으로 취급받고 있다고 느꼈습니다.

치료기간 동안 아내와의 관계는 좋았습니다.

그러나 집에서는 사정이 달랐습니다. 내가 일에 바빠 자주 옆을 비운다고, 주변 사람들에게 나와 아내가 겪고 있는 어려움을 알게 한다고 투정하면서, 아내는 종종 신경질을 부렸습니다. 아내의 병이 나를 우울하게 만드는 것 같습니다. 정말로 그녀를 돕고 싶기 때문입니다. 하지만 그녀의 성격과 나의 잘못된 방법들로 인해 아내와는 점점 더 멀어지고 갈등이 쌓여 갔습니다. 결국 아내는 밤에 잠도 제대로 자지 못하고 악몽에 시달리게 되고 말았습니다.

이제는 가족들이 잘 돌보아 준 덕에 아내가 차분해졌습니다. 그러나 그녀의 기분이 왔다갔다해서 불균형을 가져오는 긴장상태가 종종 찾아오곤 합니다.

그녀에게 문제가 생겼을 때 어떻게 그녀를 도울까, 어떻게 그녀에게 다가갈까 생각하니 내 감정이 매우 복잡합니다.

집에서 아내가 내 행동을 참지 못해 예민해지는 몇몇 순간들이 있습니다. 그러나 아주 사소한 말다툼에도 아내가 신경질을 내고 쉽게 흥분하는 것도 사실입니다. 내가 어떻게 해야 할지 도통 모르겠습니다.

내 생각에 치료는 잘된 것 같습니다. 그러나 우리 부부가 오해 때문에 스트레스를 받지 않기 위해서 적절한 심리학적 도움을 받았어야 했을 것 같습니다. 사랑하는 사람의 병을 치료하는 데 돈은 문제가 되지 않습니다. 중요한 건 건강이고 그녀와 가족들이 함께 행복하게 지내는 일입니다.

앞날을 생각하면, 난 정말 행복하고 평화로워지길 소망합니다. 아내와 함께 그리고 우리가 만든 가족들과 함께 하고 싶고 즐기고 싶은 것이 너무 많기 때문입니다.

환자인 남편을 돌보는 어느 여자의 이야기: 2014년 기록지에 서술

남편이 처음 불편하다고 느끼고 심한 복통으로 고생할 때 나는 그와 함께 집에 있었어요. 무슨 일인지 알아보려고 응급실로 갔지요. 거기에서 남편이 골수섬유증을 앓고 있다는 얘기를 들었는데, 그 순간 공황상태에 빠지는 느낌을 받았어요. 최악의 경우를 떠올렸고 앞으로는 남편 옆에 꼭 붙어 있어야 하겠다고 마음먹었어요.

남편을 쳐다보니 힘이 쭉 빠지는 거예요. 그때 내 감정은 초라한 상태였지만 난 강해져야 했어요. 내 모습에 따라 그가 오르락내리락했고, 내가 옆에 가까이 있어 주기를 바라는 때가 많았어요.

그 후에 남편은 센터에 찾아갔고 거기서 자신의 병에 대해 확진을 받았어요. 그리고 내가 보기에 의료진들이 그에게 적절한 치료를 해 준 것 같았어요. 그 다음에 그는 실험적 약물을 투여할 수 있는 연구센터로 의뢰되어 다른 센터들을 방문하게 되었어요.

나는 센터에 한 번도 가 본 적이 없었어요. 갈 필요가 없었기 때문이지요. 치료기간 중에 남편과 나의 관계는 정상적이었어요. 집에서도 사정은 달라지지 않았고(임상 약을 먹으면서) 내 주변 사람들 역시 예전 그대로였어요.

돌이켜 생각해 보면 남편의 병이 애초부터 나를 황폐하게 만들었던 것 같아요. 그런데 그가 좀 나아지면 나 역시 좀 좋아졌어요. 물론 병이 없어진 것은 아니지만……. 모든 것이 나아질 때까지, 좋아요 지내 볼게요.

지금은 병이 좀 조절되고 있어 남편이 안정되었어요. 내 몸과 느낌도 좋아요. 우린 병과 함께 사는 방법을 터득해서 긍정적으로 생각하며 살고 있어요. 나는 종종 옛날 생각을 해요. 병을 처음 알았을 때, 남편이 약을 먹었을 때, 그가 신체적으로 어떻게 느꼈었는지, 그의 기분이 어땠었는지.

앞날을 생각해 보면, 지금처럼 상황이 계속 안정되어 있으면 좋겠어요. 그리고 기적을 바라고 싶어요!! 이식 말고 이 복잡한 병을 고칠 수 있는 효과적인 치료방법을요.

어느 골수섬유증 여자 환자 이야기: 2013년 기록지에 서술

심부 정맥 혈전증(deep vein thrombosis)이 생겨 (1999년 12월) 의학적 자문과 생화학적 검사를 받았어요. 그때 혈액질환의 가능성을 확인하기 위해 골수 조직검사도 받았어요. 그리고 다시 정밀검사를 받기 위해 X병원으로 보내졌어요. 거기서 처음에는 혈액학 전문의가 만성 골수증식 질병(chronic myeloproliferative disease)으로 진단

했었어요. 처음 '골수섬유증'이라는 얘기를 들었을 때에는 이 병의 중요성을 깨닫지 못했어요. 후에 센터의 의사들이 모든 것을 알려 주었고 여러 가지를 읽어 보면서 정보를 모아 좀 더 많이 알게 되었어요. 그때 나는 병을 받아들이지 못한 상태였고 이전의 경험들 때문에 스트레스를 많이 받고 있었어요. 그렇지만 가능한 한 지금의 상태를 잘 유지하여 예전과 비슷하게 살아가기 위해서는 의학센터에 의지할 필요가 있다고 생각했어요.

집에서는 비교적 괜찮아서 신체활동 이외의 모든 일들을 정상적으로 하면서 지낼 수 있었어요. 그러나 보통 때보다는 좀 쉽게 피곤해졌어요. 직장에서 업무를 보는 일은 좀 나았어요. 신체활동이 필요하지 않았거든요. 그러나 힘든 일은 할 수 없었어요. 집 밖에 나가면 느릿느릿 걸어 다녔어요.

몸이 피곤해지면 사랑하는 사람들에게 신경질을 부렸어요. 시간이 지나면서 몸이 피곤할 때마다 쉽사리 민감해지곤 했어요. 좀 오래 애를 쓰거나 일을 하면 몸이 쉽게 피곤해지는 것을 느꼈어요.

나는 진단을 받은 센터에서 적절하게 치료받고 있다고 생각했어요.

나는 언제나 같은 센터에 의뢰되었어요. 처음에 거기서 처방해 준 약으로 인해 혈소판 수치가 떨어진 적이 있었지만 그곳이 이 병을 치료하는 전문센터이기 때문이지요. 나에게는 나의 에너지와 노력을 필요로 하는 어린 아들이 하나 있기 때문에 집에 있을 때에는 계속 일을 해야 했어요.

어느 때에는 병 때문에 머지않아 죽게 되는 것이 아닌가 공포스러웠고, 또 다른 시간에는 아직까지 발견되지 않은 새로운 치료를 받고 완치될 수 있었으면 하고 바랐어요.

비장이 점점 커졌고 핏속에 산소와 또 다른 요소들이 부족해져서 쉽게 피로를 느꼈어요.

요즘 내가 점점 더 쉽게 피곤해지는 걸 보니 병이 서서히 진행하는 것으로 보여요. 그러나 병이 얼마나 많이 나빠져서 혈액 생산에 얼마만큼 영향을 미치고 있는지에 대해서는 알 수 없어요.

내 몸은 신체활동의 부족을 그리고 뭘 먹고 편해지고 싶은 심리적 욕구를 반영해요. 점점 더 뚱뚱해지고 다이어트를 하려 하지도 않아요. 내가 만들고 싶은 상태와 비교해서 그리고 10년 전과 비교해서 지금 내 몸이 점점 더 나빠지고 있다고 느껴요. 나이가 좀 더 들었을 때를 생각해야 할 필요가 있다고 느껴요. 병이 지금처럼 천천히 진행한다면 내가 좀 더 품위 있게 살아갈 수 있을 것이라 생각해요.

새로운 치료법이 개발되어서 이 병을 고칠 수 있기를 진정으로 바라고 있어요. 한 달 동안 시도한 X치료는 효과가 없었고 해롭기까지 했어요. 요즘 집에서는 가사도우미의 도움을 받아 꼭 필요한 일을 할 수 있어요. 아들과 가족들을 위해 필요한 일들을 다 해낼 수 있어서 지난 여름에는 휴가도 다녀왔어요. 저녁이 되면 아주 피곤하지만 나 자신을 예전으로 되돌리고 싶어요. 아이들이 책임있게 자신들의 일을 해야 하고 드물지만 내가 필요로 할 때 나를 좀 도와주어야 한다는 사실을 잘 모르기 때문에, 학기 말인 요즘 나는 몸과 마음이 많이 지쳐 있어요.

직장에서는 내가 해야 할 일들을 해내고 있지만, 이제는 정말 더 이상 예전에 했던 것만큼 일을 많이 하고 싶지는 않아요. 아직은 집 밖에서 친구들을 만나고 여가를 즐길 수는 있어요.

앞으로 어떻게 될지 어떤 일이 생길지에 대해서 생각하고 싶지 않아요. 단지 내 아들들이 나에 대해 걱정하지 않기를, 막내가 공부를 잘 마쳐서 더 이상 내가 필요하지 않게 되기를 바랄 뿐이에요.

골수섬유증 여자 환자의 또 다른 이야기: 기록지에 서술

늘 하던 집안일을 하고 있는데 갑자기 명치뼈 가운데와 그 아래가 몹시 아팠어요. 배도 불러와 위염인가 했어요. 일주일이 지나도록 계속 아팠고 나아지지 않았어요. 그래서 친구인 외과의사에게 도움을 청했어요. 혈액검사와 CT검사를 받았지요. 검사결과 혈소판 수치가 높게 나와 의사들이 염증일 거라고 생각했어요.

CT에서 비장이 커진 것을 발견했어요. 의사들은 나를 일단 귀가시켰는데, 몇 일이 지나도 계속 아파하고 괴롭다 하니까, 다시 한 번 더 CT사진을 찍어 보자고 했어요. 그들은 두 번째 CT에서 정맥 혈전을 발견하고 내과 클리닉의 X에게 나를 보냈어요. 거기에서 일주일 동안 입원하면서 위내시경 검사와 골수 검사를 받았어요……

혈액내과에 갔더니 의사들이 골수섬유증과 다른 골수증식 장애에 대해 설명해 주었어요. 내가 골수섬유증을 앓고 있다고 들었을 때 일단 무슨 문제인지 알았다는 생각에 일종의 안도감이 들었어요. 그렇지만 곧바로 화가 났고 내게 생긴 일과 그것이 내 삶에 일으킬 결과에 대한 걱정이 밀려왔어요. 인터넷에서 정보를 찾아보았는데 '최대 18개월 살 수 있고 무기력해진다.' 등 우울한 것뿐이었어요.

딸이 생각났어요. 그 애가 자라는 것을 볼 수 없고 애가 커가는 자리에 있을 수도 없다고 생각하니……!! 더 이상 함께 있을 수 없는 것인가 내가 원하는 것들을 모두 할 수 없는 것인가 생각하니 두려웠어요.

한 달 동안 집에만 있었어요. 그토록 하고 싶던 딸과의 미국여행도 취소해야만 했어요. 전체적으로 내가 난파선처럼 느껴졌어요. 직장에 나가면 어쨌든 마음속을 꽉 채우고 병 이외에 아무 생각도 하지 못하게 했던 부정적인 생각들을 떨쳐 낼 수 있었어요. 몸은 잘 조절되지 않고 있었지만, 나의 몸이 나 자신에게 삶의 무언가를 바꾸라고 이야기하는 듯했고, 실제로 내가 매우 강해졌고 병을 잘 극복해 나가고 있다고 느꼈어요.

병을 진단받았던 센터에서 식견이 있고 훌륭한 기술을 가진 의료진으로부터 사려 깊은 도움을 받고 있다고 생각하고 있었어요. 집에 있을 때 종종 슬퍼지고 좌절감이 들기도 했지만 무언가 유용한 일을 할 수 있다고 생각하며 바쁘게 살아왔어요. 내가 하고 싶은 일을 하지 못할까 두렵기도 했지만 병과 증상들을 이겨 낼 수 있다는 희망이 있었어요. 비장이 커져서 가끔씩 불편하기는 했지만요.

지금 나는 비교적 정상적으로 살아요. 거의 모든 일들을 해낼 수 있어요. 너무 지나치지 않도록 몸에 조금 신경을 쓰면서 살기는 하지만요. 비록 모든 것들이 나를 살아 있게 하는 동시에 나를 힘들게 하고, 이 병이 내 삶의 일부가 되었지만요. 왜 나에게 이런 일이 일어났는지 아직도 잘 모르지만 난 지금 이렇게 살고 있고, 끝내는 치료법을 찾아내서 좋아질 수 있을 거라고 믿어요. 난 결코 포기하지 않을 거예요. 난 가정생활을 즐겨요. 너무 절망이나 우울한 생각에 빠지지 않으려고 주의하고 있어요. 직장에서는 부정적인 생각에서 벗어나 무언가 다른 일에 집중할 수 있어요. 이건 나 자신을 위한 치료지요. 일하지 않고 지내는 나 자신은 상상이 되지 않아요. 앞날에 대해 생각해 보면, 모든 일이 긍정적으로 유지되기를 바라고 있어요. 나밖에 없는 내 딸을 위해 그녀와 함께 있었으면 좋겠어요. 여행하면서 새로운 것들을 배우고 싶어요.

피부과 환자 이야기

2014년부터 만성 두드러기를 앓고 있는 64세 남자 이야기: 인터넷을 통해 수집

나는 마흔살 경부터 루푸스(Systemic Erythematosus Lupus: SLE; *자가면역 질환으로 면역체계의 이상에 의해 신체의 많은 부분, 신장, 관절, 갑상선, 호흡기, 피부 등에 질병을 일으키며 전신홍반성루푸스라고 불림)를 앓고 있었습니다. 지금까지도 내 피부의 적은 햇볕 아래서는 '살 수 없어!'라며 미적으로 심리적으로 나에게 계속 상처를 입힙니다. 나는 오랫동안 그늘만 찾아다니며 살았습니다. 아들과 바다에서 함께 수영하는 즐거움을 포기한 지 오래되었습니다. 등산을 거절해야 했고 정상생활이 불가능했기 때문에 과거부터 늘 해 왔던 일들도 언제부턴가 조절해야만 했습니다. 이 모든 것이 살기 위해서였습니다. 그러나 내 고통을 다른 사람들에게 얘기할 수는 없었습니다. 그들이 이해할 수 없을 거란 사실을 분명하게 알고 있었기 때문입니다. 너무 많은 에피소드들이 있습니다. 나와 가까운 사람들에게는 내가 햇볕을 피하는 것이 언제나 의문부호였습니다. 햇볕에 노출되지 않아야만 상처를 입지 않는다는 것이 나에게는 너무나도 명확한 현실인데도.

나에게 루푸스는 생활에 너무 자주 끼어드는 친구였습니다. 콜레스테롤처럼 지독하게 쫓아다니는. 사이사이에 종종 혹은 가끔씩 피부에 상처는 아니지만 '일시적 홍분'이라고 불리는 '자극 상태'가 생기는데…… 보통은 무언가에 대한 알레르기라고 생각하지만…… 그건 일반 의학의 부정확한 판단입니다.

금년 여름 초까지는 괜찮았었는데, 심하게 스트레스를 받고 어쩔 수 없이 햇볕에 노출된 후에는, 보호요소 50+짜리 썬크림을 바르더라도, 루푸스가 전쟁을 일으켜 두드러기를 만들었습니다. 항히스타민제를 쓰면서 언제나 하던 대로 치료를 했고 집에서 계속 그늘에만 머물렀으며 딱 세 번 중무장을 하고 밖에 나갔던 것 외에는 여름 내내 집에만 있었건만, 루푸스는 무자비하게 활동 범위를 점점 더 넓혀가며 공격해 왔습니다. 얼굴은 물론이고 손등과 팔에도 강한 공격이 시작되었습니다. 보통 루푸스 때문에 생긴 변화는 피부가 빨개졌다가 심하게 화끈거리고 끝내 여러 상처를 일으키는 겁니다. 처음에는 루푸스가 혼자 나를 협박해서 나에게 매우 아프고 화끈거리는 느낌과 햇볕에 탔을 때와 같이 뜨거운 느낌을 주고 특히 팔에 붉은 반점 아니면 홈이나 줄무늬 같은 얼룩표시를 남긴다고 생각했습니다. 얼룩표시는 팔을 비틀었을 때 파자마에 나타나는 모양과 비슷하고 자고 일어났을 때 피부에 아라베스크 무늬가 그려져 있는 모양과도 흡사합니다. 잘 알다시피 그렇게 밤에 생긴 무늬들은 곧 사라지고 무엇보다 해가 없습니다. 그러나 내 아라베스크는 화끈거리고 상처가 흉터로 변할 때 오그라듭니다.

나는 피부과 전문의를 찾아갔고 그는 여러해 동안 잠깐씩 내 루푸스를 돌봐 주었습니다. 한 2분 동안 내 등에 아프지 않게 긁는 것처럼 검사하고 눈검사도 하더니 말했습니다. 루푸스 외에 기분 나쁜 반점인 파트너 하나를 더 갖게 되었다고.

그래요, 제가 어떻게 해야 하나요? 전보다 얼마나 더 많은 위험이…… 확실한 답을 드리기 어렵습니다. 이것이 대답이었지요. 기전이 복잡하지만 상황을 해결하기 위해 면역반응을 조절하는 방법으로 노력해 볼 수 있을 겁니다……. 그러니 보통 루푸스에 쓰는 약들과 항히스타민제…… 지금이 11월인데 나는 여전히 똑같은 약들을 쓰고 있고 쑤시는 증상들은 아직도 완전히 해결되지 않고 있습니다……. 어느 날은 좀 나아졌다가 또 어느 날은 나빠지고…….

반점들 때문에 생기는 통증이나 불편감과 그것들이 어떤 해로운 일이 새롭게 일어날 것을 미리 알려 주는 신호가 아닐까 하는 공포 사이에서 요즘은 확실히 공포가 이깁니다……. 그리고 이것은 곧바로 삶의 질에 영향을 미칩니다……. 유일하게 내게 긍정적인 일은 내가 나의 피부과 전문의를 많이 신뢰하고 있어서 그가 내게 적절한 처치를 해 줄 것이라고 믿는다는 사실입니다…….

루푸스가 오랫동안 반점들 이어서 콜레스테롤 그리고 그다음에 다른 문제들을 일으키면서, 노인들이 쇠약해져서 항상 애처롭게 울듯이 말을 하는 것을 그리고 어려서 내가 들었던 말들을 이해하기 시작했습니다……. 그들은 말했습니다. 인생이란 돌고 돌아 결국 제자리에 다시 되돌아오게 되는 한 바퀴이라고……. 글쎄요, 난 알았었지만 별 생각이 없었습니다……. 새롭게 깨달은 일은, 내가 약간의 슬픔 속에서 살아가고 있고 생각하고 있다는 것…….

건선을 앓고 있는 여자 이야기: 기록지에서 수집

"함께. 나의 건선과 나"

정확히 언제 시작했는지 그건 잘 모르겠어요. 아마 대학교 첫 학기, 아니면 처음 일을 시작했을 때. 많은 사람들은 그것이 마음(Psyche)에 달려 있다고 해요. 의식과 무의식을 모두 담고 있는 이 크고 알 수 없는 그릇, 감정, 과정, 카탈로그, 망각 등을 모두 담고 있는 상자…… 그리고 모르는 사이에 청구서를 직접 채무자에게 보내요. 내용은 다양한 형태를 띠고 있어요. 불안, 우울, 고통스런 생활, 다양한 형태의 치료 가능한 질병들, 치료할 수 없는 수많은 일들. 내 경우에는 아마도 무의식씨가 건선(Psoriasis; *피부에 다양한 영향을 주는 자가면역질환)을 데려왔던 것 같아요. 조심스럽고 소심하게 시작해서 점점 더 용감해지더니 결국에는 대놓고…….

그리고 스토리가 시작돼요. 나는 힘든 경험을 꺼내고 싶지 않아요. 내 생각에 나는 실망의 시간이 지난 후에 이 낯선 여행자를 받아들이기로 했던 것 같아요. 모든 것을 함께 나누는 일은 정말이지 쉽지 않았어요. 이 병은, 수다스럽게 말하면, 나서길 좋아하는 노출광이지요. 그녀, 그 병은 사람들을 좋아하지 않아요. 그래서 사람들도 그녀를 좋아하지 않아요. 그녀는 사람이 많이 모이는 곳을 피해요. 가끔은 사람들이 많지 않은 곳도 피해요. 그녀는 주의를 끌고 싶어 해요. 그렇지 못하면, 부풀어 오르고 옮겨 다니며 변신을 해요. 사람들에겐 폭탄이죠. 그녀는 변덕스럽고, 자신이 조종하길 원해요……. 여기에 타협은 없어요. 더군다나 강한 인물들이 언제나 그렇듯이 모든 것을 지배하려 해요. 잠잠해질 때에도, 휴전이 오나 하는 생각이 드는 짧은 기간이 있지요. 그러다가 곧바로…… 갑자기 그녀는 반란을 일으키며 온 힘을 다해 자신을 드러내고야 말지요. 때때로 매혹적인 모습을 보이지만…… 항상 점점 더 심해지곤 하지요……. 상당히 좋을 때도 있어요. 그래서 안아 주고 상도 주고 내 세계 안에 가둬 두고 있기도 하지요. 그런데 그녀는…….

…… 피부가 더 민감해지고 더 떨리고 더 잘 반응하는 성질을 띠게 되지요. 요구서는 보통 수줍은 가려움증 형태로 와요. '아무 요구도 없는 것처럼' 순진한 솟아오름으로 불리기도 하지요. 아니에요!!! 그건 재앙의 시작이에요. 긁기 시작하고, 긁고, 또 긁고, 나가떨어질 때까지 긁어요. 끝내 '긁지 않고는 배길 수 없는 상태'가 되어 버리고 말지요. 바에 앉아 있나요? 좀 어려운 모임에 가 있나요? 불안감이 좀 있고요? 그럼 이제, 그의 충실한 종업원 가려움증이 시작되지요. 그는 어디를 건드려 당신에게 어떻게 갚아 주어야 할지 잘 알고 있지요……. 정말로 즐겁고 귀중한 순간에. 즐거운 일 모두가 그렇듯이 이것 역시 고통을 가져다주지요. "아가씨, 권하건 대 절대로 긁지 마세요." "가만히 조용하게 그냥 놔둬요." "그럼 점점 나아질 거예요." 그리고 이런 참혹한 일이 여기저기에서 나타나기 시작하면서 그 위에 있는 감정상자가 보이기 시작해요: "그런데 우리가 너무 지나친 것은 아닌가? 오케이 만족해. 그러나 살점이 다 벗겨져 버릴 때까지……" 그리고 정말 믿을 수 없는 일이!! "신호를 보내 도와줄 누군가를 만나!" "누구? 저기 있는 저 융통성 없

는 놈? 그녀가 누구의 말도 듣지 않는다는 사실은 초등학교 때부터 배우지 않았니?……" "이리 와 봐, 마지막으로 한번 더 싸워 보자. 만약에 아무 일도 일어나지 않는다면, 네가 옳은 게 확인되는 것이고…… 그럼 우린 사라져 준다."

그렇게 한동안 셀 수 없이 당혹스런 상황과 안쓰러운 도피생활('난 바다가 싫어' 하면서 1년 내내 몰디브에 가게 되는)이 반복된 후에, 애처로운 서커스('난 긴 드레스만 입을 거야'라고 하면서 구멍이 나서 나체나 다름없는 바지만 입게 되는)로 변해 버려요. 그러고 나서, 드디어 **중대 결심**을 하게 되었지요. "의사 선생님, 저는…… 저를 기억하시나요?…… 몇 년 전 그 건선 환자요? 기억 안나세요? 사실, 몇 년 되었어요…… 일 년 이상인가??…… 어떻게 하다 보니 시간이 흘러서, 예, 예약을 하고 싶어서요……. 급하냐고요? 아니, 뭐, 제 생각에 그건 아니고요. 선생님께서 해 주시면…… 저는 좋지요…… 곧바로 보는 게 낫다고요? 내일 15:00요?…… 그리고…… 완벽해요."

IIIIIIIIIIIII
안과 환자 이야기

노인성 황반변성을 앓고 있는 남자 이야기: 2014년 센터에서 구두 인터뷰로 남김

나는 53년간 엔지니어로 일해 왔습니다. 그림도 잘 그렸습니다. 다른 사람들보다 시력도 좋았습니다. 미친 듯이 하루에 10~11시간씩 정말로 정말로 열심히 일했습니다. 5~6년 전까지 개인사무실도 있었습니다. 지금은 지인들 일만 해 줍니다. 아직까지 내 일을 하고 있고 일하는 것이 매우 즐겁습니다. 일을 사랑하는 것은 중요합니다. 그래서 나는 언제나 내 일을 즐기면서 합니다. 평가, 전문분야, 건설, 디자인, 발명 등. 나는 그림, 스케치를 좋아합니다. 그런데 지금은 무엇보다 컴퓨터 팬이 되었습니다. 거기에는 적어도 내 노력 이상의 무엇이 있습니다. 과학기술은 새로운 것이지만 좀 더 다루기 쉽습니다⋯⋯. 이제는 셈을 할 때 조심해야 합니다. 하나를 헷갈리면 모든 것이 엉망이 됩니다.

13년 전, 내 눈에 문제가 있음을 알아차렸습니다. 유원지에서 내가 좋아하는 다트를 하려고 했는데 갑자기 표적을 볼 수 없었습니다. 그 다음에는 도로의 차선들이 흔들리는 것이었습니다. 의사를 찾아갔지만 확실하게 말해 주지 않았습니다.

그래서 프랑스에 있는 다른 의사에게 갔습니다. 그리고 다시 또 다른 의사한테로. 엎친 데 덮친 격으로 눈이 점점 건조해졌습니다. 의사는 나를 백내장 외과로 보냈습니다. 지금 되돌아보면 전혀 쓸데없는 일이었습니다만. 그 다음에 또 다른 의사에게 보내졌는데 그는 주사를 맞아야 한다고 말해 주었습니다. 그래서, 산 마르티노로 가서 3+1 코스의 주사치료를 받았습니다.

지금 나는 읽기 힘들게 되었지만 열심히 싸워 나가고 있습니다. 나는 읽는 것을 좋아합니다. 렌즈가 달린 헬멧을 씁니다. 아마 확대경이라고 불리지요. 그리고 오디오 북을 사용합니다. 오디오 북은 잠자리에서도 들을 수 있어 참 좋습니다. 문제는 전문서적입니다. 기하학적 도형들을 볼 수가 없으니까요.

좀 더 괴로운 제약은 자동차입니다. 자동차를 운전할 수 없게 된지 2년이 넘었지만 운전할 수 있는 것처럼 자동차를 정돈해 두었습니다. 다른 사람의 생활에 위험을 주고 싶지 않습니다. 그래서 버스 패스를 구입했고 여기 이 마을 안에서는 다니는 데 지장이 없습니다. 일단 자신에 대한 가엾은 감정을 느끼기 시작하면 끝입니다. 언젠가 나는 기차를 타고 파리에 살고 있는 아들한테 가야만 했었는데 그만 잘못해서 토리노행 기차를 탔었습니다. 비행기는 타기 어렵습니다. 어디로 가는지 알아볼 수 없기 때문입니다. 애들은 모두 떠나갔습니다. 하나는 파리에 다른 애는 싱가포르에 있습니다.

엉덩이에 관절염도 있습니다. 이것이 가장 불편합니다. 이 문제도 잘 관리하고 있습니다. 수영, 나는 수영을 좋아합니다. 그 밖에도 다른 방법들이 있습니다. 요즘은 소변을 볼 때 좀 더 구부리는 등 주의를 기울입니다. 상상력을 동원해 봅니다. 나는 누구와 만나는 것을 전혀 싫어하지 않습니다.

노인성 황반변성을 앓고 있는 여자 이야기: 2014년 센터에서 구두 인터뷰로 남김

나는 정상적으로 살아왔고, 가정주부였고, 형제자매들과 집에서 살 때는 함께 파킨슨병을 앓고 계신 어머니를 돌보았지요. 음악을 좋아했고 소녀처럼 피아노를 쳤어요. 그런데 결혼 후에는…… 결혼하지 말아야 할 팔자였어요!!! 그러나 그때 노처녀 딱지가 붙어서 그럴 수 없었어요. 하지만 다시 그때로 돌아간다면 절대 결혼하지 않을 거예요. 내 꿈은 원래 아프리카에서 수녀가 되는 것이었어요.

나는 어렸을 때부터 이미 근시였어요. 흑판을 제대로 볼 수 없을 정도였지요······. 그때 선생님이 엄마를 불러, 내가 숫자를 보지 못한다고 말했어요. 그때부터 나의 시련은 시작되었던 것 같아요. 나는 안경을 끼어야만 했고 그때 벌써 차별대우를 받았어요. 금빛 눈혹은 비슷한 별명으로 놀림을 받았어요. 그리고 18~20세가 되어서 딱딱한 렌즈를 꼈지만 여전히 근시었어요. 그때 렌즈 때문에 항상 눈에 문제가 있어 불편했고, 결막염 등······ 난 정말 눈에 관한 일을 까먹을 수가 없어요!!! 그러고 나서 20년 후에 렌즈를 그만두고 안경으로 돌아왔어요. 최근까지 12년간은 모든 것이 정상이었어요. 그런데 최근에 혈압이 오르고 안압도 상승했는데 조절이 잘되지 않았어요. 7월쯤 언젠가 이상한 얼굴, 못생긴 얼굴이 보이기 시작했어요. 나는 세 차례 주사를 맞았고 지금은 망막이 잘 조절되고 있어요. 내게는 지금 얼룩이 보여요. 가장자리는 보이는데 가운데는 안 보여요. 예전부터 나는 안과의사를 찾아가 눈약을 처방 받아 왔고, 7월부터는 지금까지 계속해서 여기에 와서 망막에 대한 압력을 체크하고 있어요.

사정이 나빠졌어요. 내가 잘 볼 수 없으니까요. 좋은 눈이 근시라서 잘 볼 수가 없어요. 기차를 타야 할 경우 놓치기 일쑤고, 비행기는 더 어려워요. 많은 것들을 포기해야 했어요. 지금은 좋은 눈을 잘 보이게 하려고 렌즈를 바꿔야 해요. 마지막으로 병원에 갔을 때 의사들이 나의 좋은 눈은 아직 살아있다고 했어요······. 무언가 할 수 있을 것 같아요······. 지금은 읽는 것이 문제예요. 안경도······ 어떻게 해야 할지 모르겠어요!!!

주사치료 후에 얼룩이 좀 밝아졌는데 약간 흐릿해졌어요. 하루 종일 안개가 낀 것처럼 보여요. 이제 좋은 눈으로만 봐야 해요. 이

것 마저 잃으면…… 맹인!!! 누가 알겠어요? 이제 나는 몸의 압력에 따라 달라질 수 있는 눈의 압력을 이해해야 할 거예요.

우리 몸의 모든 것은 다 중요하지요. 그러나 볼 수 있는 것은 대단한 일이에요. 좋은 일은, 내가 걱정을 좀 털어내는 성격이라는 것이지요. 너무 무겁게 생각하지 않으려 해요. 만약 컴퓨터가 없었다면 혹은 텔레비전 키가 완전히 부서졌다면…… 정말 끔찍해요!!! 지금까지 내 인생엔 제약이 많았어요. 물론 나이도……. 그러나 나는 잘 살아요. 성격상 사람들을 내 옆에 두지 않아요. 혼자 살아요. 여동생이 나하고 함께 지내고 싶다 해도 나는 그러고 싶지 않아요. 내가 지나치게 독립적인 게 맞지요?

‖‖‖‖‖‖‖‖‖‖‖
주산기 중환자 이야기

어느 조산아의 엄마 이야기: 2015년 인터넷에 기록

임신기간 동안은 아주 정상적이었어요……. 처음에는 좋았지요. 그런데, 22주쯤에 뭔가 조금 흘러나와 걱정을 했어요. 급히 병원에 가니 감염이 진행되고 있다고 해서 입원했어요. 나는 아기를 잃을 것 같았어요. 벌써 3cm나 열렸어요. 금방이라도 분만을 해서 아기를 잃을 것 같았어요. 그런데 반대로 모든 것이 그대로 멈추고 4주일을 더 유지했어요. 아픈 가운데 보낸 대단한 4주일, 아기가 언제든지 나올 수 있다는 공포 속에서 지냈어요.

너무 서둘러 입원해서 생각할 겨를도 없었어요. 이제 겨우 3년

6개월짜리 큰애가 남편과 함께 집에 있는데 내가 병원 침대에 누워 있어야 한다는 사실이 걱정이었어요. 남편은 그때 일이 생겨 다른 도시에서 일하고 있었기 때문에 애를 잘 돌봐 줄 수 없었어요.

그때 나는 정말로 좋은 의사들을 여러 명 만났던 것 같아요. 부인과 의사를 포함해서 몇몇 의사는 좀 아니었지만. 많은 경우 아무도 무슨 얘기를 해야 할지 몰라 했어요. 그리고 이 상태가 얼마나 유지될지에 대해 아무도 예측할 수 없었어요.

무언가 기대했던 대로 가고 있지 않다는 징후를 처음 느꼈을 때 부인과 응급실로 달려갔어요. 그리곤 즉시 입원했죠. 큰애에게 몇 시간 내로 돌아오겠노라 얘기해 놓고 애를 집에 남겨 둔 채 병원에 왔었는데…… 그렇게 하지 못했죠.

내가 신생아센터에 도착했을 때 의사들은 나를 분만실로 데려갔어요. 거기서 여러 시간을 보냈죠. 아기를 잃을 것 같았어요. 그때 22주밖에 안 되었거든요. 그들은 내게 말했어요. 길어야 24시간 혹은 48시간 내에 분만할 것 같다고요. 그런데 다행히도 그들의 예측은 빗나갔어요…….

그 순간 내 기분은…… 가능한 한 빨리 이 모든 것을 끝내고 싶었어요. 만약 22주짜리 태아를 분만해야 한다면, 나는 가능한 한 빨리 끝내고 집에서 나를 기다리고 있는 큰애한테로 돌아가고 싶었어요. 다른 엄마들이 출산하는 소리와 갓 태어난 아이의 울음소리를 들었어요. 악몽 속에 있는 것 같았어요. 내가 아이의 죽는 모습을 보고 싶어 하는지 그렇지 않은지에 대해 생각했어요. 끔찍한 일이었어요…….

실제로는 4주일을 더 끌어서 아이를 살릴 수 있었어요. 어느 날 갑자기 진통이 시작되어 **양수가 터졌어요**. 더 이상 망설일 이유가 없었어요. 더 이상 기다릴 수 없었어요. 분만실로 달려가 제왕절개를 했어요. 그때 정신이 맑았고 침착했어요. 빨리 신생아 전문의를 불러 달라고 계속해서 의사에게 말했어요. 남편은 또 한 명의 우리 아이를 생각해 정신을 차리기 위해 강해지고 낙천적으로 생각하려고 애쓰고 있었어요. 부모님들은 초췌한 모습으로 공포에 떨고 계셨지요. 우리 모두는 서로서로 의지하고 있었지요.

나는 M병원에서 여러 간호사와 신생아 전문의들을 만났어요. 그들은 수 개월의 긴 시간 동안 언제나 나에게 큰 의지가 되었어요. 모든 것들을 그들에게 물어봤지요. 그들은 언제나 환상적이었어요. 처음에는 아이를 보러 가는 일이 두려웠어요. 그런데 그를 보는 순간 아기가 정말 작지만 아주 완벽하다고 생각했어요……. 내가 강해지는 것을 느꼈어요. 그리고 생각했어요. "난 무슨 일이 있어도 여기에서 너를 데리고 나가고 말 거야." 나는 초유를 주사기로 빨아들여 급식관속으로 넣어 주었어요. 좋았어요. 아이를 위해 무언가 확실하게 해 주는 느낌이었어요.

아이를 돌봐 준 멋진 의료진들을 표현할 적당한 단어가 없네요. 의학적인 관점에서 아주 전문적이었고 또한 뛰어나게 인간적이기까지 했어요. 그토록 끔찍했던 몇 달을 그들이 아주 특별한 인생 경험으로 만들어 주었어요. 거기서는 치료에 대해 매일매일 설명해 주었기 때문에, 우리는 참고 기다리는 것의 중요성을 깨닫게 되었어요.

오전에는 집에서 정상적으로 아이와 지내고, 오후에 병원으로 가서 매일 마르수피아(marsupia) 돌봄을 하며 지내려고 노력했어요. 나는 강하고 에너지가 충만하다고 느꼈어요. M병원까지 자전 거를 타고 다녔어요. 3~4시간마다 짜 두었던 모유병들을 가지고. 한 번도 거르지 않았어요.

그래요. 그건 특히 큰애한테 고된 일이었어요. 여러 사람들이 도 와주려고 애썼고 모두 다 바쁘게 지냈어요. 큰애를 데려가 중환자 실에 있는 작은 동생을 보여 주는 일이 나에게는 매우 중요했어요. 그 일은 무슨 일이 일어나고 있는지를 파악하게 하는 데 도움이 되 었어요. 그러나 사실 큰애는 깊은 인상을 받지는 못했어요. 단지 동생이 조그맣고 예쁜 손을 가지고 있었다는 것만을 아직까지 기 억해요.

우리 생활은 완전히 바뀌었어요. 아기가 태어난 지 한 달 반 만에 예민한 소장 수술을 받았어요. 그걸 제대로 만들지 못하고 태어났 던 것 같아요. 우리는 무슨 일이든 다 할 준비가 되어 있었어요. 그 런데…… 긍정적인 면이 있다면, 의사들 그리고 간호사들과의 관 계, 덧붙여 신생아 중환자실의 다른 엄마들과의 *끈끈한* 우정이었 어요. 참 독특한 결속과 공모관계였지요.

그곳에서 얼마 동안 지낸 후 집에 왔을 때 느꼈어요. 내가 마르수 피아 치료를 하던 돌아갈 수 없는 그 순간을 사랑하고 있구나 하고.

퇴원 전에 의사들이 내게 아이의 검사를 위해 병원에 정기적으 로 와야 한다고 말해 주었어요. 우리는 호흡모니터를 가지고 집에 왔어요……. 그때 그 불안!!! 나는 무언가 잃어버린 느낌이었어요. 내가 그곳에서 나오기를 그렇게 바랐었는데 정작 집에 오니 불안 해지기 시작하는 거예요. 이제 더 이상 병원같은 데서 보호를 받을 수 없었기 때문이지요.

우리는 12월 23일에 병원에서 나왔어요. 정말 아름다운 날. 비록 무슨 일이 일어날까 겁이 많이 나기는 했지만…….

병원의 관리, 그 당시 내 아들을 돌봐 주던 치료 그리고 소아과 의사…… 처음에는 계속 병원에 있을 것 같았어요. 그것이 나를 짓눌렀지요. 무슨 일이 잘못될까 걱정되었기 때문에…… 그러고는 관리가 점점 줄어들었지요. 물론 우리 소아과 의사들도 늘 훌륭하고 능력이 있으며 친절했지요.

남편 그리고 가족들과 함께 정상적인 생활로 돌아가려고 노력했지만 처음에는 그게 그렇게 쉽지 않았어요. 날이 갈수록 아드레날린이 거의 바닥까지 고갈되어 갔어요.

일을 다시 시작하는 것…… 아, 내겐 일이 있었어요. 나는 행운아라고 생각해요. 서두르지 않고 조금씩 일을 시작했어요. 아이들을 남에게 맡기는 것이 쉬운 일이 아니었으니까요…….

요즘 내 아들이요? …… 그가 우리에게 제일 큰 즐거움이에요. 그 애는 잘 지내고 있고 어떤 후유증도 남아 있지 않아요. 26주에 태어나 830g밖에 되지 않던 미숙아가 이렇게 되리라고 아무도 상상할 수 없었을 거예요. 아침에 그 애를 보면 죄의식을 느껴요. 나는 이런 기회를 얻을 자격이 없어요. 어쩌다 고맙게도 그냥 얻은 거예요. 나와 함께 있던 그 엄마들도 모두 나처럼 건강하고 똑똑하고 귀여운 아이들을 키우고 있기를 바라요.

이제까지 아이는 계속 정기검사를 받고 있지만 모든 것이 정상이에요. 어느 누구든지 그럴 수 있을 정도로만 아파요. 애가 이제 막 유치원에 들어갔는데 문제는 없어요.

내가 두 번째 임신을 했을 때, 자연분만을 할 수 없었고 모유수유

를 하지 못했던 것, 그래서 정상적인 임신이 아니었던 것이 아직도
화가 나요. 남편은 펄쩍 뛰지만 나는 아이를 또 하나 낳고 싶어요.
그러나 나는 이미 많은 것을 얻었어요. 인생이 풍부해졌고, 성장해
서 더욱 성숙해졌어요. 지금 나는 행복해요. 인생에서 무엇이 중요
하고 무엇이 중요하지 않은지를 배웠어요. 우리 아이는 잘 자라고
있어요. 그건 내게 작은 기적이지요.

어느 조산아의 엄마 이야기: 2015년 인터넷에 기록

내 임신기간은⋯⋯ 내가 생각했던 것과 완전히 달랐어요⋯⋯.
나는 계속 잠만 잤어요⋯⋯. 밤낮을 가리지 않고 정말 오랫동안 잠
을 잤어요. 쉽게 피곤했고 미치도록 배가 고팠어요. 기분도 왔다
갔다 했고요⋯⋯. 임신 전에 나는 50kg에 162cm였어요⋯⋯. 그
때는 정기적으로 에어로빅을 했어요⋯⋯. 수영, 사이클 그리고 오
래 걷기도 좋아했어요. 그리고 잠도 밤에만 조금 잤어요⋯⋯.
그런데 임신이 모두 다 바꿔 놓았어요. 그 많은 즐거움까지. 체중
이 정말 빠르게 늘었어요⋯⋯. 첫 번째 달에 벌써 3kg⋯⋯ 30주에
17kg⋯⋯ 그때 자간전증(Preeclampsia; *임신중독의 일종으로, 고혈압, 단
백뇨 등의 징후가 나타나며, 보통 임신 20주 후에 발생함) 때문에 응급 제왕
절개로 출산을 했어요.

임신했을 때 나는 항상 무언가를 하려고(산책이라도) 노력했지만
결과적으로 잘 하지 못했던 거예요. 오후에 계속 잠만 자지 않았었
다면⋯⋯. 심한 두통이 있었어요.

한 달에 한 번씩 부인과 전문의를 만났어요⋯⋯. 그는 초음파검

사를 했어요. 처음 세 번은 부인과 안에서 자체적으로. 그리고 어떤 지침을 주거나 다가올 위험에 대해 설명해 주지 않으면서 몇 번 나를 꾸짖었어요. 임신 전에 혈압을 재 보았지만 높지 않았어요. 그런데 두 번째 방문 때 벌써 조금 높아졌어요……. 그러나 의사는 정상으로 판단했어요……. 나중에 가서야 저염식을 하라고 말해 주었어요……. 그리고 내 발목이 부어 오른 후에야 비로소 소변에서 단백질 배설량을 검사해 보자고 했어요……. 그때 나는 벌써 6개월 반이나 되었어요. 단백뇨는 점점 더 심해졌고 고혈압까지. 그는 마침내 입원하라고 했어요.

임신중독에 대해 내가 알아낸 것은 모두 책에서 였지요……. 아무 설명도 듣지 못했었으니까요……. 지금도 왜 그랬는지 이해하기가 어려워요……. 아마도 놀라지 말라고 그랬겠지요……. 하지만 내가 기록을 하고 있지 않았다면, 무슨 일이 일어나고 있는지 전혀 모른채 병원에 갔을 거예요. 나는 내 또래 여자가 자간전증을 앓은 후 미숙아를 낳아 키우고 있다는 기사를 읽었어요……. 예전에는 들어보지도 못한 얘기라서 눈물이 왈칵 쏟아졌어요……. 미숙아에 대해 아는 것도 전혀 없었어요.

난 병원에서 아이를 낳았어요……. 그 과정은 불결했고 조직적이지 않았고 매끄럽지 못했어요. 그렇지만 신생아 중환자실은 잘 가동되고 있었어요. 이에 대해서는 오래오래 감사해할 거예요!!!

입원한 지 일주일이 지나서 내 상태가 나빠졌어요……. 콩팥이 계속 나빠져서 24시간을 버티기 어렵겠다고 신장 전문의가 말했어요……. 그는 내가 불안해할까 봐 무슨 일이 일어나고 있는지 더 이상 알려 주지 않았어요……. 우리 가족에게는 더욱 압박이 되었고, 그래서 우리는 즉시 제왕절개를 하기로 결정했어요……. 그 당시 내게 동의서에 사인하라고 말했던 부인과 의사의 말을 절대 잊을 수 없을 거예요……. 그의 말보다 내 마음을 더 아프게 한 것은, 그가 얘기하던 말투와 초연함이었어요. "환자분, 이 종이에 사인하십시오……. 당신의 딸은 거의 확실히 죽을 겁니다. 우리는 최소한 당신을 살리려고 노력할 겁니다." 그 말을 듣고 나는 둑이 무너진 것처럼 계속해서 울었어요……. 그런데 그가 다시 말하는 거예요. "환자분, 제 얘기를 잘 들었습니까? 내 말을 잘 이해하신 겁니까?" 그때 그 방에 함께 있던 다른 부인과 의사가 가로막으며 그에게 말했어요. "안정할 시간을 좀 줍시다." 내가 너무 긴장하고 예민해져서 수술방으로 왔기때문에 꼭 사과를 자르는 것 같았다고 직원이 말했어요! 그때, 지금까지 내가 들어본 것들 중 가장 달콤한 소리…… 우리 아이…… 작은 신음소리…… 그렇지만 내게는 그것으로 충분했어요……. 딸이 살았어요……. 난 그 아이를 보았어요……. 소아과 의사들이 아이를 재빠르게 데려갔어요……. 나는 아이 소식을 남편한테서 들었어요……. 소아과 의사들은 남편과 얘기했거든요……. 난 딸아이가 튼튼하지 않다고 전해 들었어요……. 기도에 관을 넣었다고도 들었어요……. 다음날 아기 병상에서 딸아이를 보았어요……. 3일 후에 휠체어를 타고 다시 그 애를 만나러 갔어요. 나와 남편 그리고 작은 인큐베이터 안에 우리 아이가 있었어요……. 우리 말고는 비상벨이 울리지 않는지 살펴보는 보조원 한 사람뿐이었어요.

이렇게 무력한…… 말도 안 되는…… 슬프고 슬픈…… 끝도 없는 그런 느낌!!!! 여러 날 동안 나는 무엇이 잘못되었는지 걱정했었지요……. 만질 수도 없는…… 깊은 아픔…… 심장이 찢어지는 것 같았어요. 내 딸이 그렇게 작고…… 무력하고…… 아프고…… 아무 것도 할 수 없는 것을 보고도 나는 그 아이와 함께 아파하는 것 이외에 할 수 있는 것이 없었어요. 나는 지금도 아이와의 첫 번째 접촉…… 처음 목욕시키던 일…… 나와 같은 처지에 있는 사람들이라면 누구나 해 보았을 그런 것들이 그립습니다. 탯줄까지도…… 나는 그것이 떨어질 때 거기에 있지 않았으니까요. 나는 새로운 미지의 행성에서 살고 있는 것 같았어요. 소리…… 냄새…… 기계…… 모두 예전에 전혀 겪어 본 적이 없던 것 같은. 나는 비상벨 소리가 났을 때 그때 그 불안을 똑똑히 기억해요……. 무서웠어요. 그 밤에 꾸었던 꿈도 생생해요……. 방망이질 치는 맥박소리를 들으며 벌떡 일어났었지요. 아이 없이 혼자 집으로 갔어요……. 이런 일을 어떻게 설명해요……. 아무도 못 해요……. 겪어 보지 않으면 아무도 이해할 수 없어요…….

고등학교 시절 때부터 나는 딸을 어떻게 부를지 알고 있었지요……. 철학을 좋아했어요……. 소피아…… 그리스어로 소피아가 내 이름인 쏘냐(러시아어)와 같다는 걸 알고 난 이 이름을 사랑하게 되었어요……. 우리 소피아는 30주에 태어났어요……. 1,135g, 42cm로…… 그래도 눈…… 뼈 그리고 피부 모두 완벽해요!!!! 입원해서 제왕절개를 하기 전에 의사들이 두 차례 B주사를 내게 놓았기 때문에 딸아이는 얼마 동안 기도에 관을 넣고 지내야 했었어요……. 그리고도 가끔씩 산소가 필요했었어요. 처음 2주일 이상은 정맥주사로 영양을 공급받아야 했어요.

남편은 빠르게 긍정적인 모습으로 변했어요……. 나와 함께 있

을 때엔 언제나 강하고 밝은 표정을 지었어요……. 아이가 인큐베
이터 안에 있을 때조차도 딸을 사랑하는 여느 아버지와 똑같이 말
하고 농담을 건넸어요……. 그는 내 눈물을 닦아 주었고…… 나를
강하게 만들어 주었어요……. 모든 일에 있어서 나를 지지하고 도
와주었어요……. 특히 아이에게 젖을 먹일 때…… 그는 채유펌프
를 가지고 방에서 내 옆에 꼭 붙어 있었어요……. 그리고 언제나 나
를 웃게 하려고 노력했어요!!! 하지만 나는 그 역시 아프다는 것을
그리고 공포가 그를 휩쓸고 있다는 것을 알고 있었어요……. 가족
들…… 할머니, 할아버지 그리고 삼촌들도 매일 병원에 찾아와 소
피아가 커가는 것을 유리창 너머로 바라보셨어요……. 눈물……
미소…… 강한 감정들이 유리창 너머로 보였어요……. 그리고 무
력하다는 감정 역시 더욱더 커져갔어요…….

　신생아 중환자실에서 내가 어느 누구에게서도 받아 보지 못한
공감을 나에게 보여 주셨던 소아과 의사 한 분이 계셨어요……. 그
분은 나에게만 그랬던 것이 아니고 그 당시 중환자실에 들렀던 수
많은 친척들에게도 똑같이 그러셨어요. 그때 그리고 지금도 이 중
환자실의 큰 문제들 중 하나는…… 이 센터에서 일하는 소아과 의
사들(간호사들도 마찬가지지만)이 미숙아 부모들이 가지고 있는 수
많은 의문점들에 대해 같은 답을 가지고 있지 않다는 사실이에
요……. 내가 생각하기에 그 차이는 매우 컸어요. 어떤 의사는 이
렇게 말하고 또 다른 의사는 반대로 얘기했어요……. 이렇게 되면
불안하고 혼란스러워져요. 최소한 내 경우에는 그랬어요. 다행스
럽게도 소피아에게 특별한 치료가 필요하지는 않았어요……. 감염
도 없었고요……. 단지 체중을 늘리고…… 빼는 법을 배우면 되었

어요.

　중환자실에 온 지 2주째부터 조금씩 나아지기 시작했어요. 그때 딸아이가 드디어 젖을 빨아 먹기 시작했어요(다시 주체할 수 없는 눈물이…… 그러나 이번에는 기쁨의 눈물!!!)……. 또 아이가 인큐베이터에서 따뜻한 방으로 옮겨졌어요. 그렇게 되니까 내게도 모든 것이 좀 더 '정상'으로 보였어요. 이제 내 생활도 갖게 되었고요……. 나는 아침에 일어나 준비하고 딸아이에게 갔어요……. 면회 시작은 9시부터예요…… 하지만 가끔 다른 아이에게 문제가 생기면 조금 늦어지기도 해요……. 나는 거기에 있다가 12시 30분경에 집으로 와요. 그리고 다시 병원에 가서 15시부터 21시까지 있었어요. 그때는 중환자실 밖에 있어도 돼요. 이런 생활에 익숙해져서…… 소피아를 집으로 데려왔을 때…… 겁이 나기 시작했어요……. 주위에 의사도 없고 장비도 없는데 이렇게 조그맣고 정상적이지 않은 미숙아에게 정상적으로 엄마 노릇을 할 수 있을까 하는 두려움!!!

　소피아와 집에서 1주일을 함께 지내고 나서 남편은 다시 출근했어요……. 우리는 오후에 병원에서 만났어요. 다른 가족들과도 항상 병원에서 만났어요……. 아니면, 점심때나 저녁때 전화로 안부를 물었어요……. 가족들이 우리를 집으로 초대하곤 했지만…… 우리는 초대를 모두 사양했어요……. 부활절 저녁 초대에 딱 한 번 갔었는데…… 딸아이 없이 그들과 함께 지내는 것이…… 불편해서 견디기 힘들더라고요.

　퇴원하기 전에 의사가 사람들과의 접촉을 피하라고 말해 주었어요. 소피아가 아직 너무 미숙해서 허약하기 때문이라고…… 4월 5일 퇴원할 때 1,650g. 6월 22일에 가까운 가족들에게 문을 열어 줄

때까지 나는 혼자 갇혀 있었어요······. 다른 사람들은 7월 말이 되어서야 우리 딸아이를 볼 수 있었어요. 딸아이를 따뜻하게 해 주고 소음이나 밝은 빛도 차단했어요······. 파우치(Pouch) 요법도 열심히 했어요······. 그 덕분에 성장측정과 눈검사를 위해 병원에 갈 일정이 생겼어요······. 아, 그리고 또 겨울에는 딸아이에게 예방접종을 해야 했어요. 의사들이 드디어 그 고약한 비상벨과 연결된 줄을 딸아이의 다리에서 떼어 내던 순간을 누가 잊을 수 있겠어요? 그때 내가 딸아이를 들어 올렸을 때, 그 복잡하던 줄······ 기계······ 그리고 듣기 싫던 소리들이 하나도 없고, 나와 딸아이 이외에 아무것도 없고······ 엄마와 딸만이······ 거기에 있었어요!!! 감동의 회오리······ 해방······ 기쁨 그러나 불안도······ 불안감······ 지금까지 언제나 그랬었기 때문에······ 긍정적인 감정과 부정적인 감정이 뒤섞여 있었어요.

처음 며칠 동안, 아니 처음 몇 달 동안은······ 정말 힘들었어요······. 남편과 나는 당번을 정해 각각 세 시간씩 잠을 잤어요······. 우리는 절대 아이에게서 눈을 떼지 않았어요······. 우리는 아이가 우유를 토하다 숨이 막힐까 걱정이 되어서 불을 끄지도 않았어요······. 낮에 집에는 나 혼자 있어서······ 공황상태였어요. 그렇게 지낸 후에, 해냈다는 기쁨과 함께 평온이 찾아왔어요. 딸아이를 쳐다보며 생각했어요. 이렇게 조그맣지만 너는 정말 강하구나!!!

처음 목욕시킬 때······ 겁이 났어요······. 그렇지만 얼마나 잘 해냈는지······ 딸아이를 내 손에 받쳐 따뜻한 물 속에 넣었어요. 그리고 즐거운 노래를 흥얼거리며 수건으로 감싸 주었어요······. 정말 잊을 수가 없어요!!! 비타민과 다른 약들도 일주일 단위로 보관함에 잘 정리해 두었다가 제시간에 먹였어요……. 의문이 생기거나 걱정이 되면…… 항상 예전부터 잘 알고 있던 소아과 의사를 찾아갔어요.

아이는 잘 자라 주었고 의사들도 언제나 만족해 했어요. 이제 남은 고민은 눈검사예요……. 검사를 받고 나면 아이와 내가 항상 눈물을 흘리게 되기 때문이지요!

딸아이가 집에 와서 우리와 같이 지낸 이후로…… 나는 한 번도 딸과 떨어져 있은 적이 없어요. 처음으로 내 여동생과 함께 딸을 떨어뜨려 놓았던 것이 12월 초, 소피아가 열 달쯤 되었을 때였어요……. 나는 다른 사람들이 우리 아이를 팔로 안는 것을 좋아하지 않았어요……. 내가 잘못했던 것이지요……. 난 아직도 내가 애를 잘 돌보아 줄 수 없는 것은 아닌가 하는 불안감에 싸여 있어요. 그것 때문에 나는 이런 과정에 나를 도와 줄 심리학자가 있었다면 얼마나 좋았을까 하고 생각하게 돼요. 중환자실에는 전혀 없는 역할 말이에요.

요즘 내 딸은 아주 멋져요……. 18개월, 요람에서 혼자 자고 있는…… 이젠 단 며칠 밤만 우리 침대에서 함께 자요……. 아이는 무엇이든지 다 잘 먹어요(파스타와 생선을 빼고는). 그리고 혼자서 먹어요!! 딸애는 음악을 좋아해요……. 책도……. 항상 자기 손에 든 어떤 책이라도 내가 읽어 주길 원해요……. 딸애는 나에게 전부예요.

나는 어떤 일이라도 가볍게 여기지 않게 되었어요……. 나는 언제나 왜 이런 일을 하지 말아야 하는지 소피아에게 친절하게 설명해 주어요……. 절대로 딸애에게 소리를 지르거나 야단치지 않아요……. 그러면 애가 울거든요……. 모든 애들이 다 그렇듯이…….

그리고 나는 매사에 감사해요……. 모든 일들에……. 피곤하더라도 웃으면서 얘기해요……. 그렇지만 내가 그 애를 정말로 얼마나 사랑하는지는 잘 모르겠어요.

소피아는 누구에게서나 사랑을 받아요……. 그런데 딸애는 입맞춤을 하거나 꼭 안아 주는 것을 좋아하지 않아요……. 언제나 모든 사람들이 자기에게만 집중해주길 바라고 있어요……. 자기만 쳐다봐 달라고 보채면서요……. 내 친구들도 그걸 좋아해요……. 아마 새로 얻은 삼촌들이니까요…….

어느 조산아의 아빠 이야기: 2015년 인터넷에 기록

우리 부부는 애를 가질 수 없었습니다. 그래서 인공수정을 통해 배아 둘을 착상했습니다. 처음엔 하나 같았는데 알고 보니 둘이었습니다. 그것이 위험한 임신의 시작이었습니다. 심각한 정도를 우리가 제대로 알아채지 못했고, 아내를 치료했던 부인과 의사도 과소평가했던 일들이 많았습니다. 그 병원의 과장직함에도 불구하고 그 부인과 의사는 내 아내에게, 최소한 이렇게 복잡한 상황에서는, 잘 맞지 않았던 것 같습니다.

무엇인가 우리 기대대로 진행되고 있지 않는 것 같다는 첫 징후를 깨달았을 때 우리는 가까운 응급실에 가기로 결정했습니다. 그런데 거기서 "다 좋으니 걱정하지 마십시오."라는 얘기를 듣고 그냥 집으로 돌아와야 했습니다. 다행히 우리는 다음 날 신생아 중환자실이 있는 S병원에 가서 딸들을 출산했습니다.

열흘밖에 살지 못했던 라비니아는 640g, 최소 체중은 570g이었고, 루크레치아는 830g, 심한 뇌출혈, 패혈증 그리고 다른 일들을 모두 다 겪은 후에는 740g이었습니다. 우린 모두 충격에 빠졌고 안정을 잃어버렸습니다.

처음에는 잘 몰랐습니다. 그러나 돌이켜 생각해 보면, 집도의들은 실력이 최고였지만 그들과 맞지 않는 S병원의 환경에서 일하고 있었던 것 같습니다. S병원의 어느 의사는 루크레치아의 치료를 중단하자고 제안했었습니다. 지금 생각하면 그건 명백히 잘못된 판단이었습니다. 그때가 내 인생에 있어서 최악의 순간이었습니다. 루크레치아를 데리고 퇴원할 때 의사들은 우리에게 말했습니다……. 아주 조심하라고. 그때가 아마 시련의 시기였던 것 같습니다. 집에서는 좋았습니다. 약간의 고민거리가 있긴 했었지만 정말 좋았습니다.

병원에서 이루어진 관리, 그때 루크레치아에게 했던 치료는 그리고 소아과 의사는…… 아주 적절했던 것 같습니다……. 그때 직장생활은…… 말 그대로 엉망이었습니다. 우리 딸은 지금 18개월이 되었습니다……. 아직 문제들이 많지만 잘 싸워 나가고 있고 앞으로도 잘 이겨 낼 수 있을 것입니다.

나는 작고 예쁜 소녀를 얻었습니다. 어려운 일이겠지만 우리 딸은 모든 이들을 깜짝 놀라게 해 줄 겁니다.

||||||||||||||||

소아 내분비 환자 이야기

성장장애를 겪고 있는 12세 소년 이야기: 2013년 기록지에 서술

안녕하세요, 제 이름은 M이에요. 열두 살 반이 되었고요, 금년에 6학년이 될 거예요. 지금 전 약간 흥분되어 있어요. 저의 가족으로는 아빠 G, 엄마 C, 남동생 D가 있어요. 저는 여러 가지를 좋아하지만 노는 것이 제일 좋아요. 저는 친구들과 매우 잘 지내요. 그리고 학교 친구들과도 사이가 좋아요.

진료를 위해 센터에 갔을 때 조금 겁이 났어요. 주사를 맞아야 한다는 것을 알기 때문이죠. 진료를 받을 때 의사선생님들을 만나지요. 아주 훌륭한 분들이세요. 차츰 좋아지고 있다고 말씀해 주셔서 좋아요. 그리고 이제는 매일 밤 주사를 맞지 않아서 좋아요. 저는 주삿바늘이 정말 싫어요.

저는 커서 무엇이 되고 싶은지 아직까지 잘 모르겠어요. 마음속에는 여러 가지가 있지만, 확실한 건 무언가 훌륭하고 똑똑한 일을 하고 싶어요.

성장장애를 겪고 있는 14세 소년 이야기: 2013년 기록지에 서술

저는 열네 살이 거의 다 되었어요. 둘째 아들이고요. 저는 쾌활한 성격을 가진 누나가 하나 있어요. 물론 누나가 가끔 거칠어지기도 하지만요. 누나는 아주 품위 있는 이탈리아어를 잘하기 때문에 저도 누나처럼 말하고 싶어요. 누나는 공부도 잘해요. 저는 누나가 어떻게 하루 종일 공부만 할 수 있는지 이해할 수 없어요. 정반대로 저는 컴퓨터 오락 게임을 좋아해요. 축구도 약간 좋아하고요. 그런데 공부는 잘 못해요. 사실 저는 내일 중학교 졸업시험이 있어서 걱정이 많이 돼요. 저는 친구들하고 잘 지내요. 함께 농담도 잘 하고요. 친구들은 장난감도 잘 빌려줘요. 어제도 친구들 중 한 명이 레이저 총을 빌려주었어요. 토요일마다 학교 친구들과 동네 친구들이 제 옆 자리에 앉는 제 친구 L과 만나요. 그는 저의 특별한 친구지요. 그는 저에 대한 모든 것을 알고 있고, 저 역시 그에 대한 모든 것을 알고 있어요.

저는 10년 동안 센터에 다녔어요. 그것이 즐거움이라고 말할 수는 없지만 목요일에 병원에 오게 되어 수업을 빼먹을 땐 정말 행복해요. 대기실에서 가끔 멋진 사람들을 만나기도 해요. 그런데 오늘은 너무 귀찮은 여자애를 만났어요. 저는 의사선생님을 아주 좋아해요. 그렇지만 아주 유별난 교수님 한 분을 잊을 수가 없어요. 그 여자 교수님을 보는 것은 언제나 악몽이에요. 저만 보면 소리를 지르시기 때문이에요. 그분 말씀이 저를 좀 더 날씬하게 해 주려고 그러시는 것이라는데 그 역시 저에게 농담을 하시는 거라고 생각해요. 처음 몇 년은 무서웠어요. 그런데 서서히 적응이 되어서 병원에 가는 일이 그저 습관처럼 생각되었어요. 병원에 갔던 처음 기억은 갈 때마다 검사를 위해 피를 뽑혔던 것이에요. 그때 좋았던 것은 아빠가 항상 내 옆에 있어서 내게 말을 걸어 주었다는 사실이에요. 처음에 의사들은 내게 아무런 설명을 해 주지 않았어요. 그래서 저는 아빠한테 몇 가지 의문점에 대해 물어보았고 그랬더니 아빠가 대답해 주었어요. 치료하지 않으면 저의 키가 충분히 크지 않을 수 있기 때문에 주사를 맞아야 한다고 말해 주었어요. 처음 입원했을 때 저는 무슨 일이 생겼는지 전혀 몰랐어요. 제가 엄마를 위해 입원한 것으로 생각했어요. 우리는 종종 같은 침대에서 함께 잠을 자고 깨어나곤 했는데, 그 일이 저를 위한 것이었다고 제가 깨달았을 때, 엄마가 제 옆에 있어 다행이라고 느꼈어요. 제 생각에 치료는 저에게 도움이 되는 것 같아요. 그렇지만 치료 때문에 저녁에는 지치게 돼요. 토요일에는 주사를 맞을 필요가 없어서 좀 더 오래 힘들지 않게 지낼 수 있어요. 확실히 저는 치료를 좋아해요. 치료를 받으면 제 키가 좀 더 클 수 있으니까요. 그러나 저는 주사기가 제 팔을 뚫고 들어갈 때 치료가 싫어져요. 아빠가 정맥을 찌를까 항상 겁이 나기 때문이에요.

제 생각에 저는 자라서 래퍼 매니저같이 멋진 직업을 가질 것 같아요.

성장장애를 겪고 있는 어느 소녀의 아버지 이야기: 2013년 기록지에 서술

우리 딸이 5~6세쯤 되었을 때 같은 나이의 다른 아이들과 비교해서 키가 잘 자라지 않는다는 것을 알았습니다. 그 후에 진단을 받을 때까지 1년이 걸렸습니다. 아이의 병명을 들었을 때 우리는 크게 낙담했었습니다. 하지만 치료할 수 있다는 말을 듣고는 희망을 가질 수 있었습니다. 지금은 그때만큼 충실히 따르지 않고 있지만. 병에 대해서 아주 전문적인 방법으로 의사들과 상담하였기 때문에, 나는 곧바로 대체 호르몬 요법에 대해 잘 알게 되었습니다.

나는 2010년부터 계속 이 센터에 다닙니다. 집에서 가깝기도 하고 우리를 돌봐 주는 의사들을 믿기 때문입니다. 난 병원의 의료팀과 정기검사를 통해 우리 애의 치료를 개인적으로 점검해 주시는 의사들을 정말로 신뢰합니다.

치료에 있어서 가장 중요한 것은 매일 주사를 맞는 일입니다. 긍정적인 것은 보조검사에서 딸애의 키가 서서히 그러나 계속해서 자라고 있다는 사실을 알았다는 점입니다. 딸애는 지금 잘 자라고 있습니다. 이런 추세라면 내 딸과 다른 사람들과의 관계에 아무 문제가 없을 거라고 믿습니다. 그리고 이 치료의 목적이 이런 성장 장애를 해결해서 딸아이가 가능한 한 정상생활을 영위할 수 있도록 도와주는 것이라고 생각합니다. 딸이 치료를 시작했을 때 마음이 참 많이 아프고 슬펐습니다. 그러나 이제는 열심히 치료에 임하고 있습니다. 이 치료가 딸의 삶의 질을 향상시킬 수 있다고 긍정적으로 생각하기 때문입니다. 이러한 경험은 내 안에 있는 모든 것들을 바꾸어 놓았습니다. 나는 이런 경험을 나와 똑같은 감정을 느끼고 있는 유일한 사람인 아내하고만 공유합니다. 우리 식구들 모두는 기대하는 결과(목표 신장)를 얻을 수 있다는 희망을 가지고 이 과정을 겪어 나가고 있습니다. 우리는 아이의 키가 자라게 할 수 있는 치료법이 있다는 사실을 결코 잊지 말아야 합니다.

우리 딸아이에게 바라는 것은 같은 나이의 다른 친구들과 똑같이 정상적인 삶을 사는 것입니다. 이 치료가 기대하는 결과를 가져다주지 못할까 걱정입니다. 그리고 합병증이 생겨 치료를 받지 못하게 될까 걱정입니다.

성장장애를 겪고 있는 어느 소년의 어머니 이야기: 2013년 기록지에 서술

약 10년 전에 우리는 소아과 의사와 함께 우리 아들의 키가 매달 자라지 않고 있다는 사실을 알아차렸어요. 그때 아들은 두 살 반이었어요. 그러나 나는 이미 애가 8개월 되었을 때 키가 잘 자라지 않는다는 생각을 했었지요. 그때 소아과 의사는 조금 더 기다려 보자고 했어요. 그러고 나서 애가 두 살이 되었을 때 의사가 검사를 해보자고 했어요. 검사결과는 4~5개월 후에 나왔어요. 좋은 결과가 아니어서 실망스러웠어요. 우리 가족이 모두 키가 작았기 때문에 유전적일 거라고 생각했어요. 그런데 의사는 성장이 멈춘 것이라고 설명해 주었어요. 정확히 무슨 말인지 잘 이해하지 못했지만 따뜻한 말투였어요. 나는 아이에게 말해 주었어요. 아들의 성장이 멈추어서 키를 자라게 해주는 약을 써야 한다고, 도와주기 위해 엄마 아빠가 무언가 하는 것이라고.

처음에 우리는 소아과 의사를 찾아갔어요……. 그런데 소아과 의사가 이곳으로 보냈어요……. 그래서 그 후론 여기에 오고 있는 거예요. 우리는 만족해요. 여기 의료팀을 믿어요. 나는 지금 안심하고 있어요. 우리 담당의사는 계속 K의사예요.

아들이 치료를 받는 순간에는 무서워요. 그 치료가 결국 주사이기 때문이에요. 꼭 내가 주사를 맞는 것 같아요. 나는 주사를 정말 무서워하거든요. 항상 남편이 주사를 놓아요. 그는 괜찮나 봐요. 참 차분해요. 나는 남편이 멀리 출장갔을 때 꼭 한 번 주사를 놓았어요. 그때 기분이 좋지 않았어요. 처음엔 아들이 어렸잖아요. 그래서 아들은 주사 맞기 싫다고 칭얼댔어요. 처음에 우리는 약사의 도움을 받았어요. 약사는 아이에게 자주 장난감을 가져다주었어요. 그리고 차가 고장 났을 때는 아이와 같이 놀아 주었고, 30분 일찍 와 달라고 부탁하면 쏜살같이 달려와 주었어요. 아들은 아직도 주사나 정기검사를 좋아하지 않아요. 지금은 애가 커서 병원에 가서 옷을 벗는 것을 싫어해요. 병원에는 여의사들이 많으니까요. 긍정적인 면은 우리가 성과를 보고 있다는 것이에요. 아이의 키가 다시 자라기 시작했으니까요.

아들은 지금 잘 자라고 있어요. 학교에 다니기 시작했을 때 아이는 자기가 학교 친구들보다 작다는 것을 알았어요. 그런데 키가 잘 자라서 지금은 전혀 문제가 없어요. 이런 치료과정 때문에 나에게 생긴 변화는 없어요. 나는 내 경험을 친구들에게 말해요. 나는 늘 그것에 대해 말하지요. 보통은, 나를 도와주었던 다른 사람들과 경험을 공유해요. 가족들도 치료과정을 잘 받아들였고 이로 인한 변화는 없어요. 어머니는 세대가 다르기 때문에 처음엔 주사치료를 반대했었어요. 하지만 우리가 자세하게 설명해 드리니까 곧 받아들이셨어요.

이 경험을 통해 나는 믿음을 가지고 인생에 접근하는 법을 배웠어요. 그리고 그저 실망하기만 하는 것은 좋은 일이 아니며 대신 맞서 싸워야 한다는 것을 배웠어요. 나는 좀 더 강해졌어요. 이제 밝은 미래를 상상해요. 모든 것이 다 잘 될 것이라는 희망을 가지게 되었어요.

의료인문학, 의과학, 의료조직 그리고 보건경제학을 연결시키는 도구

용어해설의 목적은 이 책에서 자주 만나게 되는 개념들을 체계적이고도 참고하기 좋게 정의함으로써 독자들의 이해를 돕는 데 있다. 알파벳 순서로 정리하였으며, 용어해설을 만드는 데 사용한 참고문헌과 추가 읽을거리도 함께 실었다.

예술치료(Art therapy): 창조 과정이 환자의 치유와 회복에 도움이 될 것이라는 개념에서 출발한 예술치료는 사고와 감정을 소통하는 비언어적 방법이다. 이 치료법을 통해 환자들은 어떤 일에 의미를 부여하고 통찰력을 얻을 수 있다. 그리고 지나친 감정과 트라우마로부터 안식을 얻을 수 있고 갈등과 문제들을 풀어낼 수 있다. 이로 인해 종국에는 평안한 감정을 최대한 끌어올릴 수 있다. 사람들은 누구나 자신을 창의적으로 표현할 수 있다는 믿음에서 이 치료법은 출발한다. 그리고 치료에서 무엇보다 중요한 것은 결과보다 과정이다. 따라서 치료자들은 작품의 미적 우수성보다 환자가 자신을 표현하게 하는 치료과정에 더욱더 중점을 두어야 한다. 이 치료법에서 무엇보다 중요한 것은, 필요한 예술행위(블로그

글쓰기 치료가 포함되기도 함)를 선택하고 시작하는 일, 창의적인 과정에서 의미를 찾는 일, 이 과정에서 얻은 영감을 치료자와 공유하려고 노력하는 일 등에 환자가 직접 관여해야 한다는 사실이다.

질병부담(Burden of disease): 어느 한 집단에서 (혹은 비교하고자 하는 두 개 이상의 집단에서) 각기 다른 질병이나 장애에 의해 유발되는, 특히 치료, 재활 그리고 사회와 보건의료체계에 의한 예방적 노력을 시행한 후에 남는, 보건학적 손실을 정량화함으로써 이들의 상대적 영향력을 측정하고 비교하기 위해 이 방법이 사용된다. 질병부담은 질병으로 인해 잃은 연령을 정량화한 질-보정 연령(Quality-Adjusted Life Years: QALYs) 혹은 장애-보정 연령(Disability-Adjusted Life Years: DALYs)으로 표시한다. 즉, 1DALY는 일 년간의 '건강한' 삶을 잃었음을 의미하며, 총 질병부담은 현재의 건강상태와 이상적인 건강상태와의 차이를 산술적으로 측정한 것으로 생각할 수 있다. 세계보건기구는 일관되고 비교가능한 질병부담의 개념과 질병이나 장애의 위험인자들을 보건의료계획의 수립과 보건정책 결정에 매우 중요한 자료들로 이용하고 있다. 세계 여러 나라들도 각 나라의 정책수립이나 예산편성에 이러한 자료들을 함께 고려하여 적절한 맞춤 보건정책을 수립할 수 있을 것이다.

질환부담(Burden of illness): '질환부담'은 단지 질환의 부정적 영향만을 표시하는 것이 아니다. 여기에는 주관적인 삶의 질처럼 정량화할 수 없는 요소들까지 감안한 모든 사회적 비용을 포괄한 질환의 비용을 나타내야 한다. 이런 면에서 대부분의 객관적 정보만 포함하여 분석하는 질병부담과는 차이가 있다. 특히 질환부담은 환자와 환자의 주변인들(가족, 친척 등)의 웰빙에 미치는 영향까지 폭넓게 고려해야 한다. 질환부담은 또한 환자와 보건의료를 공유하고 있는 사람들, 업무나 주거를 통해 환자와 상호관계를 맺고 있는 사람들 그리고 복지를 공유하는 사회의 구성원들 모두에게 미치는 영향을 포함하여야 한다. 그러나 무엇보다도 중요한 것은, 질환부담이 관련자들의 범위나 부정적 영향의 형태 면에서 그 범위가 넓다는 사실을 잘 이해해야 한다는 점이다. 현재 사용되는 방법들은 대부분 질환부담을 제대로 평가하기에 한계가 있다. 가장 널리 사용되는 방법은 질환의 치료에 직접적으로 소요되는 비용과 부대비용 그리고 질환과 관련하여 잃게 되는 생산성 손실을 포함한 간접비용을 포괄한다. 이 과정에서 질환의 직접비용은 산출하기 쉽다. 반면, 간접비용은 계산해내기가 매우 힘들다. 환자의 업무나 수입에 대한 질환의 영향을 경제학적으로 정확히 측정하기 어렵기 때문이다. 비용측정을 대체하기 위해 주로 사용하는 방법은 건강한 상태와 비교하여 환자의 '삶의 질'을 평가하는 것이다. 주관적인 질환부담을 포함하기 위해 이런 방법을 동원하는 것이다. 또한, QALY 혹은 DALY 측정법이 질환 간의 부담을 비교하는 데 이용될 수 있다. 이와 같은 방법들을 이용하여, 한 국가에서 혹은 여러 국가 간 질병상태에 따른 상대적인 질환부담을 비교할 수 있다.

돌보미(Carer): 일반적으로, 노인, 장애인, 만성 혹은 말기 질환 환자를 돌보는 가족, 친구 혹은 이웃들을 '돌보미'라고 한다. 이들은 의학적인 일과 개인적인 보살핌을 제공함은 물론, 가사를 돌보고 경제적 업무를 대신해줌과 동시에 감정적으로도 환자들을 지지해 준다. 돌보미들은 그들이 환자와 밀접한 관계인 경우 보수를 받지 않고 일하기도 하고, 환자와 가족들을 돌봐주는 대가로 보수를 받기도 한다.

사례연구(Case study): 질적 사례연구는 실제 상황에서 어떤 현상을 조사하고 고찰한다. 자료들은 한 개인, 집단 혹은 사건으로부터 채집된다. 사례연구의 주된 목적은 어떤 사례(혹은 사례들)의 특이한 점들을 이해함으로써 이를 통해 얻은 지식들을 유사한 사례나 상황에 유용하게 적용하는 데에 있다. 질적 사례연구를 위해서 각 사례와 심도있게 여러 차례 면담하는 방법을 흔히 이용한다. 이를 통해 각 사례의 특이한 면을 자세히 파악할 수 있다. 그러나 사례연구에 영향을 미치는 요소들이 적지 않다. 참여자나 사례들은 그 특이점을 고려하여 선별해야 한다. 이 연구의 경우, 표본수가 적은 것이 보통이다. 질문은 주로 사례의 특성 혹은 사례가 대단위 집단에서 다른 개체나 사건과 다른 점에 초점이 맞추어진다.

마이크 베리의 질환이야기 분류(Classification of illness narratives according to Mike Bury): 이 분류법에서는 이야기를 세 가지 유형으로 나눈다. 즉, 우발적 이야기, 도덕적 이야기 그리고 핵심적 이야기로 분류한다. 우발적 이야기는 질병 및 장애를 발생시킨 요인에 대한 환자의 믿음과 지식을 다루며 분석한다. 우발적 이야기가 사건과 사건의 원인에 가까운 것, 사건이 일상생활에 미치는 효과 등을 설명한다면, 도덕적 이야기는 사람, 질환 그리고 사회적 정체성 사이에서 일어나는 변화를 설명하는데, 사적인 것과 사회적인 것을 연결하는 고리에 평가를 도입함으로써 개인의 도덕적 지위를 정립하거나 개인이 사회와 거리를 유지하는 데 도움을 준다. 핵심적 이야기는 개인의 경험과 고통 그리고 질병에 관한 더 깊은 차원의 문화적 의미가 어떻게 연결되어 있는지를 말해 준다.

케네스 버크와 모이라 켈리의 질환이야기 분류(Classification of illness narratives according to Kenneth Burke and Moira Kelly): 이야기의 모든 형태를 지탱하는 일련의 장르에는 서사적 혹은 영웅적, 비극적, 희극적 혹은 반어적, 탈신체적 혹은 낭만적, 교훈적 장르가 포함된다. 우리는 여러 장르를 사용할 수 있지만, 대부분의 이야기들은 어떤 특정한 장르 안에서 개인의 정체성을 재구성하고 다른 사람들과 상호작용한다.

아서 프랭크의 질환이야기 분류(Classification of illness narratives according to Arthur Frank): 이 분류법은 이야기들을 흔히 사용되는 세 가지 유형으로 나눈다. (i) 회복 이야기: 이 이야기는 의사와 다른 의료 전문가들이 가장 선호하는 유형으로서 건강의 회복을 강조한다. 이러한 이야기에는 흔히 세 개의 중요한 순간이 있는데, 신체적 고통과 사회적 지위 상실로 시작해서 치료를 받는 동안 계속되다가 치료가 이루어지는 순간 끝이 난다. 나아가 서술자는 신체적 편안함과 사회적 의무들이 어떻게 회복되는지를 설명한다. 흔히 이러한 스토리들은 환자에 의해 말해지기보다 환자에 대해 말해진다. 이는 서술자에게 행위주체성이 거의 주어지지 않기 때문이기도 하다. 이 경우, 환자들은 그저 '약을 먹고' 회복하기만 하면 된다. (ii) 혼돈 이야기는 사실 이야기라고 할 수도 없다. 서사적 추진력도 연결된 순서도 거의 없다. 단지 서술자를 압도하고 있는 그리고 결코 나아지지 않을 부정적인 것들이 죽 나열되어 있을 뿐이다. 이야기는 통제력의 상실이나 부재를 나타낼 뿐이다. 여기에서 의학이 할 수 있는 일은 아무것도 없다. (iii) 추구 이야기: 이것은 말하는 사람의 이야기이다. 이야기 안에서는 말하는 사람이 상황을 통제하고 있다. 서술자들은 그들이 어떻게 병과 '정면으로' 만났는지, 그것을 어떻게 이용하고자 했으며 그 경험에서 무엇을 얻었는지 말한다. 이야기는 일종의 여행이다. 확실한 출발이 있고, 경험(사람들이 경험한 정신적, 육체적 그리고 사회적 고통)으로 안내되며, 다시 돌아오게 된다(서술자는 더 이상 아프지 않지만 그 경험의 상처를 지니게 된다).

존 러너의 질환이야기의 분류(Classification of illness narratives according to John Launer): 이 분류법에서는 이야기를 세 가지 유형, 즉 진행적, 퇴행적 그리고 안정적 이야기로 나눈다. 진행적 이야기는 개인적으로 가치 있는 목표를 향해 움직인다. 퇴행적 이야기는 그러한 가치 있는 목표에서 멀어진다. 안정적 이야기는 이야기 속에서 가치있는 목표들에 대해 똑같은 위치를 유지한다. 이 마지막 이야기는 다른 이야기들에 비해 덜 매력적이다. 왜냐하면 이러한 이야기들은 대단한 드라마가 없이 사건들에 대해 연속적으로 기술하곤 하기 때문이다. 소위 우발적 이야기 유형에 속하는 이야기 형식이다. 진행적, 퇴행적 그리고 안정적 이야기라는 틀을 사용하면 환자들의 설명이 전달하는 의미 영역이 분석 안에서 과도하게 해석되는 것을 막아 줄 수 있다. 분석에서 어떤 이야기 형태를 확인하든지 간에, 많은 설명들이 하나에서 다른 하나로, 예를 들어 퇴행적 이야기에서 안정적 이야기로 변화할 수 있다는 사실을 강조하는 것은 중요하다. 환자가 이야기의 일관성을 추구하거나 성취할 수도 있지만 그렇지 않을 수도 있다. 이야기가 만들어지고 제시되는 상황에 따라 그리고 이야기가 구성하고자 의도하는 행동에 따라 달라진다. 이 분류는 환자가 수행하는 대처 전략에 초점을 맞추기에 매우 유용하다. 즉, 퇴행적 이야기나 안정적 이야기가 어떤 긍정적 참여도 보여 주지 않는다면, 진행적 이야기는 긍정적으로 나아가는 상황을 나타내는 것일 수 있다.

임상경로(Clinical pathway): 임상경로는 1980년부터 전세계적으로 사용되고 있는 근거중심의료를 시행할 수 있도록 도와주는 도구이다. 그러나 몇몇 연구자들은 임상경로가 환자의 치료 결과를 향상시키거나 병원의 경비를 절감하는 데 얼마나 영향을 미치는가에 대해 광범위한 의견 일치를 이루지 못하고 있다고 주장한다. 이는 연구자들과 의료종사자들이 임상경로의 정의를 명확히 이해하지 못하고 있고 아직까지도 그 정의가 완전히 표준화되어 있지 않기 때문이다. 또한 임상경로를 뜻하는 여러 가지 용어들이 현재 혼용되고 있다. 즉, 돌봄지도(care map), 돌봄경로(care pathway), 결정경로(critical pathway), 프로토콜(protocol) 혹은 진료지침(guideline) 등의 용어들이 함께 사용되고 있다. 이와 같이, 통일된 정의가 존재하지 않음으로써 임상적 근거를 입증하는 데 어려움을 겪게 되고 임상경로를 계획하고 수행하는 데 제한점이 되고 있다. 따라서 임상경로를 규정하는 데 아래의 다섯 가지 기준을 사용하자고 제안하고자 한다.

- 개입(intervention)은 체계적으로 여러 전문분야가 관여된 다학제 진료 계획이어야 한다.
- 개입은 세부 단계에 진료지침 혹은 근거를 적용하여야 한다.
- 개입은 어떤 계획, 경로, 진료지침 혹은 프로토콜 내 치료나 진료과정에 있는 각 단계들에서 세부적으로 적용되어야 한다.
- 개입에는 시간 계획이나 기준에 근거한 진행단계가 있어야 한다.
- 개입은 어떤 집단에서 특정 임상적 문제, 절차 혹은 진료과정을 표준화하려는 목적으로 시행되어야 한다.

컬럼비아 대학교(Columbia University): 이 대학교는 이야기의학(Narrative Medicine)을 탄생(2000)시킨 곳이다. 내외과의대학(College of Physician and Surgeons)과 예술과학대학(School of Arts and Sciences)의 학제간 교수그룹이 의료에 인문학과 예술을 포함시키는 원칙과 실천방식을 개념화했다. 그 이후 이 영역은 급속도로 성장했다. 현재 컬럼비아 대학교의 이야기의학 프로그램은 이야기의학 대학원에 석사과정을 개설하고,

모든 의대생들에게 필요한 학사일정을 관리감독하며, 임상의사를 위한 글쓰기 세미나를 개최하고 있다. 또한 학자와 임상의사를 위한 이야기 의학 워크숍을 열고, NIH와 민간재단의 후원 하에 이야기의학 교육의 결과를 검토하는 연구프로젝트를 감독하고 있다. 2010년에는 이야기의학 석사 과정에 있던 대학원생들이 『인티마: 이야기의학 저널(The Intima: a Journal of Narrative Medicine)』을 창간하였다. 이 저널은 이야기의학의 이론과 실천을 촉진하는 문학저널로서 전 세계에서 문학과 의학 분야의 작가들을 끌어들이고 있다.

대처/극복(coping): 대처/극복 전략은 스트레스를 받는 사건들을 이겨내거나 견디거나 줄이거나 최소화하기 위해 사용하는 특정한 행동과 심리적 노력을 말한다. 주요 대처/극복 전략을 두 가지로 나눌 수 있다. 하나는 문제해결 전략으로 스트레스 상황을 완화하기 위한 사전예방적 노력을 의미하고, 다른 하나는 감정중심 대처전략으로서 스트레스가 많은 사건 혹은 잠재적으로 스트레스를 받을 만한 사건이 가져올 감정적 결과를 규제하기 위해 노력한다. 연구 결과에 의하면 스트레스가 많은 사건과 싸우기 위해서는 사람들이 두 전략을 모두 사용한다고 한다. 어떤 유형을 더 지배적으로 사용하는가는 개인의 스타일에 따라 다르고 스트레스 사건의 유형에 따라 다르다. 대처/극복에 관한 문헌들은 흔히 능동적 전략과 회피적 전략이라는 또 다른 분류도 사용하는데, 능동적 전략은 스트레스를 주는 것의 성격이나 그것에 대한 생각 자체를 바꾸기 위한 행동적 또는 심리적 대응이고, 회피적 전략은 스트레스가 많은 사건을 직접 다루지 않을 수 있는 활동이나 정신 상태로 사람들을 이끈다. 일반적으로, 능동적 전략이 스트레스 사건을 다루는데 더 나은 방법이라고 생각되며, 회피적 전략은 살면서 겪는 스트레스가 많은 사건에 대한 부정적 반응을 나타내거나 심리적 위험요인일 수 있다. 문제해결 대 감정중심 같은 폭넓은 구분은 대처/극복을 이해하는 데 그 효용성이 제한적이어서, 좀 더 구체적인 전략을 다루기 위해 대처/극복과 그것의 측정에 관한 연구들이 진행되고 있다.

방어의료(Defensive medicine): 이러한 방식의 의료는 주로 (전적으로는 아닐지라도) 의료과실의 가능성을 줄이기 위해 어떤 검사, 처치 혹은 방문을 의뢰하거나 고위험 환자나 처치를 피하는 방법으로 시행된다. 의사들이 의료과실을 줄이기 위해 추가 검사나 처치를 제공한다면 그들은 소위 '적극적' 방어의료를 시행하는 것이고, 어떤 환자나 처치를 피한다면 소위 '소극적' 방어의료를 시행하는 것이다. 이와 같은 정의를 통해 우리는 '방어적'이라는 개념의 진료가 여러 가지 이유로 시행되고 진료의 질을 높일 수도 낮출 수도 있다는 사실을 알 수 있다. 대부분의 방어의료 행위들은 완전히 좋거나 완전히 나쁘다고 규정지을 수는 없다. 더욱이 방어의료의 상당 부분은 무의식적으로 이루어지고, 의사들은 개인적인 분쟁경험이나 동료들의 경험으로부터 모종의 '신호'를 받거나, 매스컴, 위험관리나 의료질 향상 활동 혹은 의료과실 보험의 프리미엄 등으로부터 '신호'를 받아 행동하게 된다.

디지털 인문학(Digital humanities): 디지털 인문학은 데이터를 생성하거나 처리하기 위한 방법론의 핵심을 정보기술에 의존하는 인문학 연구와 교육이라고 정의할 수 있다. 여러 관점에서 볼 때, 모든 인문학은 이제 디지털 영역과 관련되어 있다. 사실상 거의 대부분의 연구자가 다양한 종류의 포괄적인 디지털 자원을 사용하고 있지만 디지털 인문학은 이를 넘어서 전문적인 디지털 기술을 더 체계적으로 활용한다. 디지털 기술은 인문학 분야에서 연구를 변형시키고, 인문학 연구를 더 효율적으로 만들고, 새로운 작업 방식을 가능하게 하며, 질문들을 자극하고 새로운 지식을 창조하고 기존의 질문에 더 체계적으로 답할 수 있게 하는 잠재력을 가지고 있다. 디지털 인문학은 수집된 연구 자료들을 통합하고자 하고, 데이터를 처리하고 재현하는 새로운 방법을 찾고자 한다. 또한 다른 유형의 데이터들을 새롭게 연결시키고, 협업과 네트워킹 그리고 커뮤니티 구축을 새롭게 지원한다. 여기서 핵심어는 교환이다. 즉, 학자들과 기술자들 사이에 쌍방향 협력이 있는 곳에서 디지털 인문학은 가장 성공적이다. 교육 패턴에서 디지털 인문학은 의료 전문가와 인문학 전문가를 디지털로 연결하여 웹 세미나, 지식공유 플랫폼 혹은 인터넷 도서관을 구성할 수 있는 자원이 된다.

디지털 이야기의학(Digital narrative medicine): 소위 디지털 혁명의 영향은 과거의 기술 혁신과 아주 다른 폭발적인 것으로 간주되어 왔다. 많은 저자들은 이 디지털 전환이 질병 경로를 바꾸고 진단과 치료 과정에서 환자의 역할을 변화시킬 수 있다고 주장한다. 그리고 환자와 의사 관계를 개선하기 위한 도구로서 이야기의학의 사용을 촉진하고, 진단과 의료 그리고 치료 순응도와 관련된 정보들을 수집할 수 있도록 한다고 생각한다. 디지털 이야기의학 연구자들은 이야기들이 어떻게 긍정적으로 그리고 효과적으로 디지털 의료 분야에서 새로운 기술을 사용하는 혁신적 과정을 완성할 수 있는지에 대해 연구하였는데, 이러한 탐색은 디지털 기술이 목적이 아니라 수단이며 개인화 영역과 치료의 적정성을 평가하는 도구라는 전제조건에서 출발한다. 환자들과 돌보미들은 자신들의 질환이야기들을 페이스북같은 소셜 미디어나 개인 블로그와 포럼 등에 자유롭게 올릴 수 있고, 전용 플랫폼에 자신들이 본 것에 대한 기록을 남겨둘 수 있다. 이와 같이, 디지털 이야기의학은 종종 환자와 간병인협회에 의해 권장되곤 한다.

디지털 스토리텔링(Digital storytelling): 디지털 스토리텔링 협회에 따르면, 디지털 스토리텔링은 고대 스토리텔링 기술의 현대적 표현이다. 역사적으로 스토리텔링은 지식과 경험 그리고 가치를 나누기 위해 사용되어왔다. 스토리들은 서로 다른 형태를 취하면서 연속적으로 등장하는 매체들에 각각 적용해 왔다. 이제는 컴퓨터 화면이다. 1970년 이래 역사적 자료들을 수집하여 보존하려는 학계의 노력이 있었는데, 디지털 스토리텔링은 단지 지식을 전달하려는 수단이 아니고 공동체의 목소리를 증폭시키려는 운동이기도 하다. 디지털 스토리텔링은 이야기, 텍스트, 이미지 같은 멀티미디어 구성 요소들을 모두 활용하는 디지털 형식의 온라인 개인 이야기이다. 물리적이고 사회적인 미디어 공동체들은 디지털 스토리텔링에 참여하여 목소리를 내고 있는데, 디지털 소통은 과거에 글로 이루어지던 소통들이 그러했던 것처럼 지식과 생각 그리고 문화를 혁

신적으로 공유하는 잠재력을 가지고 있으며, 사람들은 대규모의 의미있
는 대화에 참여하기 위해 디지털 스토리들을 만들어 내고 있다. 디지털
스토리텔링에 공동체가 참여함으로써 인간의 경험이 공유되는데 이러
한 현상은 긍정적인 변화에 영향을 미치는 개개인의 목소리가 가진 힘을
보여 준다. 디지털 스토리텔링은 공유된 경험을 통해 공동체를 연결하
고 다른 사람의 스토리를 이해함으로써 관용을 발전시킬 수 있는 잠재력
을 가지고 있다.

담론과 대화 분석(Discourse/conversation analysis): 담론과 대화 분석 접
근법은 사람들이 인식가능한 사회질서와 과정을 생산하는 방법들을 연
구하는 종족-방법론적 전통(ethno-methodological tradition)에서 비롯
된 것이다. 담론분석과 대화분석은 비슷하지만, 몇 가지 중요한 차이가
있다. 일반적으로 담론분석은 자연적으로 발생하는 텍스트들을 이용하
며 연구대상이 더 넓다. 대화분석은 담론분석의 부분집합으로서 범위가
더 좁고 두 사람(혹은 그 이상) 사이의 자연스러운 대화에 국한된다. 담
론분석은 인간이 어떻게 언어와 텍스트를 통해 의미를 구성하는가를 강
조하고 그것의 분석 대상은 일반적으로 개별 문장을 초월한다. 대화분
석은 더 작은 단위에 집중하는 경향이 있어서 문법구조같은 요소들을 살
펴보고 구절과 문장같은 더 작은 텍스트 단위에 집중한다.

질병(Disease): 질병의 생물의학적 정의는, 어떤 증상과 징후를 고통받는
환자에 대한 외부 관점 즉 의사들의 진단적 잣대로 해석하고, 어떤 계통
의 변화로 객관화한 후, 생물의학적 지식을 바탕으로 분류한 표시로 이
름 붙여진 '병리학적 상태'이다. 또한 임상의사들은 환자의 질환 문제를
좁은 의미의 기술적 문제인 '질병' 문제로 바꾸어 놓으며, 이 과정에서 치
료자는 보건의료 문제를 질병분류학적으로 구분하여 새로운 진단적 실
체인 '질병'을 만들어 낸다. 질병은 임상의사의 관점에서 나온 '문제'이고,
좁은 의미의 생물학적 관점에서 보면 '생물학적 구조나 기능의 변성'으
로 해석될 수 있다. 따라서 만약 우리가 어떤 병리학적 상태를 하나의 상
징적 실체로만 생각하고 환자의 관점을 무시한다면, 진료 과정 중에 빠

저서는 안 되는 근본적인 면들 중 하나인 중요한 경험의 기여를 간과하는 것이 된다. 질병에 대한 문화적 편견은, 환자들이 자신들의 개별적인 고통 경험을 이해할 필요성을 느끼지 못하게 함으로써 구조적으로 치료 성과를 낮출 수 있다.

더럼대학교 의료인문학센터(Durham University's Centre for medical humanities): 더럼 대학교의 의료인문학 센터는 웰컴 트러스트 의료인문학 전략상(Wellcome Trust Medical Humanities Strategic Award)의 지원을 받아 소위 '의학의 인간적 측면'에 담겨있는 관계와 개념들 그리고 의학에 대한 기대들을 연구하고 있다. 이 연구 프로그램의 핵심 주제들에는 다음과 같은 것들이 포함되어 있다. 즉, 전문가의 활동보다 하이브리드 활동으로 효과적인 의료를 확립했던, 공유된 사려 깊은 진료 안에서 의학, 의료 그리고 공중 보건에 대한 창조적 상상력이 얼마나 기여하는지; 진료 방식에 대해 비판적 견해를 피력하는, 근거가 된 가정들에 의문을 제기하는 그리고 실제 임상의사와 보조를 맞추려고 노력하는 진료 환경 바깥의 관점은 무엇인지; 의학, 마음, 신체 그리고 정서의 상호의존성을 연구하면서 이러한 개념들의 역사와 이것들과 자아와의 관계에 대한 관점들은 무엇인지 등을 연구한다. 이러한 주제들은, 인간의 번영에 대한 지속가능한 개념하에서 의학의 역할에 대한 이해를 높이기 위해 계획되었다.

교육(Education): 의학의 교차학문적 재정립에 대한 요구는 의료인문학을 의학의 핵심에 가깝게 접근시켰다. 전문성, 서사성 그리고 역량은 현재 의학교육에서 중요하다고 인정되는 개념들이다. 의료인문학이 이러한 영역에 관심을 집중한다면 의료인문학 분야가 의학교육에 필수적인 것으로 취급될 수 있을 것이다. 인문학의 학문적 전통을 진지하게 받아들이면 인문학의 지적 도전들과 엄격성을 보여 줄 수 있고, 학생들은 더이상 인문학이 지적 속임수라는 불평을 할 수 없게 될 것이다. 또한, 교육, 임상관련성탐구회(clinical correlates), 병례검토회(grand rounds) 그리고 여타 교육 훈련과정에서 주요 학사일정과의 다툼이나 시간 할당의 변화를 걱정할 필요가 없게 될 것이다. 또한, 현재 지배적인 의사 교직원과 비의사 교직원 간의 내부자-외부자 구분을 감소시킬 수 있으며, 인문학 교육자들의 성실도와 신뢰성에 대한 인식을 개선할 수 있을 것이다. 이 접근 방식은 이러한 개념들에 대한 탐구와 대화를 촉진하고 훈련과정에서 발생할 수 있는 도덕적 정체와 쇠락을 막는 데 도움이 될 것이다. 필수적인 의료인문학 학사일정은 타당성, 지적 엄격성, 교육학적 신뢰성 및 도덕적 탐색의 모든 차원을 강화할 것이다.

공감(Empathy): 다른 사람들에 대한 태도 혹은 접근방식으로서의 공감은 인지적 요소(의사가 환자의 관점 안으로 '들어감'), 감정적 요소(의사가 환자의 입장이 되어 봄), 행위 요소(의사가 환자와 더불어 확인함으로써 이해한 것을 소통함) 이렇게 세 개의 요소로 구성되어 있다. 일부 저자들은 참가자가 '개인 질환이야기'를 서술하도록 함으로써 새로운 방식으로 사려 깊은 글쓰기를 할 수 있도록 도움을 줄 수 있다고 주장하였다. 즉, 임상적 관점을 유지하기보다는 [혹은 '타자(the Other)'의 관점을 채택하기보다는] 서사적 글쓰기를 통해 의대생들이 질병을 주관적으로 경험할 수 있으며, 그러한 경험은 의대생에게 전문적 돌봄의 속성이 무엇인지를 분명하게 알려 줄 것이다. 환자들을 진심으로 돌보게 되면 이타주의, 연민, 겸손 그리고 신뢰성이 의사의 마음 속에서 우러나게 된다. 진단과 치료 과정에 훈련된 의사의 서사적 능력이 사용되어야 한다. 의사가 지닌 가장 강력한 치유적 도구들 중 하나는 바로 자기 자신이다. 관여, 연민 그리고 숙고를 통해 환자와 공감하고 있는 의사 자신이다.

근거중심의학(Evidence-based Medicine): 근거중심의학(EBM)의 철학적 기원은 19세기 중반으로 거슬러 올라가 그 당시 임상의사, 기초연구자, 의료시행자, 의료기획자 및 대중을 위한 관련 토픽으로부터 시작된다. EBM은 현존하는 최상의 근거들을 각 환자의 진료에 관한 결정 과정에 분명하고 명확하며 충실하게 적용하는 것이다. EBM을 이용한 진료는 종합적이고 개별적인 임상기술이다. 다시 말해, 개개 임상의사들이 참고할 수 있는 최상의 외부 임상 근거들과 함께 각자의 임상경험을 통해 얻은 기술과 판단력을 망라한다고 할 수 있다. 참고할 수 있는 최상의 임상 근거들은 임상적으로 관련이 있는 연구 결과들을 말한다. 이들 중 일부는 기초의학 지식으로부터 얻어지지만 특히 환자중심의 임상연구를 통해 진단검사의 정확도와 정밀도를 입증하고 예후 표지자의 효용성을 향상시키며 치료, 재활 및 예방법의 효율과 안정성을 개선한다. 이와 같이 축적된 기술들은 보다 효과적이고 효율적인 진단과정에 이용될 수 있으며 임상적 결정을 내리는 데 있어서 환자의 상태, 권리 그리고 선호도를 더욱더 사려 깊게 파악하도록 함으로써 환자의 이익을 위하여 이용될 수 있다. 외부에서 확립된 임상근거들을 통해 이전에 인정되었던 진단 및 치료법들은 더욱 강력하고 보다 효과적이면서 안전한 방법으로 대체된다. 이런 관점에서 보면, '좋은 의사'는 자신의 임상 기술에 더해서 참고할 수 있는 최상의 근거들을 함께 이용한다. 임상기술 없이 근거에만 의존하면 의료가 근거에 의해 압도될 위험이 커지고, 현존하는 최상의 근거를 이용하지 않으면 의료는 급속히 시대에 뒤떨어져서 궁극적으로 환자에게 해악을 끼치게 된다.

근거이론(Grounded theory): 근거이론은 귀납적 데이터 수집과 분석적 방법으로 구성된다. 그것은, 추후에 정식으로 이론적 모델과 연결될, 텍스트 안의 범주와 개념들을 확인할 수 있도록 고안된 일련의 반복적 기법들이다. 근거이론은 또한, 데이터 자체에서 근거이론을 확립하기 위해, 질적 데이터를 수집하고 분석하기 위한 체계적이지만 유연한 지침들로 구성된 일련의 방법들이라고도 정의할 수 있다. 이 방법론은 텍스트 조각들의 체계적이고 철저한 비교를 통하여 본문 텍스트로부터 주제 구조와 이론을 만들어 낸다. 그리고 데이터가 점점 더 수집되고 분석됨에 따라 이론적 모델이 만들어지고 지속적으로 수정된다. 심층 인터뷰와 포커스 그룹은 근거이론과 관련된 가장 일반적인 데이터 수집 기법이다. 근거이론에 적용되는 표본의 크기는 귀납적 주제 분석에서보다 더 제한적이다. 그 이유는, 분석 과정이 보다 더 집중적이고 좀 더 많은 시간이 소요되기 때문이다.

하버드 의과대학(Harvard Medical School): 하버드 대학의 연구원들은 생의학이 특정 종족-의학 관점에서 연구되어야 한다고 생각하는데, 이는 병리학적 조건의 생물물리학적 차원을 배타적으로 고려하는 문화적 특징을 가지고 있기 때문이다. 그러나 이 조건을 '자연적 사실'로만 볼 수는 없다. 어떤 조건은 특정 문화적 규범에 의해 의학적 문제로 간주되기도 하기 때문이다. 이러한 관점에서, 의학인류학자인 아서 클라인먼(Arthur Kleinman)과 그의 동료 연구자들은 생물의학 범주들을 문화적 범주로 생각하자고 제안한다. 그 범주를 통해 병적 상태에 대한 특유의 해석이 가능하기 때문이다. 이 시나리오에서 질병(disease), 질환(illness) 그리고 병든 상태(sickness) 사이의 구분이 등장한다. 이러한 관점에 따르면, 의학인류학은 두 가지 방향으로 작용해야 한다. 즉, 서로 다른 의료시스템들의 비교분석과 그것을 생의학 자체에 임상적으로 응용하는 것이다. 여기에서 이야기들은 고통받은 경험들을 의미 있는 순서로 재구성하는 것을 목표로 하는 문화적 도구가 된다. 하버드 의과대학 인류학자들은 스토리들을 분석하고 해석하기 위해 그리고 질환이야기들의 서사적 논리를 재구성하기 위해 서사적이고 문학적인 도구들을 사용했는데, 이는 환자의 경험을 강조하기 위해서이다.

건강/보건(Health): 세계보건기구(The World Health Organization: WHO)는 '건강'을 단지 질병이나 질환이 없는 상태가 아니라, 신체적, 정신적 그리고 사회적으로 완전히 평안한 상태를 의미한다고 정의하고 있다. 일반적으로 받아들여지고 있는 건강의 정의에는 이 밖에도 몇 가지가 더 있다. 건강이란, 연령, 문화 그리고 개인적 책임에 상응하는 삶의 요구량을 충족시키는 신체적 및 정신적 잠재력으로 규정되는 웰빙의 역동적 상태로 정의되기도 한다. 혹은 질병이나 질환이 없는 평안한 상태로서 기본적이고 일반적인 권리를 누리고 있는 상태를 일컫기도 한다. 오스트레일리아 원주민 같은 몇몇 사회에서는, 건강이란 단지 개인의 신체적 평안함을 지칭하는 것이 아니라 윤회설 개념을 포함한 인생에 대한 총체적 관점인 전체 공동체의 사회적, 감정적, 정신적 그리고 문화적 평안함을 의미한다. 그래서 WHO의 건강에 대한 정의가 너무 이상주의적이고 융통성이 없으며 비현실적이지 않은가 혹은 건강의 정의에 '완전한'이란 단어를 포함시킴으로써 합리적인 기간 동안 건강할 가능성을 적게 만든 것은 아닌가하는 비판들이 아직도 많이 존재하고 있다.

보건경제학(Health economics): 보건경제학은 의료의 생산과 소비에 있어서 그 효용성, 효율, 가치 및 행위와 관련된 문제들을 다루는 경제학분야로 정의할 수 있다. 따라서 보건경제학자들은 의료체계의 기능과 보건에 영향을 미치는 행위들을 분석한다. 일반적으로 보건경제학은 보건문제에 적용되는 경제학의 한 분야로 생각되기 때문에, 그 밑바탕이 되는 철학적 및 방법론적 근거는 당연히 경제학의 그것들과 유사하다. 의료서비스에 관한 연구는, 보건, 의료 그리고 의료서비스의 구성이 매우 복잡하기 때문에, 여러 전문분야들이 협력하여 수행하는 다학제 사업이 되었다. 다학제 연구는 다방면의 전문가들을 필요로 할 뿐만 아니라 어떤 의문점에 대해 연구할 때 전문영역을 뛰어넘는 혁신적 방법들을 개발할 기회를 제공한다. 경제학뿐만아니라 의료서비스의 한 부분으로서 보건경제학은 이와같이 혁신적인 학제간 작업방식을 도출할 기회를 제공한다. 연구분야의 개략적 상황을 알아보기 위해 그리고 의료와 관련하여 사람들이 일상에서 어떻게 생각하고 행동하는지를 알아보기 위해, 면담, 포커스 그룹, 관찰 같은 질적 방법을 이용하여 의문점을 해결한다. 의료경제학에서는 의료행위의 성과에 대해 연구하기도 한다. 임상적, 역학적, 경제학적, 구조적 그리고 인본주의적 성과들이 이에 이용된다. 인본주의적 성과를 평가하기 위해서는 환자의 선호도나 삶의 질을 측정하는 방법 등을 사용한다. 예컨대, 어떤 의료 행위를 개별적으로 적용할 때 혹은 보다 많은 환자들을 대상으로 새로운 개입 치료를 시작하려할 때 환자의 동의를 받는 과정에 환자의 선호도가 고려될 수 있다. 성과연구로부터 시작되어 요즘 유행하는 새로운 추세는 새로운 의료 개입의 성과로서 경제적, 임상적, 구조적 관점 및 환자의 관점을 평가하는 방법인 보건기술평가이다.

의료인(Health-care provider): 의료에 종사하는 전문가들을 가리키며, 이야기의학에서는 이들이 환자의 건강관리를 개선하고 향상시키는 데 핵심적인 역할을 한다. 특히 의사들의 경우를 보면, 그들의 일상적인 직업활동은 자연스럽게 이야기로 채워져 있는데, 그렇다는 사실을 인식하게 되면 그들의 활동이 더욱 효과적으로 바뀔 수 있다. 의대생들은 의학 지식의 연속성을 위한 바탕이 되며 성장하는 동안 계속 새로운 지식을 습득한다. 전문적인 일을 하는 동안 의사들은 서로에게 정직성, 비판 그리고 '우리는 이렇게 봅니다(We see this).'라는 말에 내포된 권위와 불확실성의 용기 있는 결합을 기대하고 서로서로 의지한다. 의학은 부분적으로 서로에게 능력과 양심의 책임을 누적해 쌓아 가는 의사들의 단단한 결속으로부터 유래한 전문분야이다. 하지만 전문화된 의사들은 다른 전문가들이나 그들이 같이 일하는 간호사, 사회복지사 혹은 다른 건강 전문가들로부터 동떨어져 있는 것 같다. 전문의들의 전문가다움을 강화하는데 가장 효과적인 방법은 아마도 이들에게 이야기로 푸는 진료에서 그들의 의무를 완수할 만한 능력을 부여하는 것이다. 그리고 이들로 하여금 과학의 스토리를 상상하고 학생들을 책임있게 가르치며, 대학 차원의 감독을 시행하고 받아들이며 또한 의료종사자들 사이의 결속을 강화하도록 하는 일일 것이다.

전체의학(Holistic medicine): 생물의학이 발달함에 따라 이제 질병의 과정을 세포나 분자 수준에서까지 설명할 수 있게 되었지만, 그러한 과정을 유기체 수준에서 설명하지 못하는 경우가 종종 발생하고 있다. 예컨대, 환자가 어떤 과정을 통해 자연적으로 회복하거나 완전히 치유되는지에 대해 아직까지 명확하게 설명할 수 없다. 이러한 경우에 전체 유기체 수준에서 어떤 일이 일어나는지를 설명하고자 하는 것이 전체의학의 목적이다. 즉, 전체의학의 목적은 의미, 이해 그리고 행동의 개념과 관련하여 환자가 삶의 깊은 곳에 있는 경험인 소위 '일체감(sense of coherence)'을 갖도록 돕는 데 있다. 환자는 일체감을 회복하면서 자신에게 숨겨진 능력을 발휘함과 동시에 삶의 질, 건강 그리고 기능들이 개선된다.

인문학(Humanities): '인간의 문화'로 정의되는 것들과 사람들이 인간의 경험을 처리하고 기록하는 방식을 연구하는 학문분야이다. 이 분야는 어떻게 이러한 경험들이 세상에 대한 이해를 형성하는지 기술하고자 하면서 의식, 가치, 개념과 이상을 탐색한다. 철학, 문학, 종교, 예술, 음악, 역사 그리고 언어는 '인문학 우산' 아래 들어가 있는 전통적인 주제이며, 이 영역들은 때때로 사회과학으로 간주되기도 하고 때로는 인류학, 지역학, 의사소통학, 고전학, 기호학 및 언어학을 포함하여 인문학으로 간주되기도 한다. 인문학은 기본적으로 비판적이고 추론적인 방법을 사용하며, 자연과학의 경험적 접근방식과 구별되는 상당히 역사적인 요소들을 포함하고 있다. 역사와 문화인류학 연구 같은 인문학 영역들은 실험적 방법이 적용되지 않는 주제들, 그 대신에 주로 비교 방법과 비교 연구를 사용하는 주제들을 탐구한다.

질환(Illness): 질환이란 증상이나 고통에 대한 사람들의 경험을 말한다. 질환은 아픈 사람과 그 가족들 혹은 주변 사회 네트워크가 증상과 장애를 느끼고 함께 살아가고 반응하는 방식과 관련이 있다. 질환은 신체에서 일어나는 과정들을 추적하는 생생한 경험이며, 질환 경험은 어떤 병태생리학적 과정에 의해 유발된 고통의 형태들을 일반 사회의 보통 사람들이 이해하고 접근할 수 있는 방법들로 구분하고 설명하는 것이다. 우리가 질환에 대해 얘기할 때는, 어떻게 하는 것이 고통을 극복하는 최상의 방법인지 그리고 고통으로 인해 일상에서 나타나는 실제 문제들은 무엇인지에 관한 환자의 판단을 포함해야 한다. 그리고 그 형태들이, 복잡한 가족, 사회 그리고 문화 공동체 내에 스며 있는 인식, 구별, 설명 그리고 평가 방법을 좌우하는 문화적 요소에 따라 달라진다는 사실도 이해해야 한다.

런던 킹스 칼리지 인문학과 건강 센터(King's College, Centre for the Humanities and Health, London): 런던 킹스 칼리지의 인문학과 건강 센터는 '질병의 경계'에 대한 여러 연구 프로그램을 통해 의료인문학 분야에서 세계적인 지도력을 확보하기 위해 설립되었다. 이 센터는 예술, 인문학 그리고 건강 분야에서 영국에서 그리고 세계적으로 인정받은 학자들을 참여시켜 왔으며, 이들은 모두 의료인문학 석사 프로그램 개발을 지원하였고, 석사, 박사 그리고 박사후 과정은 물론 국제적 수준에서 이 분야의 역량을 확장해왔다.

청취/듣기(Listening): 질환 이야기를 듣는다는 것은 부당한 상실과 무작위적인 비극을 목격하는 용기와 관대함을 필요로 한다. 이러한 목격을 통해 의사는 더욱 더 두드러진 임상적 이야기 임무를 담당할 수 있게 된다. 즉, 치료적 동맹을 구축하고, 감별 진단을 시행하고, 신체적 징후들과 실험실적 결과들을 정확하게 해석하고, 환자의 경험에 공감하며, 효과적 돌봄에 환자를 참여시킬 수 있게 된다. 만약 의사나 돌보미들이 이러한 임무를 수행하지 못하면, 환자는 스토리 전체를 말하지 않을 수도 있고 의사가 자신의 이야기를 제대로 듣고 있지 않다고 느낄 수도 있다. 그렇게 되면, 진단 작업에 초점이 맞지 않게 되어 올바른 진단을 하지 못할 수 있으며, 치료가 비효율적일 수도 있다. 이제, 의료에서 환자에게 이야기를 서술하게 하고 이를 잘 듣는 것이 중요하다는 사실을 인정하기 시작했다. 앞으로 이야기 기술은 의사가 환자가 하는 모든 말을 존중하면서 환자와 함께할 수 있게 하는 더 강력한 방법을 제공할 것이다.

의료인문학(Medical Humanities): 의료인문학은 인문학의 관점과 사회과학의 관점이 함께 모여 의학의 인간적 측면을 탐구하는 연구분야이다. 이러한 관점들은 의학[생물의학(biomedicine)과 다른 의학들을 모두 아우르는 용어]에 대한 우리의 기대를 분석하는 데 그리고 넓은 의미의 건강, 웰빙 그리고 원기왕성함과 의학과의 관련성을 분석하는 데 중요한 역할을 담당한다. 몇몇 저자들이 강조하는 바와 같이, 의료인문학이 정확히 어떤 내용들을 포함하는지, 어떻게 의학교육에 통합되어야 하는지가 분명치는 않지만, 의료인문학은 몇 가지 공통점을 가지고 있다. 첫째, 의료인문학은 질환, 통증, 고통, 장애, 치유 그리고 치료와 돌봄과의 관계, 의학의 다른 측면 그리고 의료를 연구하는 데 있어서, 여러 인문학 영역들의 방법, 개념과 내용들을 이용한다. 둘째, 의료에 대해 공부하는 학생들이 좀 더 자의식이 있는 의료인이 되기 위해 어떻게 자신들의 직업을 좀 더 잘 이해하고 비판적으로 생각해야 하는지를 가르치기 위해 의료인문학의 방법, 개념 그리고 경험을 이용한다. 셋째, 의료인문학 활동은, 이론과 실제 그리고 필연적으로 학자, 치료자 그리고 환자 간에 이루어지는 진료에 대한 협조과정에 인문학과 사회과학의 여러 분야들을 함께 활용한다. 이러한 점들을 살펴보면, 의료인문학에는 도덕적 기능이 내포되어 있다. 즉, 의료인문학의 중요한 목적은, 의료의 개념을 재해석하고 학생들과 의료인들로 하여금 질환, 고통 그리고 치유의 근본적인 측면에 관한 종합적인 시각을 갖게 함과 동시에 자신들의 태도와 행동에 의문을 가지도록 하는 데 있다.

복합양식 접근법(Mixed methods approach): 복합양식 접근법은 단일 연구에서 서로 다른 형태의 데이터를 수집하고 분석하는 방법이다. 이 분야의 최초 연구자들은 모든 방법에 한계가 있음을 인식하였고, 어떤 방법에 내재된 편견이 다른 방법의 편견을 중화하거나 말소시킬 수 있다고 생각했다. 조사 전략은 크게 세 가지이다. 첫째는 순차적 절차로서, 연구자들은 하나의 방법으로 발견한 것들을 다른 방법을 통해 정교하게 만들거나 확장하고자 한다. 탐색을 위한 질적/정성적 연구방법에서 시작하여 대량의 표본을 사용하는 정량적 방법으로 진행하거나, 혹은 이론이나 개념을 시험하는 정량적 방법에서 시작하여 연구 문제를 종합적으로 분석하고자 하는 질적/정성적 방법으로 진행하기도 한다. 둘째는 동시적 절차로서, 연구문제의 종합적 분석을 위해 정량적 데이터와 질적/정성적 데이터를 함께 모은다. 셋째는 변형적 절차로서, 정량적 데이터와 질적/정성적 데이터를 모두 포함하는 설계 내에서 전체를 바라보는 관점으로서 하나의 이론적 렌즈를 사용한다. 이 렌즈는 관심주제, 데이터 수집방법 그리고 연구에서 예상되는 결과나 변화에 대한 골격을 제공한다.

이야기(Narrative): 누군가가 말하는 사람, 듣는 사람, 시간 경과 그리고 가능한 줄거리가 있는 서술을 통해 다른 사람과 그 내용을 공유하면, 우리는 그것을 '이야기(narrative)' 혹은 스토리(story)라고 말할 수 있다. 넓은 의미에서 보면, 이야기에 반드시 언어가 필요한 것은 아니다. 그것은 말과 글쓰기에 의해서도 가능하고, 춤, 예술 그리고 음악에 의해서도 표현될 수 있다. 이야기의 형식도 정보와 의미를 전달한다. 이야기는 일반적인 사건에 대한 것이기보다 특정한 사건에 대한 것이다. 비록 몇몇 이야기들이 같은 유형을 공유함으로써 같은 종류의 스토리가 될 수 있기는 하지만 말이다. 이야기는 실제 삶의 측면들을 재현하면서 더불어 특정한 현실에 대한 해석을 가능하게 한다. 이야기 형식은 기존의 스토리텔링 모델들에 의해 영향을 받는다. 이야기들은 여러 장르로 구분될 수 있는데, 여기에는 복잡한 언어(구두의 혹은 문자로 된)에서 이미지에 이르기까지 다양한 스타일로 만들어진 다양한 장르가 있다. 이야기는 신화, 전설, 스토리, 비극, 희극, 책, 영화 등에 존재한다. 의학에서 이야기가 중요하다는 사실은 수 세기 전부터 이해되어 왔지만, 이야기가 건강분야의 연구에서 필수적인 영역이 된 것은 지난 20년 동안에 일어난 일이다. 의학에서 이야기는, 다른 상황에서 미래에 있을 상호작용의 모델이 될 수 있는 여러 형태로 재현된다. 그러나 이러한 형태들은 끊임없이 세분화한다. 따라서 임상 방법론에서 이야기를 찾아내는 일은 매우 중요하다. 그럼으로써, 증상이 환자에게 어떤 의미인지, 환자의 관점이 무엇인지, 왜 그들이 도움을 받고자 하는지, 왜 지금 그러한지에 대해 확인하고 소통할 수 있다. 또한 어려운 상황에 직면할 때 환자의 역할이 무엇인지 알아낼 수도 있다.

이야기(중심)의학[Narrative-(based) medicine]: 질환스토리들을 이용해서 확인하고, 이해하고, 해석하는 기술로 진료하는 것을 의미한다. 건강 관리를 위한 새로운 틀인 이야기(중심)의학의 목적은 돌봄을 받는 사람들을 인정하고 존중하는 것, 그럼으로써 보다 효과적인 건강관리 시스템을 만드는 것이다. 의학이 이야기에 관심을 두지 않았던 적은 한 번도 없다. 반대로 이러한 관심은 늘 삶의 상호주관적 영역에 기반을 두고 있었다. 진료를 위해서는 한 사람과 다른 사람의 관계맺기가 필연적이고, 진정한 관계 맺기는, 이야기가 그러하듯이, 모든 참여자들을 변화시킨다. 의학은 이야기 지식 안에서 점점 더 단련되어 왔고, 그 결과 의학은 이렇게 강화된 서사적 정교함을 이용하여, 환자, 의사, 돌보미들, 연구자들 그리고 의료, 진단적 추론, 의학윤리, 전문가 교육에 관련된 모든 사람들 사이의 관계를 새롭게 정립하는 데 유용한 방식을 제공하고 있다. 또한 아픈 사람들의 경험, 개별 의사들의 여정 그리고 의사들과 의료가 가져야하는 의무들을 더 잘 이해할 수 있도록 한다. 한편으로 이야기의학은 환자와 의사의 차원이 만나는 지점을 허용하여 양쪽에서 느끼는 감정을 서로 이해할 수 있도록 하는 도구라고 정의할 수 있고, 다른한편으로는 새롭고 집중화된 돌봄 계획을 만들어 내고 이에 좀 더 잘 따를 수 있도록 하는 도구라고 정의할 수도 있다.

이야기 분석(Narrative analysis): 이야기 분석은 담론과 담론의 텍스트적 재현 연구에 기반을 두고 있다. 이러한 맥락에서 이야기들은 일련의 사건들을 재현하는 스토리들을 말한다. 이야기들은 심층 인터뷰나 포커스 그룹을 통해 데이터를 수집하는 과정에서 만들어질 수도 있고, 참여자를 관찰하는 도중에 부수적으로 포착될 수도 있고, 문서 형태(인터넷 망을 포함하는)에 포함되어 있을 수도 있다. 이야기 분석은 사회학, 인류학, 보건학, 문화학 등 광범위한 학문적 전통 속에서 사용되고 있으며, 후속 연구를 위한 예비연구, 비교분석, 의료조건진단 등 다양한 용도로도 이용될 수 있다.

병행기록(Parallel chart): 1993년에 리타 샤론(Rita Charon)이 발명해서 교육 도구로 처음 도입한 비공식 환자 기록이다. 의사들은 여기에 임상 데이터와 대립되는 자신들의 느낌들을 모아 둘 수 있다. 때로는 의대생을 위한 서술적 회상 전략의 실행 도구로도 사용된다. 이 기록의 주된 목표는 환자들이 견뎌내고 있는 것에 대해 학생들이 보다 더 분명하게 인식할 수 있도록 하고 또한 학생들이 진료 과정에서 자신들의 여정을 더 분명하게 검토할 수 있도록 하는 것이다. (샤론이 구별하였듯이) 학생들의 정서적 안정에 도움을 주기 위한 지지집단치료 형식, 감정표출 수업 혹은 집단치료가 목적은 아니다.

이러한 글쓰기 작업은 의료훈련의 실용적이고 필수적인 부분으로서, 학생들이 효과적으로 임상실습을 수행하는 능력을 향상시키기 위해 고안되었다. 의학에서 반성적 글쓰기는 임상의사 교육의 주요 부분으로 간주되어야 한다. 병행기록은 임상훈련의 일부가 되어야 한다. 그것은 한 사람의 삶이나 시대에 대한 일반적 탐색이 아니라, 특정 환자를 돌보는 데 도움이 되는 이야기적 글쓰기이다. 환자에 대해 글을 쓰는 과정에서 학생들은 자신들에 대해서도 많은 것을 쓰게 된다. 환자의 전기는 언제나 학생의 자서전과 얽혀 있다. 학생들은 자신의 병행기록을 작성하고 다른 사람의 것을 읽고 듣는 과정에서 자기(the self)가 존재함을 매우 강력하게 인식하게 된다.

병적학(Pathography): 질환을 이야기적으로 묘사하는 장르이며, 환자들의 일인칭 설명을 가리킨다. 병적학은 이런 의미에서 보면 어떤 사건이나 경험에 일관성, 통일성 그리고 형태를 부여하는 해석적이고 서사적인 행위이다. 의학적 이야기에 들어와 그것을 성스럽게하는 사회문화적 은유들은 환자들이 자신의 질환에 '초연'할 수 있게 한다.

환자(Patient): '환자'란 급성 질병, 만성 질병 혹은 외상에 대해 건강관리를 받는, 의료를 제공받고 있는 사람이라고 정의할 수 있다. 특히 환자중심 돌봄에서 이 용어는, 환자의 이야기, 경험, 선호, 필요 그리고 가치관을 고려하여 만들어진 새로운 돌봄과 치료 결정 모델에 따라, 환자와 돌보미의 적극적인 참여를 강조하는 데 사용된다.

환자-의사 대면(Patient-physician encounter): 환자-의사 대면에서 일종의 대화가 시작된다. 환자는 단어, 몸짓 혹은 물건을 이용해서 그리고 침묵까지 이용해서 자신의 이야기를 풀어놓는다. 이 이야기에는 질환에 관한 '객관적' 정보들은 물론 질환과 관련된 공포, 희망 그리고 의미들이 포함되어 있다. 의사가 환자의 이야기를 듣고 있노라면 이야기의 요점을 파악하고 상황을 그려 낼 수 있으며 환자가 사용하는 단어의 다양한 (간혹 상충되는) 의미들을 깨닫게 된다. 진단적 청취 행위에는 이야기의 의미를 파악하기 위해 기억력, 창의력, 해석능력 등 청취자의 능력이 모두 사용된다.

사람(person): 인류학적으로 말하면, 개인에게 '사람'의 지위를 부여하는
행위는 상징적 질서, 대표 논리 그리고 사회 속에서의 위치와 역할을 정
해주는 관습적 장치가 존재함을 가정하는 것이고, 법적 그리고 도덕적
으로 개인을 인정하는 것이다. 개개인으로서의 사람이라는 개념에 대한
인류학적 탐색은 여러 문화와 사회가 설명하는 개념들에 대해서뿐만이
아니라 사람의 지위, 즉 개인에게 권리를 인정하고 의무를 부과하는 제
도적 시스템에 대해서도 의문을 제기하게 한다. '사람'이라는 개념은 사
회와 문화가 생각하고 행동하는 방법, 관계를 정의하는 방법을 재검토하
게 하는 자극제로 여겨져 왔다. 오늘날 만성 질환을 앓는 사람들은, 급성
문제로 진료를 받는 경우가 아닌 한 '환자'라는 이름표를 원하지 않는다.
개별적인 사람으로 인정받기를 좀 더 원한다.

현상학(Phenomenology): 현상학은 의식적 경험에 대한 연구라고 정의할
수 있으며, 후설(Husserl)과 메를로-퐁티(Merleau-Ponty) 같은 20세기
초반의 철학자들에 의해 시작되었다. 현대 사회학에서 이 용어는 좀 더
폭넓게 사용되어, 사람들의 인식, 감정 그리고 경험에 대한 연구를 의미
하곤 한다. 현상학은 경험을 연구하는 철학적 접근법으로서, 인간으로
존재하는 경험이 어떤 것인지에 대해 생각하는 데에 특히 관심을 가지고
있다. 경험의 다양한 측면에 모두 관심을 가지고 있지만, 우리에게 중요
한 사물들, 우리의 세계를 구성하는 사물들에 특별한 관심이 있다. 현상
학 분야 내의 많은 도구와 아이디어들은 일반적으로 개인들이 살아가면
서 겪는 경험들과 이러한 경험들이 그들에게 어떤 행동적, 감정적 그리
고 사회적 의미가 있는지 이해하려 한다는 점에서 질적/정성적 연구에
속한다. 심층 인터뷰와 포커스 그룹들은 현상학적 데이터를 수집하기에
이상적인 방법들이다.

**이야기의학과 의료인문학 전문직(Professions of Narrative Medicine and
Medical Humanities):** 인문학과 사회과학 전문가, 사회학자, 심리학자,
상담자, 문화인류학자와 의학인류학자, 미술치료사, 사회복지사 그리고
이야기의학 및 의료인문학 분야에서 활동하는 (역학자들과 간호사들 같

은) 의료의 질 전문가들을 의미한다. 다학제적이고 지속적인 방식을 통해 이야기의학의 실천이 의료 부서의 업무를 뒷받침한 여러 경험들이 보고되고 있다. 돌봄과 질환에 관한 이야기들을 평가하는 적절한 도구들 즉, 반구조화된 인터뷰들, 대화를 담은 비디오들, 클레임 분석, 일기와 시의 사용, 강의와 분석 집단 등을 사용함으로써 이런 사실들을 확인할 수 있었다. 이야기의학은 진료를 개선하고, 보다 심층적인 진단을 가능하게 하며, 환자, 가족, 의사 그리고 의료진 사이의 관계를 원활하게 하고, 그 결과 환자의 치료 순응도를 개선한다. 방법론자들과 의료전문가들이 함께 수행하는 통합적이고 이론적인 운영은 돌봄의 질과 치료의 지속가능성을 개선하기 위한 이야기의학의 실험실적 시험들을 개념화하고 현실화할 수 있도록 하였다.

질적/정성적 연구(Qualitative research): 질적/정성적 연구는 인간의 행동, 의견 혹은 경험들과 관련된 의문점을 풀기 위해 흔히 사용된다. 이들은 정량적인 자료수집 방법으로는 정보를 얻어 내기 어려운 주제들이다. 이 연구법의 가치가 다방면에서 널리 알려져 있지만, 질적/정성적 연구는 아직까지 이론적으로나 실제적으로 통일된 분야가 아니다. 즉, 질적/정성적 분석의 주제에 관해 아직도 수없이 다양한 관점들이 존재한다. 어떤 저자들은 연구의 목적과 요점을 강조하고, 다른 저자들은 인식론적 관점을 강조하며, 또 다른 이들은 자료수집의 과정과 상황에 더 집중한다.

우리는 결과중심의 정의를 사용하자고 제안한다. 즉, 질적/정성적 연구에 서수 값을 나타내지 않는 데이터를 사용하는 연구들을 모두 아우르자는 것이다. 이와 같은 정의를 사용하면 일반화를 피할 수 있을뿐더러 질적/정성적 연구와 정량적 연구를 이분법적으로 나누는 일도 피할 수 있다. 자료수집과 분석을 하는 데 있어서도 다양한 기술들을 사용할 수 있고, 질적/정성적 연구와 관련된 다양한 이론적 그리고 인식론적 체계들을 모두 이용할 수 있다. 이 연구방법에서 인식론적 관점은 질적/정성적 연구를 사용하는 분야들이 다양한 만큼 매우 복잡하다. 여기에서, 두 가지의 주요 관점들, 즉 해석적 관점과 후기-실증주의적(post-positivistic)

관점을 소개하고자 한다. 기어츠 같은 초기 학자들은, 과학적 연구방법
이 단순화를 선호하지만 해석적 전통으로부터 시작되었다고 주장한다.
이 방법은, 수많은 개인적 이야기나 관찰된 행동과 활동에서 보이는, 보
다 깊은 의미를 함축한 이야기를 해석하는 데 즐겨 사용되었다. 해석적
관점은, 질적/정성적 연구활동이 하나의 객관적 사실을 연구하는 것이
아니라 여러 가지 사실들을 동시에 규명하는 데 관심을 두어야 한다는
생각으로부터 시작한다. 반면에, 후기–실증주의적 접근법은, 해석은 관
찰된 자료들로부터 직접적으로 유래해야 하고 자료수집과 분석 방법들
은 체계적이고 투명해야 한다는 기본적인 생각에서 출발한다. 후기–실
증주의는 과학적인 방법과 밀접한 연관성이 있지만 실제로 객관적인 사
실이 평가되고 설명될 수 있다는 엄격한 인식론적 관점과는 차이가 있
다. 이론적이고 철학적인 관점에서 바라보면 실제로 객관적인 사실 특
히 사회와 행동 현상들을 관찰하고 기록할 수 있다는 생각은 매우 의아
한 개념이다. 후기–실증주의자들은 완전히 객관적인 사실들을 이해할
수는 없지만 객관적 진실에 다가갈 수 있거나 최소한 다가가려 노력할
수 있을 것이라는 전제에 동의한다. 질적/정성적 자료들을 모으고 이용
하는 주된 분야들은 현상학, 인종학, 귀납적 주제 분석, 근거이론, 사례
연구, 담론/대화 분석, 이야기 분석 그리고 복합분석법(한 연구에서 질
적/정성적 방법과 정량적 방법을 함께 사용하는 방법) 등이다. 따라서 질
적/정성적 연구는 질환의 과정에서 환자와 돌보미를 통해 얻은 여러 가
지 사실들을 청취하고 관찰하고 이해하는 데 유용한 방법이다.

정량적 연구(Quantitative research): 정량적 연구는, 숫자로 표시된 자료
들을 모아 통계학과 같은 수학적 방법을 이용하여 분석함으로써 어떤 현
상들을 설명하는 방법으로 정의할 수 있다. 정량적인 접근에서 연구자
들은 지식을 개발하는 데 있어서 후기–실증주의자의 주장들(예컨대, 인
과관계 사고, 특정 변수와 가설과 의문으로의 환원, 측정법과 관찰법의
이용 그리고 이론의 검증)을 이용하고, 실험이나 조사와 같은 연구방법
들을 사용하며, 미리 설계한 방법으로 통계적으로 이용 가능한 자료들을
만들어 낸다. 이와 같은 방법으로 연구자들은 세부 가설들을 설정하고

가설들을 지지하거나 반박하는 자료들을 수집하며 실험적 처치 전후의 태도들을 평가할 수 있는 실험계획을 사용하여 어떤 이론을 검증한다. 자료들은 태도를 측정할 수 있는 방법을 통해 얻어지고, 수집된 정보들은 통계 과정과 가설 검증을 통해 분석된다. 예를 들어, 근거중심의학은 계량학 및 통계학과 함께 정량적 연구에 심하게 의존하고 있다. 요즘은, 이야기의학에서도 투병에 관한 스토리 안에서 발생 양상들을 분석하는 데 이를 적용하고 있다.

성찰적 글쓰기(Reflective writing): 성찰이란 어떤 관심사에 대해 개인적으로 통찰하고 탐색하는 과정이다. 성찰은 일반적으로 살아가면서 겪는 경험을 통해 유발된다. 그리고 성찰은 개인이 자아의 관점에서 사건에 의미를 부여하고 분명하게 하는 데 도움을 주며, 그 결과 개념적 관점이 변화하게 된다. 최근 몇 년 동안 성찰적 글쓰기가 수련의들의 교육에 여러 형태로 사용되고 있다. 중요한 사건 보고서와 임상적 저널 쓰기 등이 그에 속한다. 학생은 의사-환자 관계에서 자신이 의사 편에 있다고 생각하고 임상적 시나리오를 설명하도록 요청받는다. 환자의 관점에서 임상 이야기를 쓰거나 일인칭 관점에서 환자의 이야기를 다시 쓰는 연습을 하면 학생들은 자신과 환자 사이의 감정적 거리를 좁힐 수 있다. 이러한 서사적 글쓰기 연습을 하면 학생들은 임상의사로서 자신의 관점에서 그리고 다른 사람들의 관점에서 임상 경험을 성찰하게 된다. 특히 개인적인 질환 이야기 작성과 같은 연습은 의대생들이 질환, 건강 그리고 자기의 신체적 현실에 대한 감정을 표현하고 검토할 수 있게 해준다. 학생들은 자신들의 경험을 해석할 수 있고, 임상의사로서 자기 자신에 대해 그리고 자신들의 환자에 대해 좀 더 폭넓게 이해할 수 있을 것이다. 개인적인 질환 이야기는 의사가 자신의 개인적 경험과 환자의 경험 사이에서 유사성을 인식하고 통합함으로써 환자의 세계에 좀 더 긴밀하게 접근할 수 있도록 한다.

또한 환자의 입장에서 보면, 성찰적 글쓰기는 병원 방문 시 스트레스를 줄여주고 면역력이 향상되며, 혈압과 호흡이 안정되고 우울증 증상이 완화되는 이점을 지닌 치료법이라고 정의할 수 있다. 글쓰기는 표현되지 않았던 감정들, 질병에 대한 인식 그리고 외상 경험들을 대면할 수 있게 한다. 글쓰기는 고통받는 사람의 이성과 감정을 드러낼 수 있도록 도와준다.

말뜻 맞추기(Semantic alignment): 말뜻 맞추기는 지속적이고 반복적으로 환자와 공동 계획을 짜는 것으로서 환자-의사 관계의 모호성을 줄일 수 있는 도구이다. 말뜻 맞추기는 아날로그적 수준으로 생각하면서 정체성을 이해하고 공유하는 것을 의미하는데, 이러한 목표는 사고의 비선형성을 받아들이면서 '타자(the Other)'에 대해 듣고 느끼는 동안에 혹은 그 이후에 성취할 수 있다. 환자의 스토리를 적극적으로 듣고 글을 쓰고 성찰하고 해석하는 것이 바로 의미 부여를 가능하게 하는 행위들이다.

병든 상태(Sickness): 병든 상태는 병리학적 상황의 사회적 의미, 진단 행위로 구체화한 환자의 사회적 역할을 의미한다. 병든 상태를 거대한 사회적(경제적, 정치적 그리고 제도적) 힘과 관련하여 어떤 집단에서 생각하는 장애에 대한 포괄적인 의미로 정의한다면, 이 용어는 의학지식과 병리학의 생산과정으로도 이해될 수 있다. 검증과정이 '의학지식'을 결정하는 것처럼 사회적 과정이 소위 '의학적 문제'를 결정한다. 따라서 개인 중심의 사고에서 벗어나 사회적 관점을 가짐으로써 연구의 목적을 짜임새있게 구성할 수 있을 것이다. 재미있는 사실은, 병든 상태의 관점이 하버드 의대의 관점 같은 '개인주의'를 보완하려고 시도되었지만 고통경험의 개인적 측면을 무시하게 되는 단점을 안고 있다는 점이다.

소프트웨어 말뜻분석(Software Semantic Analysis): 연구자들은 탐색, 설명, 비교, 패턴분석, 이론구축, 시험 그리고 평가 등의 이유로 비구조화된 데이터 혹은 반구조화된 데이터를 해석하는 프로젝트에 참여한다. 질적/정성적 방법이 선택되는 상황은 어떤 과정이나 경험에 대해 자세한 이해가 필요한 경우, 조사하는 문제의 특성을 결정하기 위해 더 많은 정보가 필요한 경우 혹은 이용할 수 있는 유일한 정보가 숫자 이외의 형태로 존재하는 경우 등이며, 이러한 조사들은 일반적으로 목적을 가지고 도출한 샘플로부터 집중적인 그리고 대단위의 정보 수집을 필요로 한다. 이런 경우 소프트웨어 말뜻분석을 통해 질적/정성적 데이터를 처리하기 위한 일련의 도구들을 이용할 수 있다. 즉 질적/정성적 프로젝트를 수행하는 기록들(인터뷰, 설문지, 포커스 그룹, 현장 관찰 그리고 연구 발표들, 이미지, 다이어그램 등)을 조직화하고 추적할 수 있다. 또한 연구 과정에 생성된 개념적이고 이론적인 지식들에 접근하고 이들을 조직화함으로써 그것들을 지지하는 데이터가 생성될 수도 있다. 소프트웨어 말뜻분석은 질문을 허용한다(데이터에 대해 간단한 혹은 복잡한 질문을 할 수 있고, 데이터베이스에서 모든 관련 정보들을 검색하여 연구 질문에 대한 해답을 얻을 수 있다.). 소프트웨어 말뜻분석은 해석 과정의 여러 단계에서 사례들, 아이디어들 그리고 개념들의 내용과 구조를 보여 줌으로써 이들을 시각화할 수 있다. 이러한 항목들 사이의 관계는 다양한 화면에 시각적으로 표시된다.

의료에서 총체적 품질관리[Total Quality Management (TOM) in health care]: TQM은 품질을 지속적으로 구현하기 위한 구조화된 접근방식이며, 이는 환자 관리를 비롯한 모든 서비스 영역에 적용될 수 있다. 보건 영역과 관련해서는, 품질을 이해하기 위한 다섯 가지의 광범위한 속성들이 인정되고 있다.

– 신뢰성: 약속된 서비스를 정확하고 믿을만하게 수행할 수 있는 능력
– 보증해야 할 것: 직원들의 지식과 예의범절
– 눈에 보이는 것들: 물리적 시설, 장비 그리고 직원들의 모습
– 공감: 고객에게 개별화된 관심을 가지고 배려함
– 대응성: 기꺼이 고객을 돕고 신속하게 서비스를 제공하려 함

영업조직에서 품질향상 과정은 현재 TQM의 이론과 응용을 지배적으로 받아들이고 있다. 의료관리에서 TQM의 핵심개념은 관리법에 기초한 최상의 관리 지도력, 품질을 위한 작업틀 창조, 조직문화의 변화, 고객에 집중하기, 과정에 초점 맞추기, 과정 개선을 위한 협업적 접근, 직원교육 및 훈련, 벤치마킹, 직원 권한 부여 그리고 경영 통합 등이다. TQM 과정

은 조직 문화와의 병합을 위해 상당한 시간이 필요한 장기적 전략 제안이다.

교류분석(Transactional analysis): 번(Berne)의 교류 분석은 개인 간의 상호작용을 연구하기 위한 방법이라고 말할 수 있다. 이 접근법의 기본적인 관심은 번이 '자아 상태'라고 부르는 것, 즉 상응하는 행동 패턴들을 일으키는 사상과 감정 체계들을 조사하는 것이다. 모든 사람은 세 가지 유형의 자아 상태를 보인다. 가장 먼저 발달한 것은 우리 내부의 어린 소년/소녀로서, 우리가 어렸을 때 하는 바로 그런 식으로 느끼고 생각하고 행동하고 말하고 반응한다. 두 번째 자아 상태는 '부모' 역할을 하는 인물들을 모델로 하는데, 양심과 도덕률의 기능을 수행한다. 마지막으로 발달하는 세 번째 자아 상태는 개인이 자신의 환경을 객관적으로 평가하고 과거의 경험을 기반으로 그것의 가능성과 확률을 계산하는 자아 상태로서 '어른'이다. 그러므로 두 사람이 어떤 관계에 들어가면, 각각 세 개의 자아상태를 가지고 있으므로, 여섯 개의 자아 상태의 조합들이 관계를 맺는다. 실제로 사람들이 서로서로 다르듯이, 자아 상태들도 각각 다르기 때문에, 그들 사이에서 어떤 일이 일어났을 때 각 사람 안에서 어떤 자아 상태가 활성화되었는지 아는 것이 중요하다. 교류를 분석할 때 우리는 이야기되고 있는 것 이상을 살펴보아야 한다. 말이 이에 동반하는 비언어적 기호로서 어떻게 전달되는지 살펴보아야 한다. 교류분석은 교류를 분석하고 어떤 자아 상태가 관련되어 있는지 분석할 때 이 모든 단서들에 주의를 기울인다. 내부 대화를 통해 내부의 상호작용이 일어나는 경우, 교류 분석을 통해, 건강과 질병에 대해 서술한 서면 텍스트에 어떤 자아 상태가 이야기의 주된 형태인지 확인할 수 있다. 질병에 대해 이야기를 듣는 환자는 대체로 '아이' 상태의 자아로 밀려나는데, 이때 돌보미들과 신뢰할 만한 관계를 구축하지 못하면 '비판적' 부모와 함께 엮이게 된다. '어른'은 바람직한 자아 상태로서, 우리가 질병에 긍정적으로 반응하고 적극적으로 대처할 수 있게 해주는 자아 상태이다.

웰빙/평안함(Well-being): 웰빙/평안함은 계속 성장하는 연구분야이지만 아직까지도 이에 대한 정의는 확실하게 정립되어 있지 않다. 이에 대한 확실한 평가를 위해서 무엇을 측정해야 할지 어떻게 자료들을 해석해야 할지에 대해 명확히 해 둘 필요가 있다. 새로운 정의는 웰빙 자체에 대한 설명이나 기술 그 이상이어야 하고 용어의 의미를 명확히 표현할 수 있어야 한다. 이러한 목적을 위해서 웰빙 연구의 역사적 배경을 파악할 필요가 있으며, 다음 두 가지 주요 접근법에 초점을 맞출 필요가 있다.

- 행복, 긍정적 정서, 낮은 부정적 정서 그리고 삶에 대한 만족 같은 개념들을 강조하는 쾌락주의 전통
- 긍정적인 심리적 기능과 인간의 성장을 강조하는 행복주의 전통

이와 같이 상이한 두 가지의 접근법이 존재함에도 불구하고, 요즈음 대다수의 연구자들은 웰빙이 다차원적 개념이고 결과적으로 차원의 다양성으로 인해 혼란스럽고 모순된 연구환경이 조성된다고 믿고 있다. 웰빙에 대한 새로운 정의에 좀 더 가까이 다가가기 위해서 우리는 아래의 세 가지 주요 분야에 초점을 맞추어야 할지 모른다. 즉, 웰빙 조절점, 평형/항상성 필연성 그리고 도전과 재능 간의 유동 상태이다. 결론적으로 말해, 연구를 거듭하면서 웰빙에 대한 새로운 정의들이 제시되고 있지만, 웰빙/평안함은 개인이 보유한 자원들(심리적, 사회적 및 신체적)과 직면하는 도전들(심리적, 사회적 및 신체적) 사이의 균형으로 생각할 수 있다.

감사: 용어해설을 작성하는 데 도움을 준 의학인류학자 알레산드라 피오렌시스(Alessandra Fiorencis)에게 특별한 감사를 드린다.

찾아보기

내용

저자 소개

💬 마리아 줄리아 마리니(Maria Giulia Marini)

이탈리아에서 의료인문학을 이끄는 핵심 학자이다. 2002년부터 이탈리아 밀라노에 있는 공익연구 및 경제연구소인 이스터드 재단(Fondazione ISTUD)에서 의료분야 책임자로 있다. 그녀의 연구 활동은 거버넌스, 지속가능성 모델 그리고 가치창조에 초점이 맞추어져 있다. "나는 고전 인문 고등학교를 나왔기 때문에 이런 지식을 대학의 과학적인 연구 과정과 통합하는 길을 선택했다."라고 마리니 박사는 회상한다. 그녀는 밀라노 대학교에서 제약화학 학사 및 약학 석사학위를 받고 파비아 대학교에서 역학 박사학위를 받았다. 그녀는 미국 보스턴에 있는 브리검 여성병원(BWH)에서 두 번의 인턴과정을 거치면서 임상연구와 임상시험팀에서 연구했다. 그 후, 미국과 독일에서 국제적인 경험을 쌓고 이탈리아 밀라노에 있는 게슈탈트와 교류분석 연구소에서 일했으며 이때 카운슬러 자격증을 받았다.

그녀는 지난 25년간 국제적 회사들의 의료분야에서 자문역으로 일해 오고 있다. 그녀의 관심 분야는 지속가능한 의료모델의 개발과 실현, 실행평가, 의료인문학 그리고 의료의 인간화이다. 그녀가 속한 이스터드 재단은 인문학적 관리법을 이용해 의료분야에서 과학과 인문학 사이에 다리를 놓기 위해 노력하고 있다.

역자 소개

💬 정영화(鄭永和, Chung Young-Hwa)

교수, 의학박사, 내과전문의, 소화기내과 분과전문의이다. 서울대학교 의과대학을 졸업하고 서울대학교병원에서 전공의와 전임의 수련을 받았다. 독일 하노버 의과대학 간이식클리닉에서 연수하였고 미국 국립보건원(NIH) 간연구소에서 초빙연구원으로 연수하였다. 현재 울산대학교 의과대학과 서울아산병원 소화기내과에서 겸임교수로 근무하고 있다.

지금까지 200여 편의 논문을 국제 저명학술지에 게재하였고, 내과학 및 소화기학 교과서 10여 권의 저술에 참여하였다. 다수의 학회에서 임원으로 일하였으며, 특히 대한간학회에서 총무이사를 역임하였다. 국제학술지 *Liver International*에서 Associate Editor를 역임하였고, 현재 다수의 국제 저명학술지에서 편집위원으로 일하고 있다. 주된 학문적 관심사는 바이러스성 간염에서 간세포암종과 간섬유화의 발생기전이다. 또한 임상적으로 간세포암종의 진단과 치료에도 관심을 기울여왔다. 그리고 최근에는 의료인문학과 의료윤리에 관심을 가지고 있다. 저서로는 『간을 아끼는 지혜』(고려의학, 1996), *Systemic Anticancer Therapy for Hepatocellular Carcinoma* (Jin Publishng Co., 2011), *Individualized Therapy for Hepatocellular Carcinoma* (WILEY, 2017) 등이 있다.

💬 이경란(李京蘭, Lee Kyung-Ran)

이화여자대학교 이화인문과학원 연구교수/객원연구원이다. 이화여자대학교 영어영문학과를 졸업하고 동 대학원에서 20세기 전환기 미국 여성작가 연구로 영문학 문학박사 학위를 받았다. 영미문학을 중심으로 여성, 젠더, 소수자, 포스트식민, 포스트휴먼 등의 문제에 관심을 가지고 강의와 연구를 하였다. 이에 관련된 저서로는 『젠더와 문학: 19세기 미국여성문학 연구』(L.I.E, 2010) , 『미국 이민소설의 초국가적 역동성』(공저, 이화여자대학교 출판부, 2011), 『로지 브라이도티, 포스트휴먼』(커뮤니케이션북스, 2017) 등이 있고, 역서로는 로버트 영의 『식민 욕망』(공역, 북코리아, 2013), 로지 브라이도티의 『포스트휴먼』(아카넷, 2015), 케서린 헤일스의 『나의 어머니는 컴퓨터였다: 디지털 주체와 문학 텍스트』(공역, 아카넷, 2016) 등이 있다.

최근에는 문학, 이야기 그리고 글쓰기가 가지고 있는 치유적 힘을 실제 삶의 현장에서 어떻게 활용할 수 있을지에 관심을 가지고 관련 영역과 방법론에 대한 연구와 번역을 시도하고 있다. 역서 『네러티브 메디슨: 병원에서의 스토리텔링』(공역, 학지사, 2019)과 독서치료에 관심있는 사람들이 같이 모여 이야기를 나누는 '문학 읽기와 글쓰기치료' 모임은 이러한 시도의 일환이다.

이야기로 푸는 의학
공감과 소통으로 가는 여정
Narrative Medicine
Bridging the Gap between Evidence-Based Care and Medical Humanities

2020년 9월 25일 1판 1쇄 인쇄
2020년 9월 30일 1판 1쇄 발행

지은이 • Maria Giulia Marini
옮긴이 • 정영화 · 이경란
펴낸이 • 김진환
펴낸곳 • (주)**학지사**

04031 서울특별시 마포구 양화로 15길 20 마인드월드빌딩
대표전화 • 02)330-5114   팩스 02)324-2345
등록번호 • 제313-2006-000265호

홈페이지 • http://www.hakjisa.co.kr
페이스북 • https://www.facebook.com/hakjisa

ISBN 978-89-997-2212-7 03510

정가 15,000원

이 도서의 국립중앙도서관 출판시도서목록(CIP)은 서지정보유통지
원시스템 홈페이지(http://seoji.nl.go.kr)와 국가자료공동목록시스템
(http://www.nl.go.kr/kolisnet)에서 이용하실 수 있습니다.
(CIP 제어번호: CIP2020039005)

출판 · 교육 · 미디어기업 **학지사**

간호보건의학출판 **학지사메디컬** www.hakjisamd.co.kr
심리검사연구소 **인싸이트** www.inpsyt.co.kr
학술논문서비스 **뉴논문** www.newnonmun.com
원격교육연수원 **카운피아** www.counpia.com